古今中医

「防治养」药食方大全

小方子治大病

彩图版

李淳◎主编

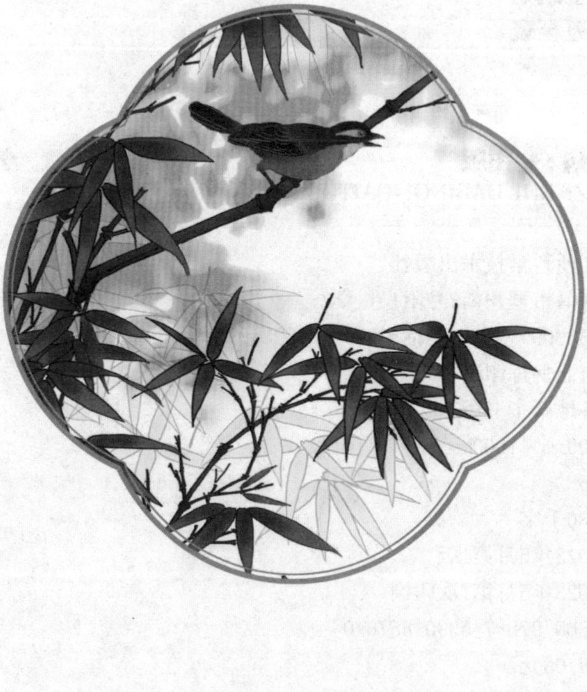

江西科学技术出版社

江西·南昌

图书在版编目（CIP）数据

小方子治大病 ：彩图版 / 李淳主编. — 南昌 ：江西科学技术出版社，2023.5
ISBN 978-7-5390-8576-0

Ⅰ. ①小… Ⅱ. ①李… Ⅲ. ①土方－汇编 Ⅳ. ① R289.2

中国国家版本馆 CIP 数据核字（2023）第 065971 号

国际互联网（Internet）地址： http://www.jxkjcbs.com
选题序号： ZK2023047

责任编辑： 王凯勋
责任印刷： 夏至寰

小方子治大病：彩图版 李淳 主编
XIAO FANGZI ZHI DABING: CAITU BAN

出版发行：江西科学技术出版社
社　　址：南昌市蓼州街2号附1号
邮　　编：330009　电　　话：0791-86623491
印　　刷：河北炳烁印刷有限公司
经　　销：各地新华书店
开　　本：700mm×1000mm　1/16
印　　张：15
字　　数：180千字
版　　次：2023年5月第1版
印　　次：2023年5月第1次印刷
书　　号：ISBN 978-7-5390-8576-0
定　　价：58.00元

赣版权登字：-03-2023-64

编委会

张镜源　当代中医药发展研究中心创会理事长

张凤翔　中国保健科技学会医学美容学会会长，专家委员会首席专家

张华敏　中国中医科学院中药研究所研究员

赵　霖　研究员，国家卫健委健康教育首席专家

陶庆军　中国生殖健康产业协会理事长

崔　为　吉林中医药大学图书馆馆长，教授

黄慈波　北京医院风湿免疫科主任，主任医师

梁　军　中国中医科学院广安门医院研究员

葛文津　中国中医科学院西苑医院消化研究室教授、主任医师、研究员

PREFACE 前言

中医文化博大精深，从神农尝百草，到中医经典著作《黄帝内经》面世，再到现代医学发展迅速的今天，在这浩如烟海的历史长河中，中医学“取其精华，去其糟粕”，推陈出新，得到了长足的发展。我们的祖先在反复实践中摸索、积累，总结了大量防病治病、强身健体的草药方剂，这些方剂神奇妙用造福普罗大众，令无数中西医界名家们啧啧称奇。

民间自古就有“偏方巧治病”“单方一味，气死名医”等说法，偏方、土方与医院开的药方不同，它是中医理论与实践在民间应用的结晶，是中医学家行医一辈子的经验总结，祖传秘方更是一个家族非常宝贵的财富。这些方子看似简单，若运用得当，不仅能治疗常见病、多发病，在疑病、难病、重病方面，也疗效显著。

中华传统医药历经数千年不衰，绝非西医、西药所能替代。偏方、单方、秘方之所以在民间享有盛誉，靠的是疗效确切、方术并重、安全可靠、简便易行这四大优势。

不同于西医的是，中医除了常规治疗外，更注重“防治养”三结合，特别在未病的干预与调护方面独有所长，真正做到“预防先于治疗”。中医提倡的“未病先防、已病防变、已变防渐”等核心理念，完全切合现代民众不断提高的自我健康管理意识与价值需求。

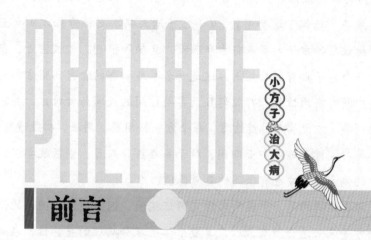

为将那些散落在民间的古老偏方、验方和秘方公之于众，让更多人受益，我们撷英采华，精编了这套书籍：《小方子治大病》《祖传秘方》《土单方》，这三本书中所收集的方子大多来自古今医籍、文献和报刊，常被医者、患者用于临床实践中，每个方子都有成功案例。这是一套家庭必备的食疗药膳方剂大全，汇聚了国内运用广泛、实用性强、疗效好且无毒副作用的民间药食疗方，并根据不同科室病区分门别类，方便读者对症选方，每个方子按用药、用法、功效进行阐述，通俗易懂，简单易行，读者可以即查即用。对于基层医务人员、中医院学生、中医药爱好者，书中的偏方、验方也有很高的参考价值。

需要说明的是，中医向来讲究辨证施治、因病施药，因人的体质不同，故书中所录方子未必适合所有人，应尊重个体生理和病理的差异性，在采用书中方子，尤其是中草药方剂时，必须配合医院的诊断并征求医生意见后再行使用。患有危重疾病的朋友更应谨慎用药，一定要及时就医，以免延误治疗。

希望这套书能成为您和家人的健康生活指南。因时间仓促，编者在写稿时难免挂一漏万，望广大读者朋友和业内同好不吝赐教，以便再版时修正。

李淳

2023 年 1 月于北京

CONTENTS 目录

小方子治大病

第一章 内科

01 呼吸科

02 心脑血管科

03 脾胃科

04 肝胆科

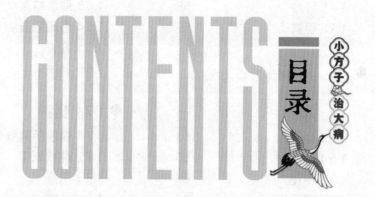

第三章 妇科

第四章 儿科

第五章 五官科

01

第一章 内科

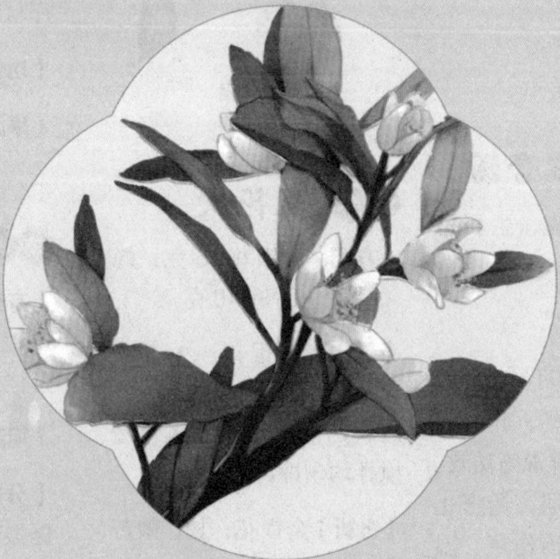

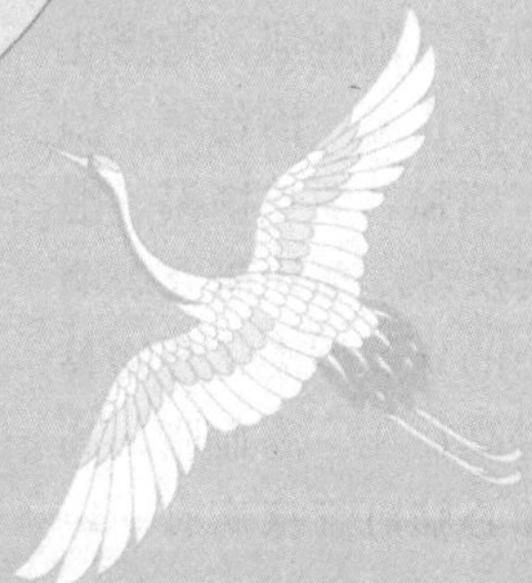

01 呼吸科

1.1.1 感冒

方名 生姜芥菜汤

【方药】鲜芥菜 500 克洗净切段，生姜 10 克切片。

【用法】加水 2000 毫升，煎至 1000 毫升，用食盐调味后分次饮服。

【功效】发汗解表，散寒止咳，治风寒咳嗽。

【来源】民间验方

方名 葛根石膏汤

【方药】葛根 9 克，生石膏 12 克，生姜 3 片。

【用法】水煎服。

【分析】《本草纲目》认为：葛根，性凉，气平，味甘，具清热、降火、排毒等功效。故常用于升阳解肌，透疹止泻，除烦止温。治伤寒、温热头痛项强、烦热消渴、泄泻、痢疾等。现代研究表明葛根中的异黄酮类化合物葛根素对高血压、高血脂、高血糖和心脑血管疾病有一定疗效。

【功效】解肌出汗，可促进新陈代谢，加强肝脏的解毒功能。

【来源】民间验方

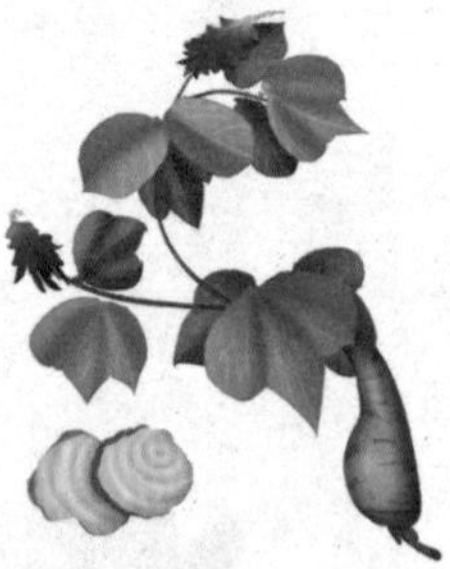

葛根

方名 双花饮

【方药】金银花 15 克，蜂蜜 50 克，大青叶 10 克。

【用法】金银花、大青叶放入锅内，加水煮沸，3 分钟后将药液滗出，放入蜂蜜，搅拌均匀即可。当茶饮。

【分析】金银花，甘，微苦，辛，寒。归肺、胃、心、大肠经。具有清热解毒、抗炎、补虚疗风的功效，主治胀满下疾、温病发热，热毒痈疡和肿瘤等症。其对于头昏头晕、口干作渴、多汗烦闷、肠炎、菌痢、麻疹、肺炎、乙脑、流脑、急性乳腺炎、败血症、阑尾炎、皮肤感染、痈疽疔疮、丹毒、腮腺炎、化脓性扁桃体炎等病症均有一定疗效。还能抑制与杀灭咽喉部的病原菌，对老人和儿童有抗感染功效。所以，经常服用金银花有利于风火目赤、咽喉肿痛、肥胖症、肝热症和肝热型高血压的治疗与康复。

【功效】清热、解毒、润燥。

【来源】民间验方

方名 人参薄荷茶

【方药】西洋参 4.5 克，麦冬 15 克，薄荷 6 克，山药 15 克，杏仁 6 克。

【用法】水煎服。

【分析】西洋参补气益肺，提振精神；麦冬清凉润肺；薄荷可散热、疏肝解郁、解毒；山药能益脾肾、增免疫力；杏仁可润喉化痰。

【功效】益气养阴，清肺化痰。用于治疗感冒后期气弱干咳，有痰难咯。

【宜忌】凡脾胃虚寒泄泻，

胃有痰饮湿浊及暴感风寒咳嗽者均忌服麦冬。

【来源】民间验方

方名 桑叶薄荷饮

【方药】桑叶6克，淡竹叶15克，菊花6克，薄荷3克和适量白糖。

【用法】桑叶、菊花、淡竹叶加适量的水煮沸，即将药液滗入茶缸中。饮时加入适量的白糖，当茶饮服。

【功效】疏散风热，清肺润燥，平肝明目，凉血止血。

【宜忌】外感风寒无汗者不宜服用。

【来源】民间验方

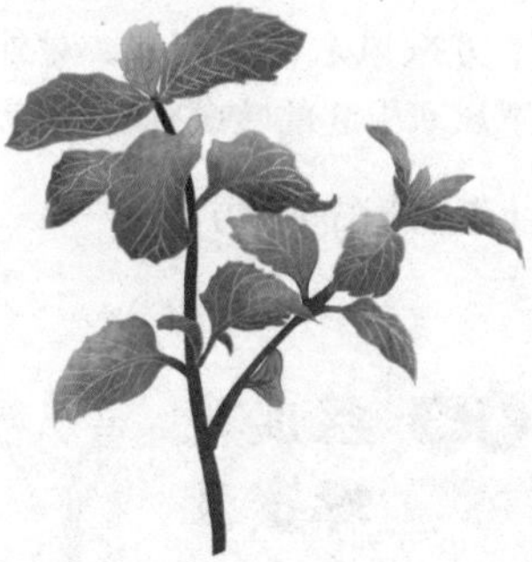

薄荷

方名 车前草汤

【方药】车前草15克，陈皮10克，藿香15克，薄荷10克。

【用法】煎水服，每两小时一剂，连服3次即可痊愈。

【功效】清热解暑，利尿除烦。

【来源】民间验方

方名 葱豉汤

【方药】连须葱白30克，淡豆豉10克，姜3片，黄酒30克。

【用法】加水500克煮沸，再加黄酒30克，热服，盖被取汗。

【分析】豆豉，性平，味咸，归肺、胃经。有发汗解表、清热透疹、宽中除烦、宣郁解毒之效，可治疗感冒头痛、胸闷烦呕、伤寒寒热及食物中毒等病症。

【功效】和胃，除烦，解腥毒，去寒热。

【来源】民间验方

方名 橘皮水

【方药】干橘皮15克。

【用法】加水3杯，煎成2杯，加白糖，趁热饮。

【分析】干橘皮性味温、辛、苦，干橘皮的药用功效很大，可健胃、止呕、祛痰、镇咳、利尿。其水煎剂中有肾上腺素样的成分存在，且性质稳定，煮沸时不会被破坏。

【功效】理气止咳，可用于感冒轻症。对孕妇感冒有一定疗效。

【宜忌】不宜用于气虚及阴虚燥咳患者。吐血症慎服。

1.1.2 咳嗽

方名 生姜粥

【方药】生姜3片，大米30克。

【用法】生姜洗净，切碎，同大米煮为稀粥服食。每日1~2剂，连续3~5天。可暖脾胃，散风寒，利肺气。

【分析】生姜，辛、微温，归肺、脾、胃经，现代研究发现其含挥发油，主要成分为姜醇、姜烯、水芹烯、柠檬醛、芳樟醇等；又含辣味成分姜辣素，可分解生成姜酮、姜烯酮等。此外，含天门冬素、谷氨酸、天门冬氨酸、丝氨酸、甘氨酸、苏氨酸、丙氨酸等，故能开胃止呕，化痰止咳，发汗解表。

【功效】和中止呕，发汗解表，温肺止咳。

【来源】民间验方

方名 花椒冰糖梨

【方药】梨1个，花椒20颗，冰糖2粒。

【用法】梨，洗净，横断切开挖去中间核后，放入花椒、冰糖，再把梨对拼好放入碗中，上锅蒸半小时左右即可，一只梨可分两次吃完。

【功效】润肺，消痰清热，解毒。对治疗风寒咳嗽效果非常明显。

【来源】民间验方

方名 煮萝卜水

【方药】白萝卜。

【用法】萝卜洗净，切成4~5片薄片，放入小锅内，加大半碗水，放火上烧开后，再改用小火煮5分钟即可。等水稍凉后再喝。

【功效】润肺化痰，下气消积，此方治疗风热咳嗽、鼻干咽燥、干咳少痰有良效。

【来源】民间验方

方名 生姜红糖大蒜汤

【方药】生姜、红糖少许，大蒜2~3瓣。

【用法】生姜红糖水里加2~3瓣大蒜一起煮，要用小火煮10分钟，把蒜头的辣味煮掉，待温热，服下。

【注意】在治疗风寒咳嗽期间，应注意以下寒性的食物不能吃：绿豆、螃蟹、蚌肉、田螺、蜗牛、柿子、柚子、香蕉、猕猴桃、甘蔗、西瓜、甜瓜、苦瓜、荸荠、慈姑、海带、紫菜、生萝卜、茄子、芦蒿、藕、冬瓜、丝瓜、地瓜等。

【功效】祛痰止咳，暖胃止痛。

【来源】民间验方

方名 红糖姜枣汤

【方药】红糖30克，鲜姜15克，红枣30克。

【用法】锅中加三碗水，加入红糖、鲜姜、红枣，煎至过半，顿服，服后出微汗即可痊愈。

【功效】散寒解表，适用于外感风寒感冒或咳嗽等。

【来源】民间验方

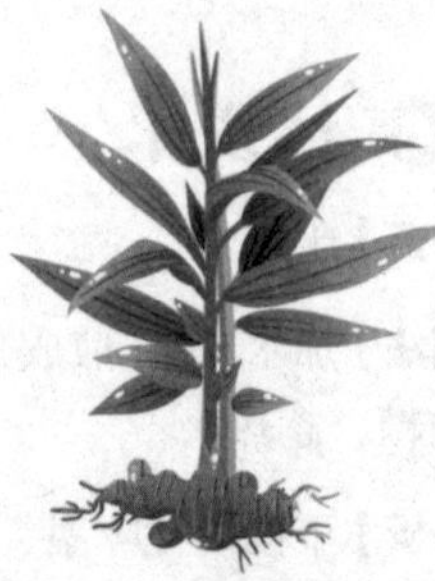

姜

方名 紫苏杏仁汤

【方药】紫苏、杏仁、生姜、红糖各10克。

【用法】紫苏与杏仁捣成泥，生姜切片共煎，取汁去渣，调入红糖再稍煮片刻，令其溶化，日分2~3次饮用。

【分析】紫苏，辛，温。归肺、脾经。具有解表、散寒、理气、和营的功效。适用于感冒风寒、恶寒发热、咳嗽、气喘、胸腹胀满等病症。紫苏以食用嫩叶为主，可生食或做汤。紫苏不仅可食叶，其种子也因含有高蛋白、谷维素、维生素E、维生素B1、亚麻酸、亚油酸、油酸、甾醇、磷脂等成分而可食用，且对咳逆、痰喘、气滞、便秘等有治疗作用。

【功效】发汗解表，理气宽中，解鱼蟹毒。用于风寒感冒、头痛、咳嗽、胸腹胀满，本方散风寒，止咳嗽，对外感风寒引起的咳嗽有效。

【来源】民间验方

方名 丝瓜花蜂蜜汁

【方药】洁净丝瓜花10克，蜂蜜适量。

【用法】将丝瓜花放入瓷杯内，以沸水冲泡，盖上盖温浸10分钟，再调入蜂蜜，趁热顿服，每日3次。

【分析】丝瓜花，味甘，微苦，性寒。花中谷氨酰胺、天冬氨酸、精氨酸、天门冬素的含量，雌花比雄花中多，而赖氨酸、丙氨酸则在雄花中为多。

【功效】清热解毒。治肺热咳嗽，咽痛，鼻窦炎。

方名 冰糖川贝梨

【方药】梨1个，冰糖2~3粒，川贝母5~6粒。

【用法】将梨从柄部横断切开，挖去中间核后放入冰糖、川贝（川贝要敲碎成末），把梨对拼好放入碗里，上锅蒸30分钟左右即可，分两次服用。

【功效】润肺、止咳、化痰。

方名 陈皮酒

【方药】陈皮30克，白酒500毫升。

【用法】将选好的陈皮洗净晾干，撕成小碎片，放入白酒中密封浸泡，5天后即可饮用，每次15~30毫升，每日1~2次。

【功效】止咳化痰。用于咳嗽痰多偏寒者。

1.1.3 肺炎

方名 蜂蜜蛋花羹

【方药】蜂蜜适量，鸭蛋1个。

【用法】鸭蛋打散，将适量水烧开，待沸后冲入鸭蛋，再放蜂蜜即成，每日早晚空腹各服1次。

【功效】补虚润肺，在肺炎恢复期服用，可促进早日痊愈。

【来源】民间验方

方名 竹叶粥

【方药】竹叶1~3克，粳米30~60克，白砂糖20~30克。

【用法】先将竹叶煎煮七八分钟，取汁后倒入另一锅内，然后放入已淘洗好的粳米煮粥，熟后加白砂糖搅匀即可食用。

【功效】甘淡清热，益气和胃。主治肺炎。

【来源】《民族医药报》

方名 枇杷叶粥

【方药】鲜枇杷叶30~60克（或干品10~20克），粳米30~60克，冰糖少许。

【用法】将枇杷叶刷去背面绒毛，切细，煎煮取汁，去渣，以汁入粳米煮粥，粥成后加入冰糖，温服，每日分2次。

【功效】清热止咳，和胃利尿。主治肺炎。

【来源】《民族医药报》

方名 热炽方

【方药】水牛角50克（挫碎，先煎），生地15克，玄参20克，金银花15克，西洋参5克（另炖服），麦冬10克，山萸肉12克。

【用法】水煎服，日服1剂，病重者可日服2剂。

【功效】清热解毒，益气养阴，治肺热炽盛，身热夜甚，喘促烦躁，甚至不能活动，咳嗽或伴咯血，口干，气促乏力。

【来源】民间验方

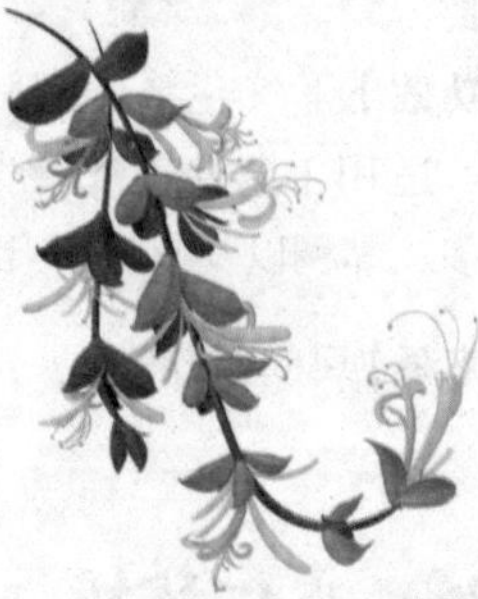

金银花

方名 前胡汤

【方药】前胡12克，桑叶12

克，知母12克，麦冬9克，黄芩10克，金银花12克，杏仁6克。

【用法】水煎服，每日3次，饭后服。

【功效】清热化痰,止咳平喘。主治大叶性肺炎。

【来源】民间验方

1.1.4 气管炎

方名 蜂蜜白萝卜汁

【方药】白皮大萝卜1个，蜂蜜100克。

【用法】把萝卜洗净后，挖空中心，放入蜂蜜，一起放入大碗内，加清水蒸煮20分钟，熟透即可食用。每天早晚各1次，适量服用。

【功效】下气化痰，润肺止咳。适用于急性支气管炎之痰多、黏稠以及咳痰不爽。

【来源】民间验方

方名 杏仁核桃

【方药】姜9~12克，南杏仁15克，核桃肉30克，冰糖适量。

【用法】将上3味捣烂，再加入冰糖，放入锅内炖熟。每日1次，连服15~20日。

【功效】散寒化瘀，补肾纳气。适用于慢性支气管炎属寒证型者。

【来源】民间验方

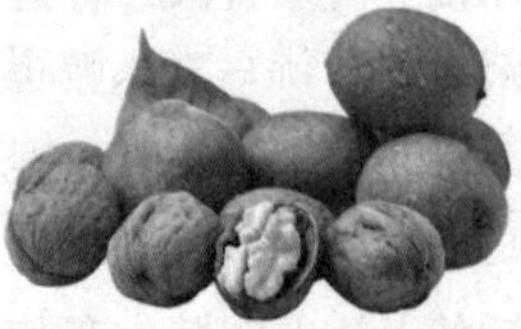

核桃

方名 蜜枣甘草汤

【方药】蜜枣8枚，生甘草6克。

【用法】将蜜枣、生甘草加清水2碗，煎至1碗，去渣即成。饮服，每日2次。

【功效】补中益气，润肺止咳。适用于慢性支气管炎咳嗽，咽干喉痛，肺结核咳嗽等症。

【来源】民间验方

方名 润肺银耳汤

【方药】水发银耳400克，荸荠100克，甜杏仁10克，桂圆肉30克，姜、葱、精盐、白糖、植物油、玫瑰露酒、味精各适量。

【用法】将荸荠削皮，洗净，切碎放入砂锅中，加水煮2小时取汁，备用；甜杏仁去皮，入开水锅煮10分钟，再用清水漂去苦味，放碗中加清水100毫升；桂圆肉洗净，与甜杏仁一起入笼蒸50分钟取出，备用。将银耳入沸水煮片刻捞出。炒锅置中火上，加植物油，放葱、姜、精盐和水，把银耳放入煮3分钟捞出，放在蒸锅内，加荸荠汁、精盐、玫瑰露酒、白糖，蒸50分钟，然后再放入甜杏仁、桂圆肉蒸15分钟，加味精即成。佐餐食。

【功效】滋阴润肺，养血润肠。适用于老年支气管炎，咳嗽，痰中带血，大便秘结等症。

【来源】民间验方

方名 苏子粥

【方药】苏子30克(捣成泥)，陈皮10克(切碎)，粳米50克，红糖适量。

【用法】加水煮成粥。早晚温服。

【功效】降气止咳。适用于急性加重期及慢性迁延期咳嗽气喘、痰多纳呆、便秘。

方名 海蜇芦根汤

【方药】海蜇100克，鲜芦根60克。

【用法】洗净共煎，喝汤。

【功效】清热养阴。适用于急性加重期及慢性迁延期咳嗽痰黄、胸闷气急、口干便秘。

【来源】民间验方

方名 黄芪党参粥

【方药】黄芪40克，党参30克，山药30克，半夏10克，白糖10克，粳米150克。

【用法】黄芪、党参、半夏煎汁去渣代水，与山药、粳米同煮为粥，加入适量白糖，连服数月。

【功效】补益脾肺。适用于支气管炎稳定期肺脾气虚者。

【来源】民间验方

方名 白果小排汤

【方药】小排骨500克，白果30克，调料适量。

【用法】小排骨洗净，加黄酒、姜片、水适量，文火焖煮90分钟。白果去壳及红衣，加于汤内，加盐调味，再煮15分钟，加味精调匀，撒上葱末即成。

【分析】白果，味甘、苦、涩，性平；小毒。归肺经，肾经。具有敛肺定喘、止带缩尿的功效。主治哮喘咳嗽痰多，白带，白浊，遗精，尿频，无名肿毒，皶鼻，癣疮。

【功效】止咳平喘。适用于老年慢性支气管炎、咳嗽、痰多气喘等。

【来源】民间验方

方名 人参胡桃汤

【方药】人参3克，胡桃肉30克（即核桃仁）。

【用法】水煎服，每日1剂。

【功效】补益脾肾。适用于支气管炎稳定期脾肾阳虚者。

【来源】民间验方

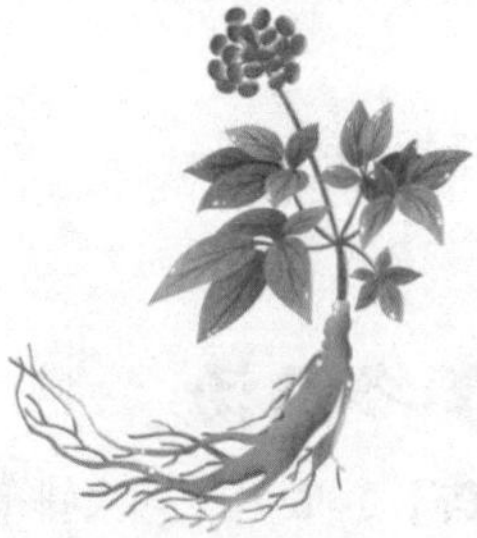

人参

方名 百合麦冬粥

【方药】鲜百合30克，麦门冬9克，粳米50克。

【用法】加水煮成粥，食时加适量冰糖。

【功效】养阴清热，养心安神。适用于支气管炎稳定期肺肾阴虚者。

【来源】民间验方

方名 蜜梨汁

【方药】大梨1个（或小梨2个），蜂蜜30克。

【用法】将梨洗净切薄片，放入锅内加水2~3杯，加入蜂蜜，以文火煮沸后焖5分钟，待梨熟即可。分2次喝汤吃梨。

【功效】润肺凉心，清燥降火，止咳化痰。适用于久咳不止的老慢支。

【来源】民间验方

方名 桔梗黄芪汤

【方药】桔梗3克，黄芩、紫菀各5克，忍冬藤6克，甘草1.5克。

【用法】水煎服。每日1剂，日服2次。

【功效】清热利咽。用于治疗急性支气管炎。

【来源】民间验方

方名 桂枝加厚朴杏子汤

【方药】桂枝10克，白芍10克，炙甘草6克，炒杏仁10克，厚朴10克，生姜12克，大枣4枚。

【用法】水煎服，每剂服用一天半，连服3剂后，咳喘减轻，继服6剂诸症消失。

【功效】疏风祛邪，降气平喘。适用于慢性支气管炎以及上呼吸道感染等疾病。

【来源】民间验方

方名 柿饼山药汤

【方药】山药100克，牛蒡子15克，柿饼20克。

【用法】先煮山药、牛蒡子，15分钟后再加入柿饼，待沸即可，早晚分食。

【功效】健脾益气，利咽止咳。预防秋冬支气管疾病的发作。

【来源】民间验方

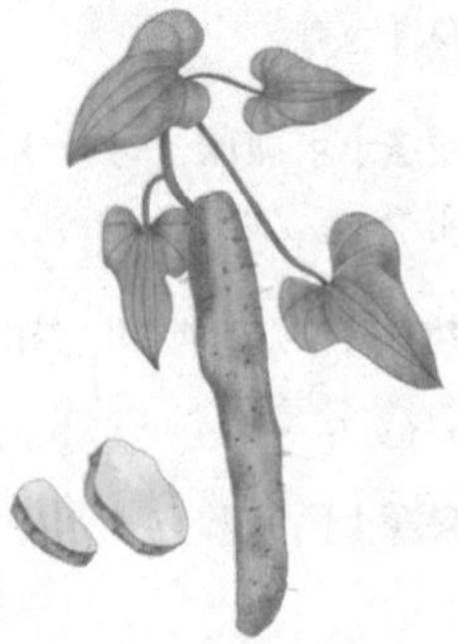

山药

方名 枇杷饮

【方药】梨子1个，枇杷5个，冰糖适量，柠檬半个。

【用法】梨子削皮弃核，切丁；枇杷剥皮、弃核后，与冰糖、柠檬、水一起入果汁机内打汁，即可饮用。

【功效】清热止咳,滋阴润肺。适用于支气管肺炎、高血压等病。

【来源】民间验方

方名 萝卜粥

【方药】鲜百合、萝卜各50克，粳米25克。

【用法】百合、萝卜洗净切丁，粳米洗净。锅内加水适量，放入上料煮稠，调入冰糖和匀即可食用。

【功效】清热润肺，下气化痰。适用于支气管肺炎，咳喘气粗，痰多难咯伴腹气不通。

【来源】民间验方

方名 冬瓜汤

【方药】冬瓜150克，排骨20克。

【用法】冬瓜、排骨烧熟，调入味精、盐、葱花即可佐餐。

【分析】冬瓜有清热解毒、祛湿除烦、化痰止咳、利尿消肿等功效；排骨补中益气，生津润肠，滋肾养肝。

【功效】清热利湿，补中益气。适用于急、慢性支气管肺炎咳喘无力、自汗等。

【来源】民间验方

方名 淮山饮

【方药】花生、淮山、薏苡仁各25克。

【用法】将上药煮烂，加入蜂蜜即可。

【功效】健脾益肺。适用于支气管肺炎后期身体虚弱、纳差、四肢无力等。

【来源】民间验方

1.1.5 哮喘

方名 白萝卜麻黄汤

【方药】新鲜白萝卜1000克，麻黄5克。

【用法】将萝卜去皮，洗净，切成小方块；麻黄打成细绒去灰，煮熬30分钟后，其药汤同萝卜一起放入粉碎机搅拌成泥状，用干纱布过滤取汁即成。代茶饮。

【功效】宣肺化痰，止咳平喘。治过敏性哮喘。

【来源】民间验方

方名 杏仁麻黄豆腐

【方药】杏仁5克，麻黄6克，豆腐100克。

【用法】混合加水煮1小时，去渣，吃豆腐喝汤。每天或隔天1服。

【功效】宣肺平喘。对哮喘患者比较有效。

【来源】民间验方

方名 丝瓜汤

【方药】生小丝瓜2条。

【用法】切断，放砂锅内煮烂，取浓汁150毫升服，每日3次。

【功效】清热凉血。治过敏性哮喘。

【来源】民间验方

方名 丝瓜藤汁

【方药】粗壮丝瓜藤若干棵。

【用法】取丝瓜藤离地面3~4尺处剪断，断端插入瓶中，鲜汁滴入瓶内，一天可集液汁500毫升。每次口服30毫升，1日服3次。

【功效】止咳祛痰，可治哮喘。

方名 银杏粥

【方药】银杏肉20克，粳米50克，白糖适量。

【用法】将银杏肉、粳米淘净，同入锅中，加水适量，置武火上烧沸，继用文火煮熬成粥，放入白糖，拌匀即成。早餐食用。

【功效】止咳平喘。

【来源】民间验方

方名 参苓粥

【方药】党参30克，茯苓30克，生姜5克，粳米120克。

【用法】将党参、生姜切薄片，茯苓捣碎泡半小时，取药汁两次，用粳米同煮粥，一年四季常服。

【功效】补肺益气，固表止哮。适用于哮喘缓解期，肺气亏虚者。

【来源】民间验方

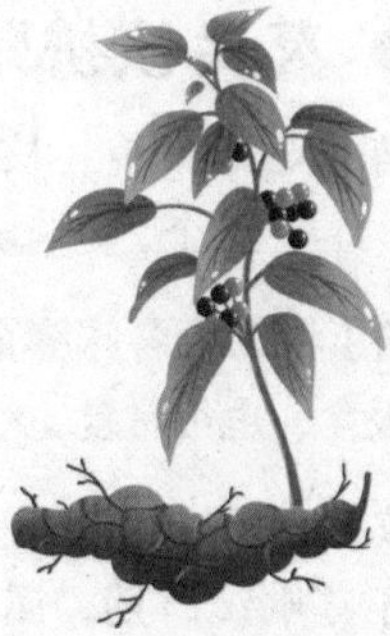

茯苓

方名 冰糖冬瓜盅

【方药】未脱花蒂的小冬瓜1个。

【用法】冬瓜洗净，剖开填入适量冰糖，放蒸笼内蒸。取水饮服，连服3~4个。

【分析】冬瓜，性平和，味甘淡。具有利水消痰、清热解毒的功效。冬瓜子有清肺热、化痰排脓的功效。炒熟久服，益脾健胃，补肝明目，令人颜色悦泽。冬瓜中含钠量较低，是肾病、浮肿病患者的理想蔬菜。冬瓜中的营养也不错，含有许多维生素、蛋白质和矿物质，可以给人体增加营养。

【功效】化痰平喘。

【来源】民间验方

方名 麦门冬煎山药

【方药】山药（研末）15克，麦门冬9克。

【用法】用麦门冬煎水冲山药末，一次服完。

【分析】山药，性温味甘，无毒，有补中益气、补脾胃、长肌肉、止泄泻、健肾固精、益肺等功用。适用于身体虚弱、精神倦怠、食欲不振、消化不良、慢性腹泻、虚劳咳嗽、遗精盗汗、糖尿病及夜尿增多等。

【功效】补脾益肾。可治虚喘。

【来源】民间验方

方名 蜂蜜核桃仁

【方药】核桃肉1000克，蜂蜜1000克。

【用法】取核桃肉捣烂，与蜂蜜和匀，用瓶装好。每次食1匙，1日2次，开水送服。

【分析】核桃，营养价值很高，核桃仁含有大量脂肪和较多蛋白质、碳水化合物，还含有人体需要的多种维生素和矿物质。中医认为性味甘温，有补肾强腰膝、敛肺定喘及润肠通便的作用。核桃为补益强壮佳品，适用于肾虚腰疼、肺虚喘嗽、大便秘结、病后虚弱等症。

【功效】补肾壮腰。可治虚证哮喘。

【来源】民间验方

方名 莱菔子粳米粥

【方药】莱菔子20克，粳米50克。

【用法】将莱菔子水研滤过，取汁约100毫升，加入粳米，再加水350毫升左右，煮为稀粥，每日2次，温热服食。

【功效】下气定喘，健脾消食。可作为哮喘的辅助治疗，症见痰多气急、食欲不振、腹胀不适。

【来源】民间验方

方名 无花果饮

【方药】新鲜无花果100克。

【用法】新鲜无花果捣汁半杯，开水冲服，每日1次，以愈为度。

【分析】无花果性平，味甘，无毒，入肺、脾、胃经，清热润肺止喘。

【功效】清虚热，滋养肺阴。

【来源】民间验方

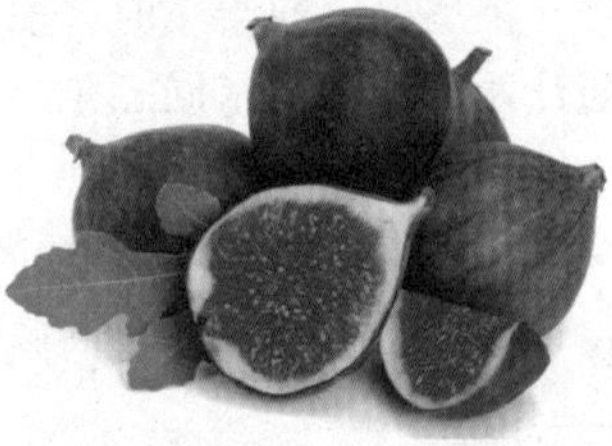

无花果

方名 芡实核桃粥

【方药】芡实30克，核桃仁20克，红枣10个，粳米50克。

【用法】将以上各味煮成粥，分次服食，也可常食。

【功效】补肾，纳气，定喘。适用于哮喘缓解期，属于肾虚不能纳气者，症见气短乏力，动则息促气急，畏寒肢冷，腰酸膝软，耳鸣，舌淡，苔白滑，脉沉细等。

方名 虫草炖鸭

【方药】水鸭肉250克，冬虫夏草10克，红枣4个。

【用法】取冬虫夏草，将红枣去核洗净。水鸭活杀，去毛、内脏，取鸭肉洗净，斩块。把全部用料一起放入炖锅内，加开水适量，文火隔开水炖3小时。调味即可。随量饮汤食肉。

【功效】补肾益精，养肺止咳。适用于支气管哮喘属于肺肾两虚者，症见咳喘日久，体弱形瘦，食欲不振等。

【来源】民间验方

方名 蔗汁淮山糊

【方药】淮山药100克，甘蔗汁半碗（约100毫升）。

【用法】将淮山药捣烂，加甘蔗汁半碗，放锅中隔水炖熟服食，每日1次。

【分析】甘蔗汁性微凉，味甘，入肺、胃经，能清热生津，下气润燥。淮山药，性平，味甘，入肺、肾、脾经，能健脾补肺，固精益肾。

【功效】润肺健脾，化痰止咳。

【来源】民间验方

方名 冰糖杏仁糊

【方药】冰糖50克，杏仁50克。

【用法】取冰糖、杏仁，加水适量同煎，文火煨，至药液黏稠呈糊状，去药渣，早晚分 2 次服。

【分析】冰糖性平，味甘，入肺、脾经，和胃润肺，止咳嗽，化痰涎。杏仁，既能发散风寒，又有下气除喘之功。

【功效】润肺祛痰，止咳平喘，下气润肠。对平素易患感冒、哮喘者尤宜。

【来源】民间验方

方名 葵花冲剂

【方药】向日葵花盘 10 只。

【用法】将向日葵花盘（去籽）同弯根一起取下，放室外风干，从发病季节开始，每天切碎一个花盘，水煎，当茶饮。

【分析】向日葵性平、微温，味甘，益肺化痰定喘。

【功效】保肺，化痰，定喘。连服数日可减轻哮喘发作。

【来源】民间验方

1.1.6 百日咳

方名 补肺汤加减

【方药】太子参、桑白皮、熟地、五味子、紫菀各 6~9 克。

【用法】水煎服，早晚分 2 次口服，1 日 1 剂。

【功效】益气养阴润肺。适用于气阴亏耗型百日咳，症见阵咳次数减轻，咳而无力，痰稀少，易出汗，声音低微，食欲不振，舌质淡红，舌苔少，脉细弱。

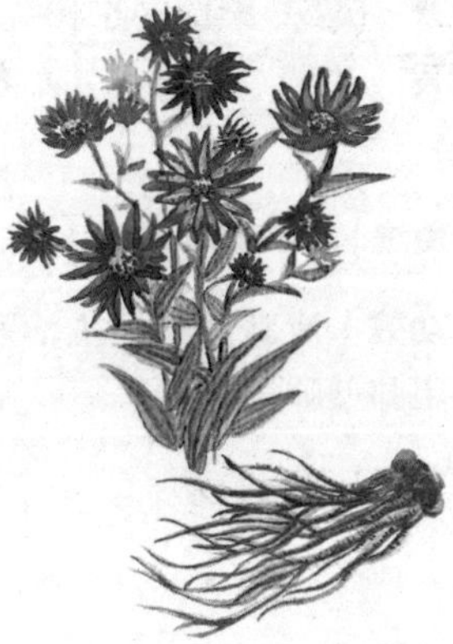

紫菀

方名 治疗百日咳偏方

【方药】大蒜 15~30 克，白糖适量。

【用法】将大蒜去皮，洗净，捣烂，开水浸泡 4~8 小时，或加水一碗煮 1~2 沸，滤其汁，调入白糖，分 2~3 次服用。

【功效】止咳化痰，本方适用于百日咳。

【来源】民间验方

方名 呆福茶

【方药】莱菔子 15 克，绿茶 2 克。白糖适量。

【用法】莱菔子焙干研粉，与茶叶一起用开水冲饮，可加入适量白糖。

【功效】下气定喘，消食化痰。用于百日咳，慢性支气管炎。

【来源】民间验方

方名 罗汉果炖白菜

【方药】白菜心 750 克，罗汉果 1 个，盐、高汤适量。

【用法】白菜心沸水氽过，放大汤碗中；罗汉果掰开，用高汤稍煮，滤渣，倒在汤碗中，入笼蒸 10 分钟，加盐调味。

【功效】滋阴润燥，补肺止咳。可用于辅助治疗百日咳，痰火咳嗽。

【来源】民间验方

方名 百日咳验方

【方药】百部 10 克，黄精 10 克，百合、紫菀、天冬、麦冬、射干、枳实各 6 克，生甘草 3 克，冰糖 10 克。

【用法】前 9 味中药加清水

浓煎两遍，去渣，取汁混合，再将冰糖融入。每日 1 剂，一日分 3 次融用，连服 7~10 天为 1 个疗程。

【功效】润肺化痰止咳，扶正治本，抑制百日咳杆菌。

【来源】中医中药秘方网

1.1.7 肺气肿

方名 保元汤

【方药】党参 9 克，黄芪 15 克，肉桂 6 克，生姜、炙甘草各 3 克。

【用法】每日 1 剂，水煎分 3 次服。

【功效】补气温肾。适用肺气虚兼肾阳不足型肺气肿，证见形寒而畏冷，清涕不收，小便频数，余沥不尽，舌质淡，脉迟。

【来源】中医中药秘方网

方名 川贝糯米粥

【方药】粳米 60 克，川贝 5~10 克，砂糖适量。

【用法】先以粳米 60 克、砂糖适量煮粥，待粥将成时，调入川贝母极细粉末 5~10 克，再煮二三沸即可。温热服食。

【功效】润肺养胃，化痰止咳。治老年慢性气管炎、肺气肿、咳嗽气喘等。

【来源】民间验方

方名 杏仁汤

【方药】杏仁 15 克，紫石英 12 克，紫苏子、栝楼仁、法半夏、茯苓、桑白皮各 10 克，陈皮、当归、麻黄、甘草各 6 克。

【用法】水煎服，每日 1 剂。

【功效】清肺降气。主治痰湿阻肺型肺气肿。

【来源】民间验方

方名 核桃糖

【方药】核桃仁 30 克，萝卜子 6 克（研粉）。

【用法】熬化冰糖，加上药制成糖块，每日含服。

【功效】清肺补虚。适用于久咳气逆、上盛下虚型肺气肿。

【来源】民间验方

方名 党参胡桃汤加五味子

【方药】党参 9 克，胡桃仁 30 克，生姜 3 克，五味子 6 克。

【用法】每日 1 剂，水煎，分 3 次服。

【功效】补益肺肾。主治虚性肺气肿。

【来源】民间验方

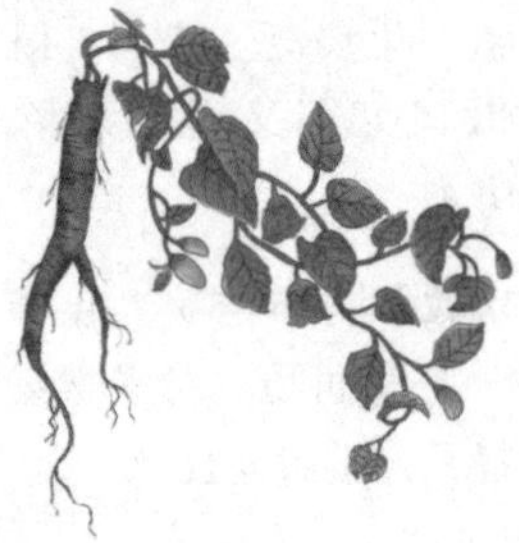

党参

1.1.8 肺结核

方名 乌龟汤

【方药】乌龟 1 只，葱白、花椒、酱油、食盐、素油各适量。

【用法】乌龟去头，沸水浸烫后去除龟板，剥去外皮，冲洗干净，切成小块备用；素油倒入炒锅，烧热，放入龟肉煎炸，愈透愈好，再加葱、花椒、酱油、食盐、清水、小火烧半小时即成。

【分析】乌龟一味，能大补阴血，清降虚火，故适用于虚劳骨蒸诸证。

【功效】滋阴降火。

【来源】民间验方

方名 山药茶

【方药】生山药64克。

【用法】将生山药绞汁，稍煎，代茶徐徐温饮之。

【功效】补肾养阴。适用于结核潮热、咳喘、自汗、心悸等症。

【来源】民间验方

方名 枸骨茶

【方药】枸骨叶、茶叶各500克。

【用法】将上药晒干，共研为粗末，混合均匀，加入适量面粉糊作黏合剂，用模型压成块状或饼状，烘干即得，每块重约4克。开水冲泡，代茶饮，每次1块，成人每日2~3次。

【功效】清热养阴，益肾平肝。主治肺痨咳嗽，劳伤失血，腰膝痿弱，风湿痹痛，跌打损伤等。

【来源】39健康百科

方名 天地鳖甲粉

【方药】鳖甲75克，天冬50克，秦艽、地骨皮、柴胡各35克，生地50克，桑皮、半夏、知母、紫菀、黄芪、赤芍、甘草各30克，党参50克，茯苓、桔梗各20克。

【用法】共研为细末，每服2克，1日2次，温开水送下。

【功效】益气养阴，润肺抗痨。本方对肺结核的恢复有效。

【来源】民间验方

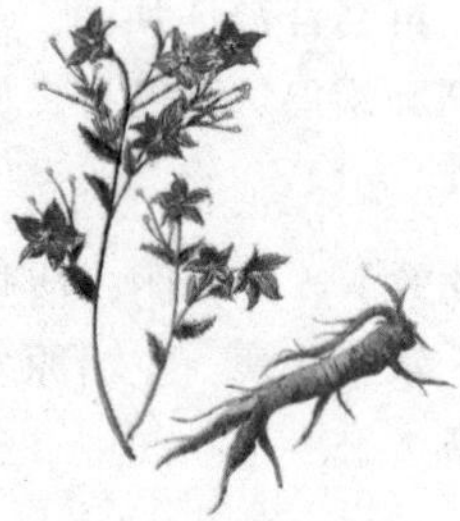
桔梗

方名 水煎蜜桶花

【方药】蜜桶花30克。

【用法】用水煎，1日分3次服。

【分析】蜜桶花，味微苦，性凉，药用部分为玄参科植物来江藤的全株。全年均可采收，切段晒干或鲜用。具有祛风利湿、清热解毒的功效。主治风湿筋骨痛、浮肿、泻痢、黄疸、痨伤吐血、骨髓炎、骨膜炎、疮疖。

【功效】祛风利湿，清热解毒。本方适用于痨伤咳嗽咯血。

【来源】民间验方

方名 牡蛎鸡肝汤

【方药】鸡肝1~2具，生牡蛎15~24克，煅瓦楞子12~15克。

【用法】将鸡肝洗净切开，生牡蛎、煅瓦楞子打碎；先文火煮牡蛎、煅瓦楞子60分钟后下鸡肝，待鸡肝煮熟后取汤饮用。每日1次。

【功效】滋补肝肾，消积化痰。适用于慢性咳嗽发热、疳疾、肺结核、淋巴结核等症。

方名 大毛桐子根炖仔公鸡

【方药】大毛桐子根30~60克，仔公鸡1只。

【用法】加水炖服。

【功效】清热利湿。本方适用于肺结核的肺热咯血。

【来源】民间验方

方名 金不换方

【方药】鲜金不换30克，冰糖适量。

【用法】加水同炖服，虚火盛者加麦冬。

【分析】金不换，性味辛、温。具有发汗解表、祛风利湿、散瘀止痛的功用。能祛风止咳，兼有疏风透表作用，可治感冒、风热咳嗽、麻疹不透。

【功效】本方适用于肺结核咳嗽、咯血等症状。

【来源】民间验方

方名 三根瘦肉汤

【方药】黄花远志根15克，虎刺根30克，白马骨根30克，猪瘦肉60克。

【用法】用水煎服。

【功效】清虚火，补肝肾。本方适用于肺结核潮热。

【来源】民间验方

1.1.9 肺癌

方名 益肺消积汤

【方药】生黄芪30克，生白术12克，北沙参30克，天冬12克，石上柏30克，石见穿30克，白花蛇舌草30克，银花15克，山豆根15克，夏枯草15克，海藻15克，昆布12克，生南星30克，栝楼皮15克，生牡蛎30克。

【用法】水煎服，3个月为1疗程。

【分析】阴虚去黄芪、白术，加南沙参、麦冬、元参、百合、生地；气虚去北沙参、天冬，加党参、人参、茯苓；肾阳虚加补骨脂、淫羊藿、菟丝子、肉苁蓉、锁阳。

《医宗必读》谓“积之成也，正气不足，而后邪气踞之。”说明正气虚损是肺癌发生的内在原因，肺癌到了晚期，患者正气虚损尤为显著，因此治疗应以扶正为主，祛邪为辅。方中黄芪、白术益气；天冬、北沙参养阴；石见穿、白花蛇舌草、山豆根、生南星、夏枯草等清热解毒，化痰软坚，再结合辩证加减，治疗晚期肺鳞癌、腺癌有良好的疗效。

【功效】益气养阴，清热解毒，软坚化痰。主治原发性肺癌。

【来源】上海中医学院附属龙华医院 刘嘉湘

方名 百合沙参汤

【方药】百合9克，熟地12克，生地15克，玄参15克，当归9克，麦冬9克，白芍9克，沙参15克，桑白皮12克，黄芩9克，臭牡丹15克，蚤休15克，白花蛇舌草30克。

【用法】水煎服。

【分析】百合、生地、元参、沙参养阴润肺；当归、白芍、熟地滋阴补血；桑白皮、黄芩泻肺清热；臭牡丹、蚤休、白花蛇舌草清热解毒消肿，故治疗阴虚型肺癌具有一定疗效。

气短乏力加黄芪、党参；胸痛、舌质紫黯有瘀斑加红花、桃仁、川芎；痰血加蒲黄炭、藕节炭、仙鹤草；胸水加葶苈子、芫花；痰多加生南星、生半夏；低热加银柴胡、地骨皮；高热加石膏。

【功效】养阴润肺，清热解毒。主治阴虚型肺癌。

【来源】湖南省肿瘤医院 黎月恒

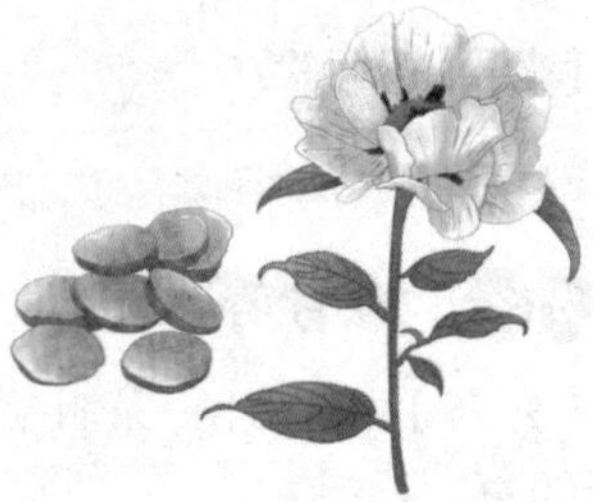

白芍

方名 破瘀散结汤

【方药】三棱15~30克，莪术15~30克，王不留行籽15~30克，大黄蟅虫丸12克（包），桃仁12克，丹参15克，海藻30克。

【用法】水煎服。

【分析】古人谓“血郁而成癥”，方中重用莪术、三棱、王不留行籽等破瘀散结药，具有治疗癥瘕积癖之效用，现代药理研究提示均有一定抑制癌细施的生长和抗凝血作用。因此，以破血散结药为主，结合辨证施治，治疗血瘀型肺癌具有一定的疗效。

阴虚加南沙参12克、北沙参

12克、天冬12克、麦冬12克、天花粉15~30克、百合15~30克；气虚加黄芪12克、党参12克、白术15克、茯苓12克；阳虚加附子9克、肉桂9克、补骨脂15克；痰湿加半夏30克、生南星30克、米仁30克、杏仁12克、栝楼30克、马钱子3克；内热加肺形草30克、石豆兰30克、七叶一枝花30克、苦参30克、黛蛤散30克（包）。

【功效】破瘀散结。主治肺癌。

【宜忌】咯血患者慎用。

【来源】上海市中医医院 沈丕安

方名 三参莲苡汤

【方药】蒲公英、北沙参、半枝莲、薏苡仁、白花蛇舌草、黄芪、鱼腥草、藕节、元参、猫爪草各30克，生百合、栝楼、夏枯草各20克，麦冬、冬虫夏草、旱莲草、党参各15克，川贝母10克。

【用法】水煎服，1日1剂，分3次口服。

【分析】方中重用元参、旱莲草、百合、北沙参、麦冬、冬虫夏草壮水益肾以制约气分之火，清金养肺以补金受火克之损；蒲公英、鱼腥草半枝莲、白花蛇舌草清内脏之热，解血中之毒；猫爪草、夏枯草益阴除热，散结解凝；藕节凉血止血；党参、黄芪虽为补益扶羸诸药之冠，但阳虚火动之际，不宜轻投，以其善补真阳之气，恐有助火益焰之弊，务宜慎之。

【功效】壮水清金，泻火凉血。主治肺癌。

【来源】山东省惠民地区中医院 郑长松

方名 参冬白莲汤

【方药】白花蛇舌草50克，沙参、淮山药、鱼腥草、半枝莲各30克，生地15克，茯苓12克，川贝母、知母、桑叶、天冬、麦冬、阿胶各9克（烊冲），三七、甘草各3克。

【用法】水煎服。

【分析】方中沙参、天冬、麦冬、生地滋肺肾之阴，使金水得以相生；川贝润肺止咳；知母、桑叶滋阴清肺，化痰止咳；三七、阿胶止血活血；佐以茯苓、山药资脾胃化源；加鱼腥草、半枝莲、白花蛇舌草以清热解毒，活血化瘀，利水消肿，消瘤散结。胸痛加赤芍、丹参、郁金、栝楼；胸水加龙葵、葶苈子、薏苡仁；咯血加藕节、白茅根、仙鹤草。

【功效】滋阴润肺，消瘤散结。主治气阴两虚型肺癌。

【来源】黑龙江省哈尔滨医科大学附属医院 王帼珍

方名 治肺癌日久方

【方药】白花蛇舌草50克，西洋参5克（煎，兑服），麦冬15克，五味子10克，黄精20克，白及15克。

【用法】水煎服，日1剂。

【功效】养阴益气，清热解毒，治肺癌日久。症见气阴两虚，咳嗽痰少，咳声低弱，气短喘促，神疲无力，面白形瘦，口干，舌红，脉细等。

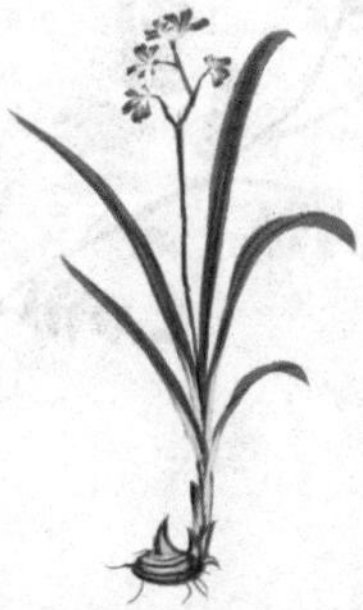

白及

1.2.1 低血压

方名 炙甘草汤

【方药】黄芪 30 克，党参 20 克，陈皮 15 克，柴胡、远志各 12 克，升麻、当归各 10 克，炙甘草 6 克。

【用法】水煎服。

【功效】益气养血，适用于直立性低血压。

【来源】民间验方

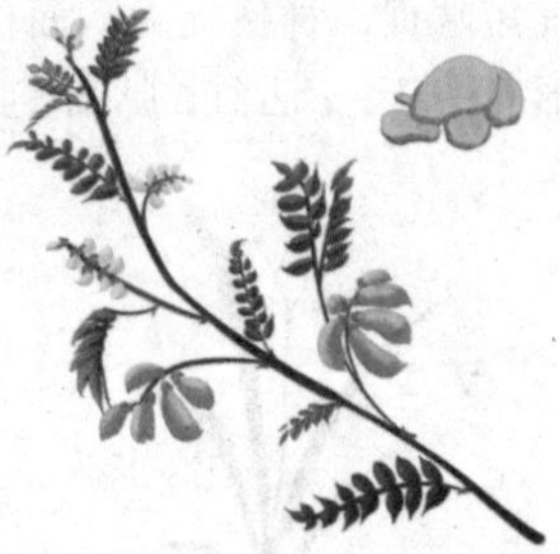

黄芪

方名 莲枣水

【方药】莲子 20 克，大枣 6 枚，生姜 6 片。

【用法】水煎服，每日 2 次。

【功效】养血安神。适用于中老年低血压。

【来源】民间验方

方名 人参粥

【方药】人参末 3 克（或党参末 15 克），冰糖适量，粳米 100 克。

【用法】将人参、冰糖、粳米同入砂锅，加水煮粥，食粥，早晚分食。

【功效】大补元气，适用于低血压。

【来源】民间验方

方名 附片水

【方药】附片 15 克，干姜 20 克，大葱 3 棵。

【用法】水煎，分 2~3 次服，每日 1 剂。

【功效】回阳救逆，补火助阳。适用于低血压。

【来源】民间验方

方名 甘草茶

【方药】甘草、肉桂各 15 克，五味子 25 克。

【用法】水煎分早晚两次服用，一周为 1 个疗程，当血压回升、症状消失后，继续服 4 日，巩固疗效。

【功效】温通经脉，用于阳虚气弱的低血压。

【来源】民间验方

方名 人参鲫鱼粥

【方药】人参、麦冬、五味子各 5 克，鲫鱼 1 条，糯米 10 克。

【用法】将上述三药水煎服，取煎液；再把鱼刮鳞去肚杂，与糯米用上述煎液煮粥。食粥，每周 2 次，连服 9 周。

【功效】补气养阴。对于低血压证属气阴两虚者效果较好。

【来源】民间验方

1.2.2 高血压

方名 海蜇拌胡萝卜

【方药】胡萝卜 200 克，海

蜇皮100克，葱段10克，盐2克，味精1克，白糖4克，香油15毫升，植物油15毫升。

【用法】海蜇皮放入清水中泡发后洗净，切成细丝，用凉开水漂净，沥干；胡萝卜洗净削皮，切成细丝，焯至能掐透，加盐腌10分钟左右，用凉开水冲洗干净，沥干；将海蜇皮丝与胡萝卜丝放盘中抖散开。植物油倒入锅内烧热，加葱段炒香，趁热淋到丝上，加白糖、味精、香油拌匀即可食用。

【功效】化痰消积，宽中下气。用于降血糖、降血脂、降血压。

【来源】民间验方

方名 天麻脑

【方药】天麻10克，猪脑1个。

【用法】放瓦盆内，加清水适量，隔水炖熟服食，每日或隔日1次。

【功效】平肝潜阳，滋补肝肾。适用于高血压。

【来源】民间验方

方名 蜂蜜荠菜白萝卜汁

【方药】白萝卜500克，蜂蜜10毫升，荠菜50克。

【用法】荠菜洗净，白萝卜洗净切丝，二者用洁净白纱布绞取汁液。在汁液内调入蜂蜜，拌匀即成。每日2次，每次1剂。

【功效】清热生津，消食化滞。降血压、降血脂。

【来源】民间验方

方名 蜂蜜荸荠白萝卜汁

【方药】白萝卜750克，荸荠500克，蜂蜜50毫升。

【用法】将白萝卜和荸荠切碎捣烂，置消毒纱布中拧汁，去渣，加入蜂蜜，1日内分2~3次服完。

【功效】清热生津，润肠通便。降血压、降血脂。

【来源】民间验方

方名 茭白芹菜

【方药】鲜芹菜30克，鲜茭白20克。

【用法】将芹菜、茭白切成小段，放于锅内加适量水煎煮10分钟后，取汁去渣，饮服。

【功效】平潜肝阳，降血压。

【来源】民间验方

方名 洋葱水

【方药】洋葱100克。

【用法】将洋葱切成块，加适量水放榨汁机里榨汁，一次服下，经常服用。

【功效】开胃消食，降压降脂。治高血压，保护心脏。

【来源】民间验方

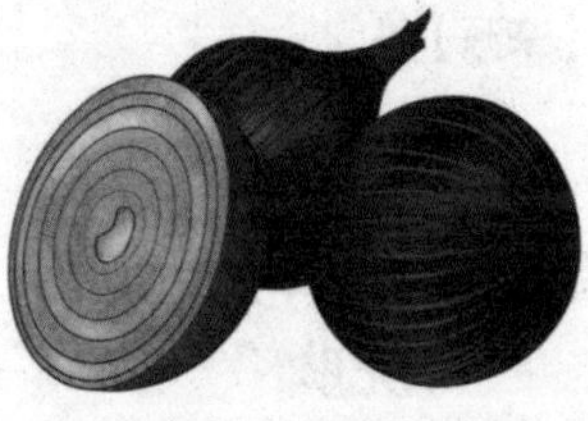

洋葱

方名 醋浸花生米

【方药】生花生、精醋适量。

【用法】将花生米倒醋浸泡7天，早晚各10粒，待血压降后可隔日服用。

【功效】清热活血，可治高血压症。

【来源】民间验方

方名 菊花茶

【方药】甘菊（苏杭一带的大白菊或小白菊最佳）适量。

【用法】每次用3克左右泡茶饮用，每日3次。

【分析】甘菊味微苦，入脾、胃、肝经。具有帮助睡眠、润泽肌肤的功效。能消除各种不适所引起的酸痛，退肝火，消除眼睛疲劳。可治长期便秘，消除莫名紧张，润肺养生。

【功效】平肝明目，清热解毒。对高血压、动脉硬化有显著疗效。

【来源】民间验方

方名 芥末煮水洗脚

【方药】芥末面80克。

【用法】放在洗脚盆里，加半盆水搅匀煮开，稍放一会儿，免得烫伤脚，用水洗脚，每天早晚各1次。

【功效】温中利气，降血压。

【来源】民间验方

方名 花生壳饮

【方药】花生壳若干。

【用法】把花生壳洗干净，放入茶杯，以花生壳占一半为宜。把烧开的水倒满茶杯，当茶饮用。

【功效】通便降压，调整血中胆固醇含量。

【来源】民间验方

方名 玉米须茶

【方药】玉米须60克。

【用法】将玉米须晒干，洗净加水煎。每日饮3次。

【分析】玉米须，性平，味甘淡，无毒，入膀胱、肝、胆经。含糖类、苹果酸、柠檬酸、维生素K、无机盐（钾盐特多）等。能促进胆汁分泌，降低其黏稠性及胆红质的含量，有较强的利尿作用，并能抑制蛋白质的排泄。把留着须的玉米放进锅内煮，熟后把汤水倒出，就是玉米须茶。玉米须茶口感不错，喝下去甜丝丝的，又经济实惠，可以做全家的保健茶。高血脂、高血压、高血糖的患者喝了，可以降血脂、降血压、降血糖。夏季暑气重，玉米须茶有凉血、泻热的功效，可去体内的湿热之气。

【功效】降压，利尿。

【来源】民间验方

方名 紫菜降压五味汤

【方药】紫菜1块，芹菜2棵，番茄1个，马蹄10个，洋葱半个。

【用法】芹菜切段，番茄切片，马蹄切块，洋葱切丝。以上同煮为汤，调味食用。

【功效】清热化痰，利尿降压。

【来源】民间验方

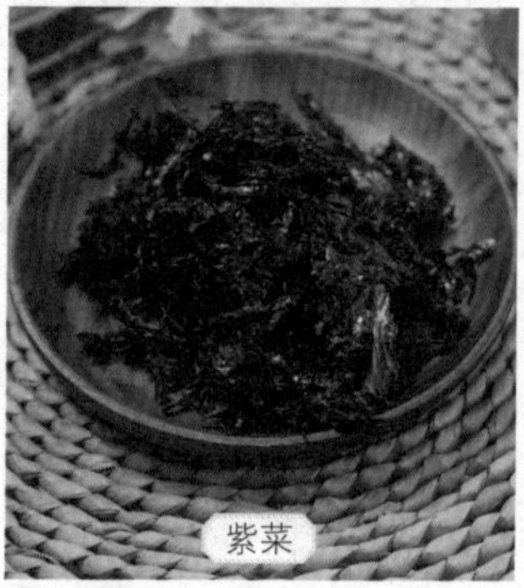

紫菜

方名 三七花煮鸡蛋

【方药】三七花10克，鸡蛋4个。

【用法】先将三七花和鸡蛋同煮10分钟，然后将鸡蛋敲碎壳再煮30分钟即成，花和鸡蛋同吃。

【分析】三七花，味甘，性凉，入肝、心经，药用部分为花的干燥品。三七花，是三七全株中皂苷含量最高的部分，三七花总皂苷对中枢神经系统呈抑制作用，有镇静、安神功效。适用于高血压、头昏、目眩、耳鸣、急性咽喉炎的治疗。

【功效】清热解毒凉血，降血压。

【来源】民间验方

1.2.3 高血脂

方名 山药大枣羹

【方药】山药 60 克，大枣 10 枚（去核）。

【用法】将山药和大枣共炖烂为羹，再加入白砂糖适量，搅匀后即可食之。每日 1~2 次。

【分析】山药，味甘，性平，入脾、肺、肾经。山药含有的皂苷、糖蛋白、鞣质、止杈素、山药碱、胆碱、淀粉及钙、磷、铁等，具有诱生干扰素的作用，有一定的抗衰老物质基础。

【功效】健脾益胃。适用于血脂增高伴有倦怠乏力、胸闷纳差、烦热多汗、大便稀薄者。

【来源】民间验方

方名 胡椒绿豆末

【方药】绿豆 21 粒，胡椒 4 粒。

【用法】绿豆和胡椒同研末用开水一次服用。

【功效】解毒，调和阴阳，适用于心绞痛，高脂血症。

【来源】民间验方

方名 山楂首乌饮

【方药】山楂 20 克，何首乌 20 克。

【用法】山楂与何首乌加水煎煮 20 分钟，滤去药渣，代茶饮，每天 1 剂。

【功效】软化血管，降血脂。

【来源】民间验方

方名 银耳山楂羹

【方药】白木耳 20 克，山楂片 40 克，白糖 1 匙。

【用法】白木耳冲洗后，冷水浸泡 1 天，全部发透，择洗干净，放入砂锅中，并倒入白木耳浸液，山楂与白糖同放入白木耳锅内，炖半小时，至白木耳烂，汁糊成羹离火。当点心吃。每次 1 小碗，每日 1~2 次。

【功效】健胃消食，安神补脑，降血脂。

方名 陈葫芦茶

【方药】陈葫芦 15 克，茶叶 3 克。

【用法】将陈葫芦和茶叶研为粗末，用沸水冲泡，代茶频饮。

【分析】陈葫芦，性甘，平。药用为平时作菜瓜的葫芦瓜的干品，一般是完整个的老葫芦熟后留干即可。有利尿、消肿、散结的功效。

【功效】利尿、化痰。主治高脂血症。

方名 山楂荷叶茶

【方药】山楂 15 克，荷叶 12 克。

【用法】将上 2 味共切细，加水煎，或沸水冲泡，去浓汁即可，每日 1 剂代茶饮，不拘时。

【功效】祛湿化痰，活血消积。主治高脂血症。

【来源】《营养世界》

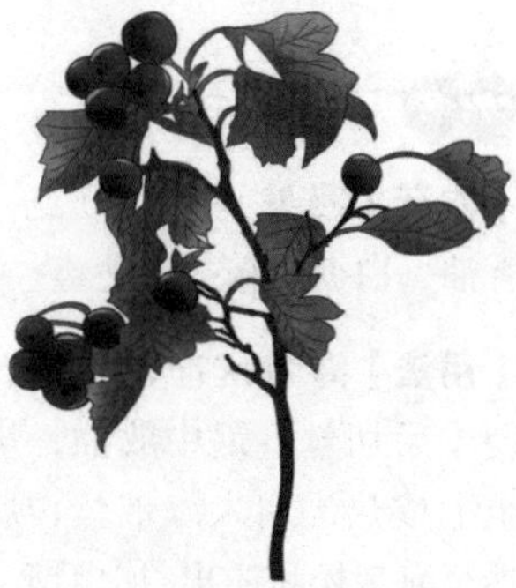

山楂

方名 花生壳山楂煎水

【方药】花生壳 2 小碗，山楂 10 颗。

【用法】花生壳和山楂用水煎半小时即成。每日饮 1 次。

【功效】活血消积，通便。主治高脂血症。

【来源】民间验方

方名 草决明茶

【方药】草决明20克，绿茶6克。

【用法】绿茶和草决明用开水冲沏，经常饮用。

【功效】润肠通便，主治大便干燥之高脂血症。

【来源】民间验方

1.2.4 中风

方名 海带松

【方药】浸发海带250克，香油、白糖、精盐各适量。

【用法】海带洗净，煮透，沥干后切丝。锅中放油，烧至七成热，加入海带丝，煸炒至海带松脆捞出，加白糖、精盐拌匀。时时服食。

【功效】软坚化痰，利水泄热。可预防和辅助治疗冠心病和脑卒中等。

【宜忌】消瘦者不宜多食。

【来源】民间验方

方名 中风后半身不遂、肢体疼痛中药外洗方

【方药】党参、黄芪、当归、丹参、川芎、牛膝、伸筋草、透骨草、马钱子各30克，威灵仙40克。

【用法】加水适量，浸泡20分钟后，水煎取汁，放入浴盆中，待温度适宜时熏洗患处及足浴，每日2次，每次10~30分钟，连续1~2个月。

【功效】活血化瘀，适用于脑卒中后半身不遂，肢体疼痛。

【来源】民间验方

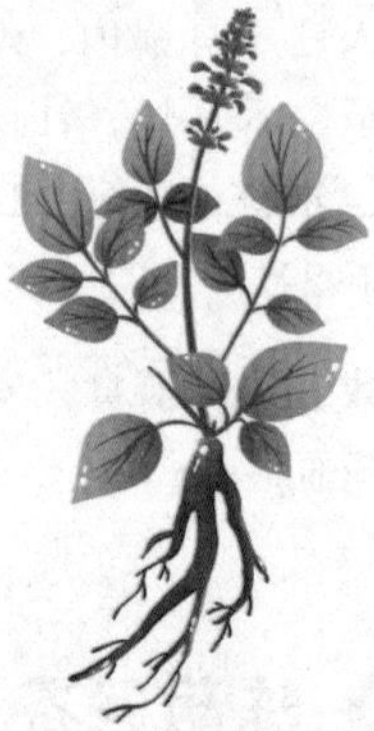

丹参

方名 黄芪地龙瘦肉粥

【方药】干地龙15克，猪瘦肉丝50克，黄芪10克，大米50克。

【用法】干地龙切碎，与猪瘦肉丝50克共用调味品勾芡。取黄芪、大米，加水适量煮沸后，下地龙及瘦肉丝，煮至粥熟肉烂，即可调味服食。

【功效】益气活血。适用于治疗气虚血瘀型脑卒中后遗症。表现为气短乏力，肢软神疲，偏身麻木，瘫肢肿胀等。

【来源】民间验方

方名 淮莲柠檬粥

【方药】淮山药18克，莲米30克，冰糖40克。

【用法】上药分别焙干，共研为细末。将半只柠檬研磨成浆状，置小锅内加水200毫升，煮沸，冲入淮山药粉和莲米粉，搅拌成糊状，加冰糖40克，凉后随意食用。

【功效】健脾补肾，清心安神。适用于脾虚痰湿型脑卒中后遗症。表现为头昏眩晕，神志恍惚，肢体麻木，运动不利，脘腹胀满，食少纳呆等。

【来源】民间验方

方名 玉米糊

【方药】玉米100克。

【用法】玉米洗净，晒干，研成细粉，置锅中，加水煮

沸后煨成糊状，调味服食。每日1次，连吃数月或时时服食。

【功效】健胃和中，降胆固醇。有预防脑卒中作用，适用于口渴、舌苔黄腻属湿热内盛及腰酸、乏力属脾肾亏虚等证型的高脂血症、脂肪肝、血管硬化症等。

【来源】民间验方

方名 嫩桑皮水煎洗脸

【方药】嫩桑皮10克，槐枝20克，艾叶、花椒各15克。

【用法】煎汤趁热频洗面部。先洗一边，再洗另一边，洗后应避风寒。

【功效】温经通络，用于治疗口眼歪斜。

方名 中风后手足痉挛中药外洗方

【方药】伸筋草、透骨草、红花各30克。手足麻木者可加霜桑叶250克，煎汤熏洗全身或频洗患肢。

【用法】加水2000毫升，浸泡20分钟后，煮沸10分钟取出，放入浴盆中，药液温度以50~60℃为宜，浸洗患肢，先浸洗手部，再浸洗足部，浸洗时手指、足趾在药液中进行自主伸屈活动，每次15~20分钟，药液温度下降后可再加热，每日3次，连续2个月。

【功效】祛风除湿,舒筋活络。适用于脑卒中后手足痉挛症。

【来源】民间验方

方名 山楂粥

【方药】山楂30克，粳米50克。

【用法】山楂煎汤取汁，与粳米煮粥，调味服食。每日1次，时时服食。

【功效】健胃消食，活血散瘀，降血压。可预防脑卒中，适用于眩晕、易怒以及心烦肝阳亢盛、口苦咽干、气滞血瘀等证型高脂血症。

【宜忌】胃酸过多者不宜多食。

【来源】民间验方、

方名 茵陈益精汤

【方药】茵陈40克，何首乌20克，金樱子30克，葛根20克，泽泻15克，大黄10克，三七粉5克（冲服），陈醋15毫升（冲服）。

【用法】每日1剂，水煎分2次服。15天为1个疗程。停药5天再进行下个疗程，一般用药4个疗程以上。

【功效】清热利湿，滋补肝肾。

【宜忌】用药期间，应配合语言及机能训练。

【来源】民间验方

1.2.5 冠心病

方名 三七茶

【方药】三七花、三七各3克。

【用法】沸水冲泡。温浸片刻，代茶频饮。

【分析】三七有活血祛瘀、通络止痛的功效，对冠心病患者能起到扩张冠状动脉、增加冠状动脉血流量、减少心肌耗氧量的作用。

【功效】活血化瘀，改善冠脉血流。

【来源】民间验方

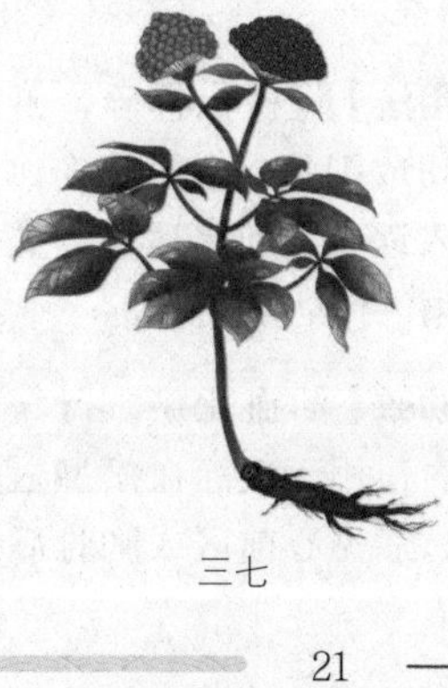

三七

方名 姜黄猪心

【方药】姜黄10克，猪心1个，调料适量。

【用法】姜黄研为细末，猪心洗净，纳姜黄末于猪心中，扎紧，置锅中，加水适量，武火煮沸后改文火煮至猪心烂熟，取出切片，调味服食。

【功效】养心益气，活血化瘀。治疗冠心病效果好。

【来源】民间验方

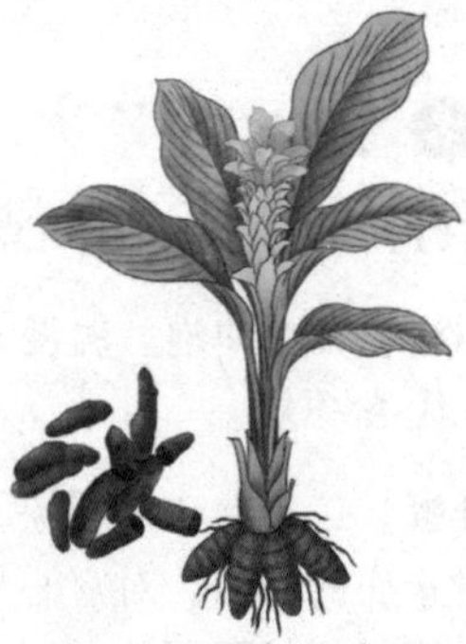

姜黄

方名 山楂桃仁粥

【方药】山楂30克，桃仁10克，鲜橘子皮1个，三七粉3克，藕汁30毫升，粳米100克。

【用法】将桃仁捣碎，鲜橘皮切成细丝，山楂洗净，同放入锅内，加水适量，文火煮粥，代早餐食。

【功效】活血化瘀，行气通络。适用于气滞血瘀型冠心病，症见心前区或胸骨后刺痛或胀痛，固定不移，时发时止，有时痛涉肩背，伴有胸闷憋气，两胁胀痛，善叹易怒，情志不畅，喜欢捶胸。

【来源】民间验方

方名 地骨丹皮茶

【方药】牡丹皮3克，地骨皮10克。

【用法】沸水冲泡，焖约15分钟饮用。

【分析】牡丹皮能镇痛镇静，地骨皮有降血压作用。

【功效】清脑宁心。主治头晕目眩，胸闷心悸，对防治高脂血症、高血压、冠心病等疾患亦有效。

【来源】民间验方

方名 心脉瘀阻型冠心病治疗偏方

【方药】木通9克，刘寄奴9克，王不留行9克，瓦楞子15克，莱菔子9克，白芥子6克，远志6克。

【用法】水煎服。

【功效】化痰通脉，化瘀止痛。主治心脉瘀阻型冠心病。

【来源】河南省开封市中医医院

方名 菖蒲酸梅茶

【方药】石菖蒲3克，酸梅肉5枚，大枣肉5枚，赤砂糖适量。

【用法】上药加水煎汤而成。

【分析】石菖蒲舒心气，畅心神，有扩张冠状血管的作用。

【功效】本茶剂对心气虚弱、心血不足所致之惊恐、心悸、失眠、健忘、不思饮食等症效果尤佳，亦适宜冠心病患者服用。

【来源】民间验方

方名 山楂桃仁蜜

【方药】鲜山楂1000克，桃仁60克（打碎）。

【用法】水煎2次，去渣取汁，加入蜂蜜250毫升，上锅蒸1小时冷却后备用。每次1匙（5毫升），每日服2次。

【功效】活血化瘀，消食润肠，降血脂，降血压。治疗冠心病亦有效。

【来源】民间验方

1.2.6 心悸

方名 五味子粥

【方药】五味子10克，大米100克。

【用法】一起用文火熬熟食用，1日1次。

【分析】五味子可益气生津，补肾宁心，五味子中的五味子素、五味子丙素、去氧五味子素等，能增加心脏及冠状动脉血流量，调节心肌细胞和心、肾小动脉的能量代谢，改善心肌的营养和功能。

【功效】宁心安神，消除心悸症状。中医认为，心悸心慌多是由于气血不足、心失所养所致。

【来源】《医药养生保健报》

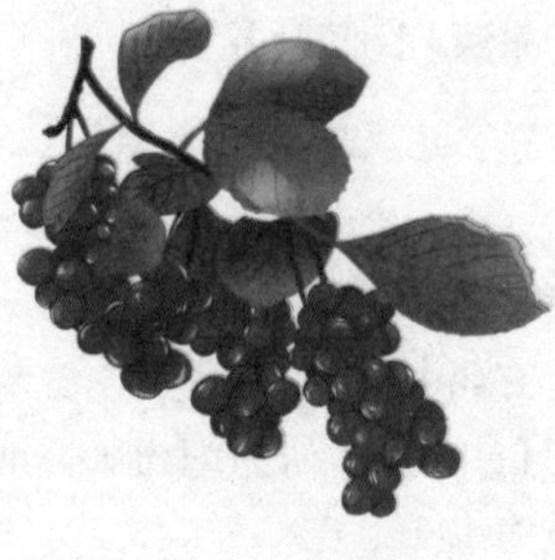

五味子

方名 五圆蒸全鸡

【方药】净母鸡1只，桂圆肉、荔枝肉、乌枣、莲子肉、枸杞子各15克。

【用法】将净鸡腹部朝上放在大碗中，将桂圆肉、荔枝肉、乌枣、莲子肉、枸杞子放在碗的四周，再加上冰糖、精盐、料酒、葱、姜及清水少许。上笼蒸2小时，取出调好味，撒上胡椒粉即成。

【功效】补血养心，益精明目。适用于心脾气血两虚而致面色苍白、心悸心慌、胸闷气短、失眠多梦或病后、产后体虚，是理想的营养滋补佳品。平常人食用能增加营养，增进食欲。

【来源】《医药星期三》

方名 葛根苦参汤

【方药】葛根50克，苦参30克，淫羊藿25克，生地15克，赤芍15克，丹参15克。

【用法】水煎服，每日1剂，10天为1个疗程。

【功效】补养心阴，调和阴阳，安神定志，主治心悸怔忡，失眠健忘，头晕眼花等。

【来源】民间验方

方名 人参升麻粥

【方药】人参5~10克，升麻3克，粳米30克。

【用法】前2味药水煎取汁，与粳米同煮为粥。1日1剂，连服1周。

【功效】补气摄血，升阳举陷。适用于气短懒言，心悸，肢软无力等症。

【来源】民间验方

方名 按压腋窝

【用法】清晨起床前平卧在床上，左右臂交叉，手臂靠着鼻尖，左手按右腋窝，右手按左腋窝，以双手食指、中指、无名指指端（不要用指尖）稍用力，有节奏地按压腋窝各50次，约1~2分钟。

【分析】腋窝是人体五大保健区之一，按压腋窝治疗功能性期前收缩，一般1~2个月可见效。另外，对器质性期前收缩也可收到不同的效果。若症状消失，仍坚持按压腋窝，可起到保健作用。

【功效】调气和血、清心宁神，能缓解心悸、心痛、失眠、健忘等症。

【宜忌】需要注意的是，孕妇、严重心脑血管病患者忌用。

【来源】民间验方

方名 龙骨小麦汤

【方药】小麦50克，甘草9克，百合15克，生地18克，大枣10枚，生龙骨18克。

【用法】将生龙骨先煎后再与其他药一起煎，每日1剂，分2次服。

【功效】清热滋阴，镇心安神。本方尤适用于心肝阴虚血少所致的心悸。

【来源】民间验方

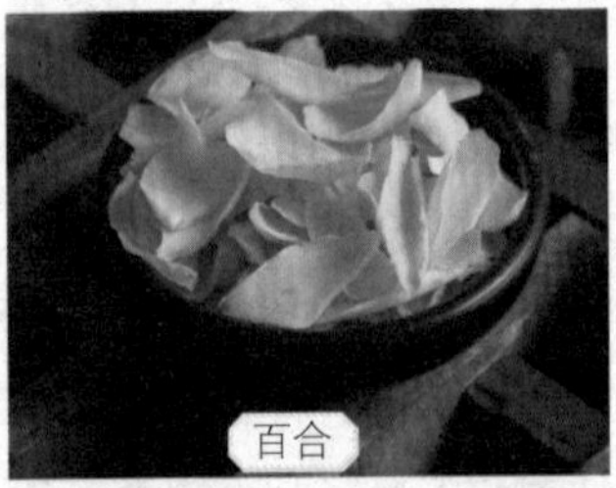

方名 景天茶

【方药】红景天5克。

【用法】红景天放在碗中，冲入沸水150~200毫升，加盖浸泡15分钟后饮用，每天上下午各1次。

【分析】红景天的主要成分红景天苷能促进心脑血液循环，增加主动脉、冠状动脉血流量，对心脑缺血、缺氧有明显的保护作用。此外，红景天苷还具有显著的清除自由基和抗氧化损伤功效，可有效保护神经系统。

【功效】补元气，养阴血，活血脉。能有效改善因寒冷刺激引起血管痉挛导致的心悸症状。中医认为，秋冬老人心悸、头晕，多为气血不足引起。

【来源】民间验方

1.2.7 心律失常

方名 红参细辛方

【方药】红参5克，细辛3克。

【用法】水煎服，每日1剂。服药5天无效时，可加倍药量。病情控制后，可加大药量，制成药膏，长期服用。

【功效】温阳补气，振奋心阳。主治老年人心律过缓，每分钟搏动50次以下，甚至不达40次，时感心悸，甚至出现昏厥，脉结而迟。

【来源】民间验方

方名 莲子百合煨猪肉

【方药】莲子50克，鲜百合60克，瘦猪肉150克。

【用法】上药同放入锅内加水，再加入葱、姜、盐、米酒、味精适量作调料，先武火烧沸，再用文火煨炖1小时即可，食莲子、百合、猪肉并饮汤。每日服2次。

【功效】健脾补肾，养心安神。适用于气阴两虚型心律失常，症见心悸怔忡，自汗，神倦乏力，纳呆，舌质红，苔薄白，脉细略数。

【来源】民间验方

方名 白鸽参芪汤

【方药】白鸽1只，黄芪30克，党参30克。

【用法】将白鸽去毛及内脏，洗净，同黄芪、党参一起放锅内煮汤，吃鸽肉饮汤。

【功效】补血，补元气，强筋骨。适用于心脾两虚型心律失常，症见心悸，面色苍白，失眠，头晕，食欲不振，舌质淡，脉细。

【来源】民间验方

方名 龙枣海参方

【方药】龙眼肉30克，炒酸枣仁15克（研为细粉），泡发海参150克。

【用法】将海参洗净切成细条，在油锅中略微煸炒后加入龙眼肉和水适量，煮沸，随即加入酸枣仁粉和调味料和匀，然后勾芡成羹。可作菜肴食用。每日1剂。

【功效】益气养血，补心安神。适用于气血亏虚、心阳不足型心律失常，症见心悸怔忡，神倦气短，面色苍白，手足不温，胸闷脉弱，舌淡苔薄。

【来源】《民族医药报》

方名 鳖肉枸杞汤

【方药】鳖1只（约500克），枸杞30克，女贞子25克，莲子15克。

【用法】将鳖宰杀，去内脏、头，加上述中药共煮熟，去药渣吃鳖肉饮汤。

【功效】适用于阴虚火旺型心律失常，症见心悸，心烦少眠，头晕目眩，腰酸耳鸣，舌质红少苔，脉细数或促。

【来源】民间验方

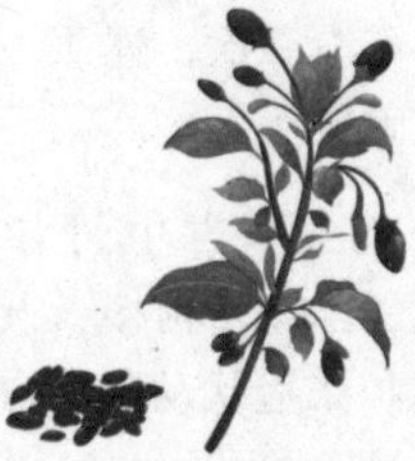

枸杞

方名 黄精百合莲枣粥

【方药】黄精、百合各30克，莲子（捣碎）20克，红枣20枚，粳米100克。

【用法】先将黄精、百合加水煎煮半小时，去渣取汁，再入莲子、红枣、粳米同煮成粥，分2次服食，每日1剂。

【功效】滋阴降火，宁心安神。适用于阴虚火旺、心神不宁型心律失常，症见心悸不安，失眠多梦，头晕耳鸣，善惊胆怯，胸闷心烦，眠食不安。

【来源】民间验方

方名 二参麦冬汤

【方药】炙黄芪12克，丹参12克，党参10克，桂枝10克，麦门冬10克，当归10克，炙甘草10克，五味子6克。

【用法】水煎服。

【功效】益气养心宁神。主治各种心律失常。本方对房性期前收缩或房性期前收缩伴阵发性、短阵性房速的疗效较好，有效率达94.9%，对室性期前收缩有效率达75%。

【来源】上海中医药大学附属曙光医院 胡婉英等

方名 女贞子汤

【方药】女贞子15克。

【用法】水煎服，每日1剂，4周为1个疗程，效果不明显的，停药3天再服1个疗程。

【功效】滋补肝肾，明目。用以辅助治疗多种心律不齐，有较好的效果。

【宜忌】脾胃虚寒、大便溏泻者禁用。

【来源】山东省莱州市慢性病防治院 郭旭光

方名 青苦茶方

【方药】生地15克，桂枝6~12克，麦冬15克，甘草6克，丹参15克，黄芪15克，大青叶15克，苦参15克，茶树根15克。

【用法】水煎服。邪毒鸱张者去桂枝、黄芪，加蒲公英15克，地丁草15克；口腔溃疡者加野蔷薇根15~30克；由阴虚转而气虚重者，去大青叶，加党参12克，加重桂枝。

【功效】清热解毒，养阴复律。主治病毒性心肌炎心律失常者。

【来源】上海中医药大学附属岳阳中西医结合医院 朱锡祺

方名 参芪麦母汤

【方药】党参15克，黄芪15~30克，丹参15克，益母草30克，麦冬15克。

【用法】水煎服。阴虚者去党参、黄芪，加太子参15~30克；阳虚者加附块10克，淫羊藿12克；心悸甚者加柏子仁12克，磁石30克；胸痛者加红花12克，王不留行12克；胸闷者加紫菀9克，郁金9克，旋覆花9克。

【功效】益气活血。主治冠心病合并心律失常。

【来源】上海中医药大学附属岳阳中西医结合医院 朱锡祺

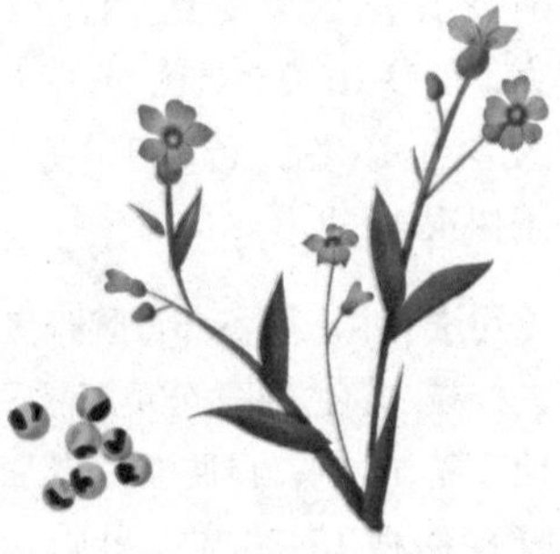

王不留行

方名 甘草泽泻汤

【方药】生甘草30克，炙甘草30克，泽泻30克。

【用法】水煎服。有烦躁有汗，自觉寒热无常，失眠等证者，先投桂枝加龙骨牡蛎汤，再服本方。

【分析】本方以甘草为君，益气生血为宗旨。甘草性味甘平，入心肺脾胃，通行十二经。生甘草气较清，入心肺，善补肺之气，补益宗气之源；炙甘草性温气厚，补脾胃之气，充气血生化之源，气血相依，相互为用，气旺生血，血充化气，益气亦寓养血之功。陶弘景《本草经集注》中指出甘草具有“通经络，利气血”之能，因此甘草生炙并用，量重力专而宏，能使宗气健旺，心血充盈，血脉通利，以图复脉之本。甘草量轻则功单力薄，难堪益气生血重任，但用量过重，又有滞留体液之弊，而泽泻为淡渗利湿之稳妥佳品，佐甘草正可扬其长而避其短，补其偏而救其弊，三药相合，势如三足之鼎，缺一不可，相得益彰，补而不滞。本方三味，等量重用，切勿减量。

【功效】益气生血，健脾胃，利水湿。主治室性期前收缩。

【来源】中医科学院西苑医院 于天星

方名 桂红桃赤汤

【方药】桂枝9克，赤芍12克，桃仁12克，川芎6克，益母草30克，丹参15克，红花6克，黄芪15克。

【用法】水煎服

【分析】桂枝辛温为通心脉要药，配伍赤芍凉血活血，意在压制其弊而共展其长，使本方化瘀之功更著。

【功效】活血化瘀。主治冠心病合并心律失常。

【来源】上海中医药大学附属岳阳中西医结合医院 朱锡祺

方名 四参复脉汤

【方药】生晒参2~5克（或党参15克），参三七（冲服）2~5克，丹参20~40克，苦参20~40克，麦冬12~15克，五味子12~15克，生地12~15克，当归12~15克，栝楼12~15克，茯苓12~15克，甘草6~12克。

【用法】水煎服。服汤剂至期前收缩消失或基本消失后，以原方为主，研为细末，装入空心胶囊中，每次服3~5粒，每日3次，连服1~2个月巩固疗效。

【分析】本方中丹参、参三七、当归、栝楼、人参等均有扩张冠状动脉、增加冠脉流量的作用，丹参、苦参、当归等具有抗心律失常作用，因此疗效较好。

【功效】益气养心，活血复脉。主治冠心病频发性室性期前收缩。

【来源】山西省临汾市第一人民医院 蒋森

方名 调心汤

【方药】丹参15~30克，紫石英20~30克，党参15~30克，生地15~30克，麦冬10~15克，川芎10~15克，炙甘草9克，连翘10克，桂枝3~6克。

【用法】水煎服，每日1剂。症状重时，每日1.5剂，水煎服；减轻后每日1剂，恢复期每2日1剂。

【分析】方中桂枝用量独轻，借其通阳之性，更有助气阴恢复；紫石英性味甘温无毒，能镇心安神，降逆气，暖子宫，补心气不足，可治虚劳惊悸，心腹痛，咳逆上气。

【功效】活血清营，镇心安神。主治各种期前收缩。

【来源】薛中理

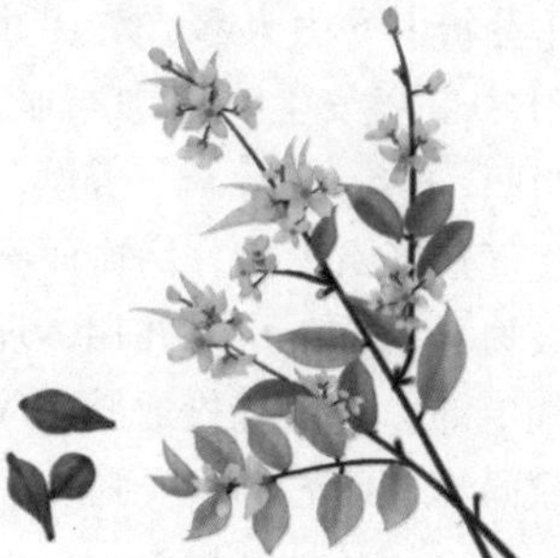

连翘

1.2.8 心肌疾病

方名 麦冬生地茶

【方药】麦冬、生地各30克。

【用法】水煎代茶饮服。

【分析】药理实验发现，口服麦冬煎剂能缓解心绞痛及胸闷等症状，麦冬所含氨基酸及糖类化合物有显著的增强心肌耐缺氧能力的作用。

【功效】清热，养阴生津，益气养心，有助于改善心肌营养，提高心肌耐缺氧能力。

【来源】《医药星期三》

方名 强心通脉方

【方药】党参9克，麦冬9克，五味子9克，熟附子9克，补骨脂9克，淫羊藿9克，当归9克，赤芍9克，桃仁9克，红花9克。

【用法】水煎服。

【分析】方中党参、麦冬、五味子益气养阴，附子、补骨脂、淫羊藿温补肾阳，桃仁、红花、当归、赤芍活血化瘀。

【功效】补心气，通心脉，温肾阳。主治充血型心肌炎。

【来源】山东省中医院

方名 宁心汤

【方药】生地10~15克，麦冬10~15克，桂枝9~12克，炙甘草3~5克，党参10~15克，苦参9~12克，甘松5~10克，丹参9~12克，紫石英10~15克，板蓝根6~15克。

【用法】水煎服。3个月为1疗程。

【分析】期前收缩频繁加茶树根、常山、生姜；心动过速加琥珀粉（吞）；胸闷、胸痛不止加失笑散、郁金或檀香；夜眠欠佳加莲子心、淮小麦和五味子。

【功效】清心活血，主治病毒性心肌炎。

【来源】上海中医药大学 邵启惠等

方名 猪心大枣汤

【方药】猪心1个，大枣15克。

【用法】猪心带血破开，放入大枣，置于碗内，加水蒸熟食用。

【功效】补血、养心、安神，适用于心血不足之心悸怔忡，乏力倦怠，面色无华，以及调养各种心脏病。

【来源】民间验方

方名 健心汤

【方药】生地15~30克，麦冬15克，桂枝6~9克，炙甘草15~30克，党参15~30克，苦参9~12克，甘松6~9克，丹参15~30克，紫石英30克，板蓝根12~15克。

【用法】水煎服。3个月为1个疗程。

【分析】现代药理研究证实，甘松有镇静中枢、抗心律不齐等作用。

【功效】益气养阴，温通心阳。主治心肌炎。

【来源】上海中医药大学 邵启惠等

方名 通梗汤

【方药】九香虫10克，五灵脂10克，延胡索10克，香附10克，丹参12克，三七粉3克，木香6克。

【用法】水煎服，每日1剂，日服2次。

【功效】活血通络。适用于慢性心肌梗死，证属气机郁结，血脉瘀阻。

【来源】施今墨

方名 沙参水

【方药】沙参20克，麦冬15克，生地12克，玄参12克，黄芩10克，蒲公英15克，大青叶10克，炙甘草6克。

【用法】水煎服。

【功效】养阴清热，益胃生津。主治急性病毒性心肌炎。

【来源】《中医中药偏方选内科部》

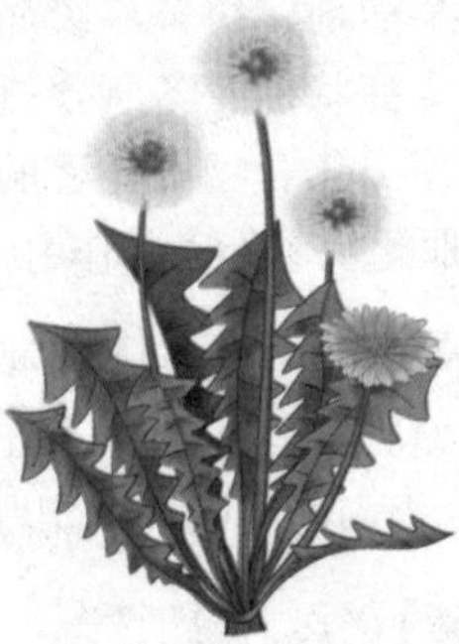

蒲公英

方名 人参芍药散加减

【方药】黄芪30克，生龙骨、生牡蛎各20克，党参、炙甘草、麦冬、五味子、白芍、金银花、连翘、远志各12克，鸡内金（鸡肫的内皮）、青礞石、当归、生姜各10克，大枣3枚。

【用法】水煎服。

【分析】方中党参补元气，益心气，补脾益肺安神；黄芪入脾肺之经，补中益气，为补气之要药；炙甘草补脾气；麦冬、白芍益胃生津，润肠通便，防止辛燥伤阴；五味子益气生津，补肾养心，收敛耗散之气。

【功效】益气养阴。适用于治疗气阴两虚型心肌炎，症见心悸，胸闷，气短乏力，心律失常，手足心烦热，舌红苔薄黄，脉细数。

【来源】主任医师，硕士生导师，全国名老中医 郭文勤

方名 愈梗通瘀汤

【方药】生晒参10~15克，生黄芪15克，丹参15克，当归10克，元胡10克，川芎10克，藿香12~18克，佩兰10~15克，陈皮10克，半夏10克，生大黄10克。

【用法】水煎服。

【分析】方中人参、黄芪并用，扶正益气生肌，补气行血。当归、丹参并用，调气养血，使气血各有所归，活血而不破血。元胡、川芎并用，理气定痛，化瘀抗栓通脉，气血同治。藿香、佩兰、陈皮、半夏合用，理气燥湿化痰，生大黄活血化瘀，推陈出新，通腹泻浊。

【功效】益气活血，清瘀抗栓，利湿化浊。适用于心肌梗死。

【来源】陈可冀院士

方名 心安煎

【方药】党参12克，麦冬9克，五味子6克，丹参15克，青龙齿（先煎）15克，琥珀粉1.5克。

【用法】水煎服。心悸者重用青龙齿18~30克，琥珀粉2.1克，加淡竹叶9克；胸闷者加栝楼皮12克，失笑散（包）12克，广郁金12克，香附9克，百合9克，枳壳9克，佛手6克。

【功效】益气养阴，活血化瘀，镇心安神。主治病毒性心肌炎后遗症（属气阴两虚型）。

【来源】上海中医药大学 沈道修等

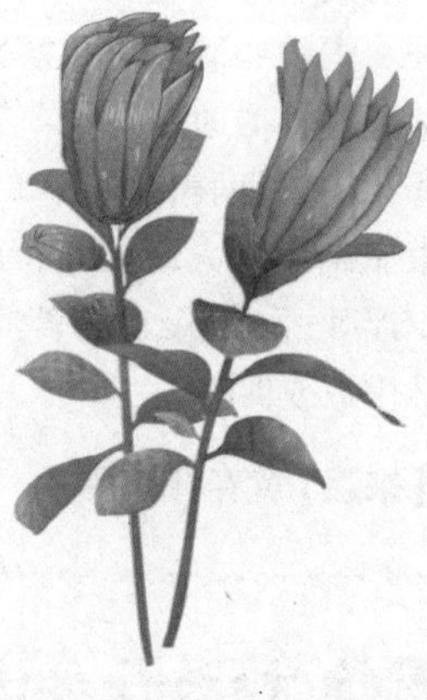

佛手

方名 清心生脉饮

【方药】川黄连2克，党参6克，麦冬9克，丹参6克，沙参9克，玄参9克，五味子3克，郁金6克，降香6克，栝楼皮9克，薤白6克，苦参3克。

【用法】水煎服。

【功效】益气养阴，豁痰化瘀，清心定悸。适用于病毒性心肌炎。

【来源】陆芷青教授

方名 银花益母饮

【方药】银花30克，益母草20克，苦参、当归、党参各15克，炙甘草6克。

【用法】上药煎至200毫升，分2次口服。疗程2个月。

【分析】本方中银花有清热解毒之功效；益母草可明显地减慢心率，增加心肌冠状动脉及外周的血流量，改善心肌的微循环，对心肌的超微结构，特别是对线立体有保护作用；当归可降低心肌耗氧量，改善心肌微循环；苦参能改善心肌细胞膜，使心肌的应激性降低，延长绝对不应期，由此能抑制异位搏点，防止和治疗心律失常；党参扶阳益气，增强心脏功能，防止心衰；炙甘草和中益气。

【功效】益气强心，活血祛瘀，清热解毒。主治病毒性心肌炎。

【来源】河北省衡水地区医院 刘兴运

方名 益气养心汤

【方药】党参20~30克，黄芪20~30克，丹参15克，桂枝9克，僵蚕9克，蝉衣9克，防风9克，白附子9克，青龙齿15克（先煎），炙甘草9~12克。

【用法】水煎服。

【分析】心悸伴失眠加琥珀粉、牡蛎、磁石、酸枣仁；心悸伴头晕乏力或有贫血，重用黄芪、丹参；心悸伴胸闷气促、期前收缩频繁，重用丹参，并用薤白头、苏梗、栝楼皮、郁金；心悸伴盗汗烦热、便秘加麦冬、五味子、黄连。

【功效】益气复脉，温通心阳，熄风镇惊。主治心肌炎。

【来源】上海市胸科医院 顾梦飚等

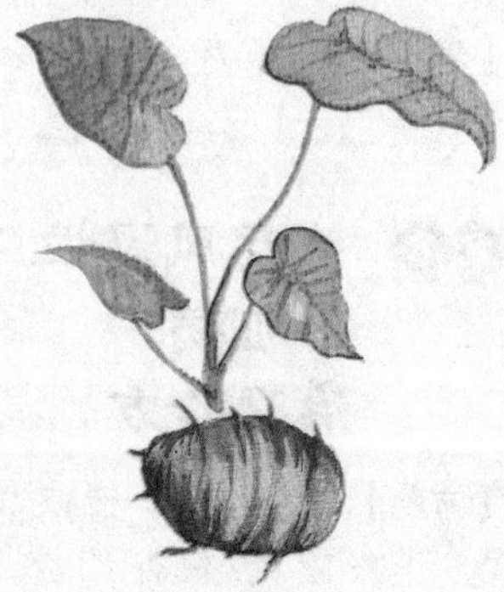

白附子

1.2.9 其他心脏疾病

方名 三七西洋参粉

【方药】三七粉、西洋参粉各等量。

【用法】两者混合均匀，每日温水冲服。用量根据病情增减，一般人每日服用混合粉末1克即可。

【分析】三七粉与西洋参粉搭配服用，一方面三七可化瘀通络，另一方面，西洋参可气阴双补，这对心脏是一个全面的养护。如遇到患者兼有血虚，还可以配合服用龙眼肉，这样，心脏的气、血、阴、阳都得到补充，同时还有化瘀的三七保护，这对心脏来说十分有益。

【功效】活血化瘀，祛瘀止痛。适用于心脏经脉瘀阻，同时有气阴两虚等症状。

【来源】民间验方

方名 重症风湿性心脏病治疗验方

【方药】党参20克，桂枝12克，土鳖12克，降香15克，泽泻60克，钩藤12克，僵蚕12克，葛根15克，牡蛎30克，珍珠母30克（后二味另包先煎），大黄4克（另包后下）。

【用法】水煎服，4剂，日1剂含3服。服中药后，除西药降压药继服，余西药全停。

【分析】本方以党参、桂枝、土鳖、降香补卫温经，活血通络；泽泻逐利经络，可泄肾邪；钩藤、僵蚕、葛根、牡蛎、珍珠母、大黄平肝潜阳，泻下通经。

【功效】补卫温经，活血通络，平肝潜阳，泻下通经。适用于重症风湿性心脏病，证属卫虚血瘀、经络阻滞，及肝阳上亢、气血上壅所致。

【来源】民间验方

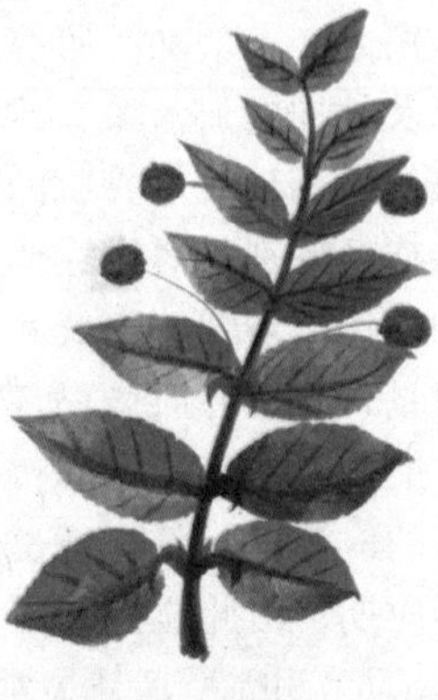

钩藤

方名 口服郁金巧

【方药】郁金适量。

【用法】研成粉末，每次温开水送服5克，每日3次，3个月为1个疗程。

【功效】行气解郁，活血通络。对气郁型期前收缩有一定的疗效。

【来源】民间验方

方名 生脉苓桂救心汤

【方药】黄芪、茯苓皮各30克，丹参、党参各20克，麦冬、白术、葶苈子各15克，大枣、炙甘草各10克，五味子5克，肉桂2克。

【用法】每日1剂，水煎，分3次服。

【功效】化瘀通经，利水消肿。主治心脾两虚、痰瘀壅肺型慢性心衰，症见气短心悸，少气懒言，咳嗽咳痰，腹胀纳呆，大便稀溏，或尿少浮肿，舌质淡红，舌苔薄白，脉虚数或促涩。

【来源】黄春林教授

方名 桂枝丹参汤

【方药】桂枝10克，当归10克，桃仁10克，党参12克，红花10克，丹参15克，炙甘草4.5克。

【用法】水煎，分2次服，每日1剂。

【分析】党参、炙甘草益气；当归活血；丹参、红花、桃仁通瘀；桂枝通阳化气，温通经脉而祛风寒湿邪。

【功效】益气祛风，活血通瘀。主治慢性风湿性心脏病。

【来源】民间验方

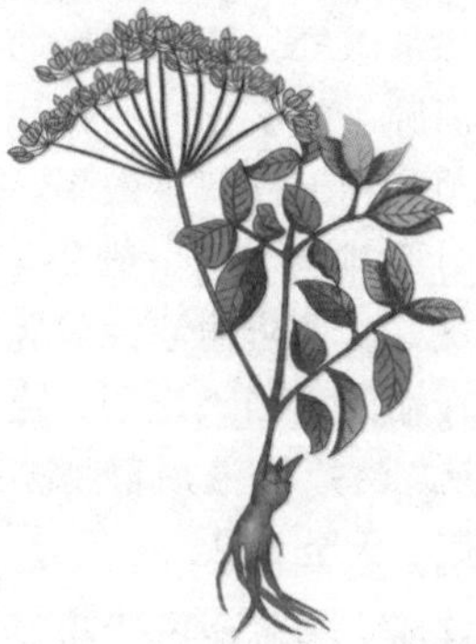

当归

方名 鲜薤白汤

【方药】鲜薤白 50 克。

【用法】好醋煮熟，顿服。

【分析】薤白俗名小根蒜，初春采之以为菜蔬，其味甚美。能理气宽胸，通阳散结，张仲景创栝楼薤白白酒汤治胸痹，足证其效不凡。此方重用薤白，可通调气机，通则不痛矣。用醋煮之，取其酸而敛之，使薤白理气而不散气。

【功效】理气宽中，通阳散结。主治心绞痛。

【来源】民间验方

方名 山药猪腰

【方药】猪腰 500 克，山药 20 克，当归 10 克，党参 20 克，油、盐、酱油、醋、葱、姜各适量。

【用法】将猪腰对半剖开，取去网膜及导管，洗净；加入山药等3味中药清炖至熟，将猪腰取出晾凉，切成腰花装盘，浇上各调料即成。当菜肴食之。

【功效】益气养阴，主治气阴不足所致心悸。

【来源】民间验方

方名 鸡心鸡苦胆两吃

【方药】鸡心 3 个，鸡苦胆 1 个。

【用法】将鸡心煮熟，鸡苦胆焙干研面。吃鸡心，服苦胆，每日 1 次，连用 3 日为 1 个疗程。

【功效】清热解毒，补心祛邪。主治心脏神经症，症见心悸，气短，呼吸不畅，乏力或心前区隐痛等。

【来源】民间验方

方名 黄芪茶

【方药】黄芪 6~10 克。

【用法】黄芪放入杯中，再往杯中加入热开水 600~800 毫升，待温饮用，随泡随服，反复冲泡至水淡为止。每日 1 剂，连服 3 日为 1 个疗程。如此坚持 1~2 个疗程，能达到消除期前收缩的效果。患者如果兼有面色苍白、头晕乏力等气血两虚表现，可加当归 6 克同泡；如果兼有胸闷心悸、形寒肢冷等阳虚表现，可加菟丝子 6 克同泡。

【分析】黄芪具有改善心肺功能、加强心血管收缩力、双向调节血压、预防和治疗老年痴呆症、抑制病毒繁殖和肿瘤生长等作用。临床实践表明，中药黄芪泡水代茶饮对房性期前收缩和室性期前收缩均有治疗作用。

【功效】补气升阳，健脾养血。主治气虚所致的期前收缩。

【来源】民间验方

1.2.10 静脉曲张

方名 复明宁血汤

【方药】白芍 20 克，丹皮 12 克，连翘 20 克，生地 15 克，白茅根 20 克，当归 10 克，川芎 4 克，藕节 15 克，茜草 12 克，女贞子 10 克，旱莲草12克，甘草3克，三七粉（冲）3克。

【用法】水煎服。如大量出血，不能窥见眼底，加仙鹤草、陈棕炭、白及等；若积血不散，须减少清热凉血药，酌加活血理气之品，如赤芍、郁金、香附等；头目胀痛加生石决、夏枯草、白蒺藜；阴虚火旺加知母、黄柏；口苦咽干加玄参、花粉；梦多失眠加枣仁、柏子仁；眼内呈增殖性视网膜炎加昆布、海藻、海浮石等。

【功效】平肝宁血，和营养阴。主治视网膜静脉周围炎。

【来源】河南省郑州市第二人民医院 李纪元

方名 清营解瘀汤

【方药】益母草60克，紫草15克，紫地丁30克，赤芍15克，丹皮15克，生甘草30克，生大黄5~10克，三七粉3克（吞）。

【用法】水煎服。

【分析】深静脉血栓形成的急性阶段，热壅络脉致瘀，热不去则瘀不减，故清营凉血，以解瘀热为主治之。待肿胀缓解后，可以加用益气的黄芪、茯苓巩固疗效。

【功效】清热解毒、活血凉血、解瘀消肿。主治急性血栓性深静脉炎热壅证。

【来源】上海市虹口区中心医院 奚九一

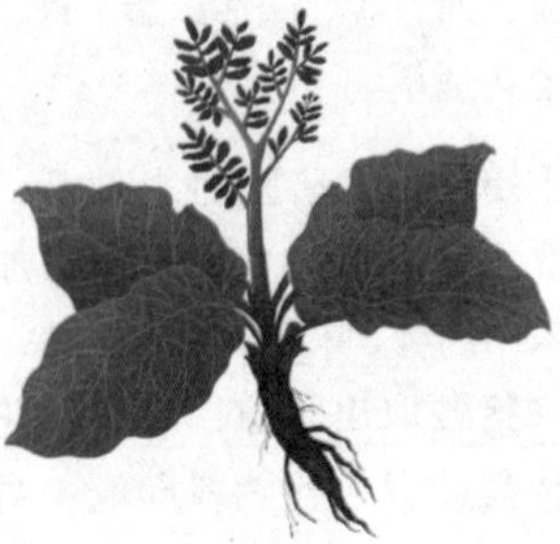

大黄

方名 红花甘草散

【方药】红花30克，甘草30克。

【用法】共研末，用50%酒精调匀敷于患处，每日换药1次。

【分析】红花有较强的活血作用，加甘草清热解毒，直接敷于患处，可消炎化瘀。

【功效】解毒消痈，主治静脉滴注引起的血栓性浅静脉炎。

【来源】浙江省开化县人民医院 张清和

方名 金黄散

【方药】天花粉20克，黄柏、大黄、姜黄、白芷各10克，厚朴、苍术、陈皮、天南星、甘草各4克。

【用法】共研细末，用茶水和蜂蜜少许调和成软膏外敷病灶，外用纱布包好，每次6~8小时，每日换药1次，换药时用生理盐水棉签清洁病灶，连续敷3~7天。

【分析】静脉炎是长期输液后易发的疾病之一，用金黄散外敷患处，具有较好的清热消肿、散瘀止痛的作用，有预防和治疗双重效果。敷药时要摊均匀，一般2~3毫米最好。预防输液性静脉炎要在输液后当天应用，连用3天。治疗输液后静脉炎，要用3天至1周。

【功效】清热解毒，活血消肿。本方治疗输液后静脉炎疗效显著。

【宜忌】穿刺点有破损、皮疹者禁用。敷药后若出现皮肤瘙痒、发红疹、水肿或水疱等过敏者，要立即暂停使用。

【来源】民间验方

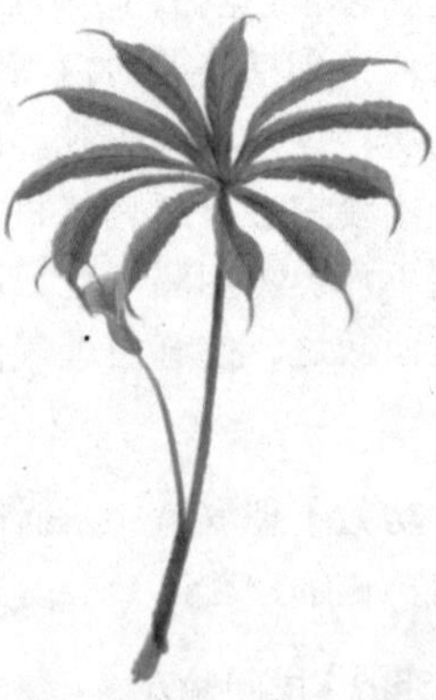

天南星

方名 水蛭地龙粉

【方药】生水蛭、地龙按数量为 4∶1 取量。

【用法】烘干研细粉备用。每次服 3~5 克，每日 3 次，饭后以温开水送服。

【分析】水蛭、地龙可通络利水，消肿，现代药理研究也证实，水蛭、地龙有抗凝溶栓、扩张血管、促进血液循环的功效，对治疗下肢静脉栓塞疗效确切。

【功效】通脉止痛，有效治疗下肢静脉曲张。

【来源】山东省莱州市慢性病防治院 郭旭光

方名 银栀膏

【方药】金银花 20 克，栀子 30 克，地榆 20 克，赤芍 30 克，制乳香 30 克，没药 30 克，凡士林 600 克。

【用法】上药共研细粉，入凡士林中调匀成膏。用时将药膏涂于患处，纱布包敷，每日 2 次，至皮损消退，炎症消失。

【分析】方中金银花甘寒，可清热解毒消炎；栀子苦寒，清热降火解毒；地榆苦酸寒，清热消肿解毒；赤芍苦寒，清热散瘀，活血止痛；乳香、没药苦平，二药相配，活络消肿止痛是其所长。

【功效】全方清热活络、消炎止痛功效颇佳，可直接作用于病变部位发挥效用，故治疗静脉炎取效较捷，愈是初起，收效愈快。

【宜忌】治疗期间多休息，忌食辛辣之物。

【来源】民间验方

方名 桂枝木瓜汤

【方药】桂枝 50 克，木瓜 100 克。

【用法】将上药水煎，于每晚临睡前泡足 1 次，每次泡 30 分钟，药液凉后再加热浸泡，每剂药可连续使用 2~3 天，7 天为 1 个疗程。

【分析】方中桂枝性温，具有温经通脉、利关节的功效；木瓜可祛湿舒筋。两者配合外用泡足，可使下肢血液流通，静脉不曲，并可温经散寒，制止腿抽筋，对初发下肢静脉曲张有较好的疗效。

【功效】可缓解瘙痒疼痛，改善血液循环。用于治疗早期静脉曲张，可获得满意效果。

【来源】民间验方

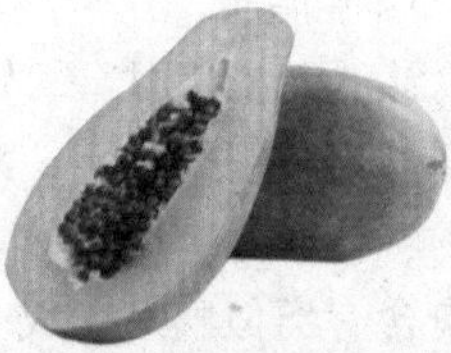

木瓜

1.3.1 胃炎

方名 柚子茶

【方药】老柚子皮15克，茶叶10克，生姜2片。

【用法】水煎服。

【分析】柚子营养价值很高，含有非常丰富的蛋白质、有机酸、维生素以及钙、磷、镁、钠等人体必需的元素，这是其他水果所难以比拟的。每100克柚子中含有0.7克蛋白质、0.6克脂肪、57卡热量。中医认为，柚肉甘酸，性寒无毒，具有理气化痰、润肺清肠、补血健脾等功效。鲜柚肉含有类似胰岛素成分，有降血糖功效，极有益于糖尿病、心血管病患者，能治食少、口淡、消化不良等症。

【功效】助消化，除痰止渴，理气散结。适用于急性肠胃炎。

【来源】民间验方

方名 桂花心粥

【方药】桂花心2克，茯苓2克。

【用法】桂花心、茯苓放入锅内，加清水适量，用武火烧沸后，转用文火煮20分钟，滤渣，留汁。粳米淘净，汤汁放入锅内，加适量清水，用武火烧沸后，转用文火煮，至米烂成粥即可。每日1次，早晚餐服用。

【分析】桂花，性味辛，温。桂花中含有钼、硒、钾、钴等对人体有益的微量元素以及紫罗兰酮、癸酸丙酯、芳樟醇氧化物等有机成分。桂花可养颜美容，舒缓喉咙，改善多痰、咳嗽症状，治十二指肠溃疡，荨麻疹，胃寒胃疼等。

【功效】健脾胃，止痛，适用于急性胃炎。

【来源】民间验方

方名 梅连平胃汤

【方药】乌梅15克，黄连10克，秦皮30克，苍术10克，厚朴10克，陈皮10克，炙甘草5克，生姜10克，大枣5枚。

【用法】每天1剂，煎2遍和匀，1日分3次服。

【功效】理气和中，调和脾胃。

【来源】民间验方

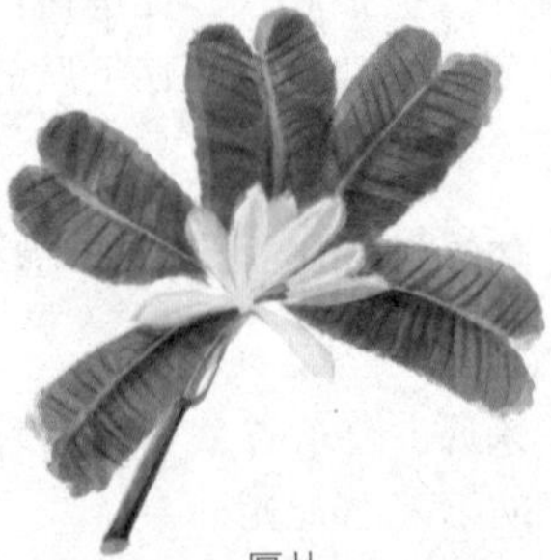

厚朴

方名 猪肚猴头菇莲肉红枣汤

【方药】猪肚1只，猴头菇100克，莲肉30克，红枣10枚。

【用法】将洗净的猪肚在高压锅里煮10分钟，捞起后用清水洗净泡沫，切成条状。同时用温水泡发猴头菇，莲子去皮、心，红枣去核，将四物放入砂锅，加黄酒、酱油、糖适量，烧开后加水，再用文火炖至猪肚酥烂，佐餐食用。

【分析】猴头菇是治疗消化系统疾病和抑制胃痛的良药。

它含有丰富的营养物质，如蛋白质、脂肪、铁、磷、钙、胡萝卜素、碳水化合物、热量等，还含有16种天然氨基酸，其中有7种是人体所必需的。猴头菇含硫也非常高，硫是人体不可缺的重要的营养元素，进入人体的硫经过一系列代谢过程，绝大部分最终成为无机硫酸盐、硫酸酯及中性硫进入血液循环。猴头菇能健脾益胃，增进食欲，增加胃黏膜屏障机能，对各种慢性胃炎均有较好的治疗作用。

【功效】益气养血，利五脏，助消化。

【来源】民间验方

方名 半夏泻心汤加味

【方药】半夏10克，黄芩5克，黄连5克，干姜6克，甘草6克，太子参10克，枳壳8克，厚朴8克，大枣10枚。

【用法】上药熬汤冲服，每日2次。

【分析】半夏泻心汤出自《伤寒论》，“伤寒五六日，呕而发热者……但满而不痛者，此为痞，柴胡不中与之，宜半夏泻心汤”。方中半夏为君，以和胃降逆止呕；干姜性辛温，温中散寒，消痞结；黄连、黄芩苦寒泄降，清热和胃，泄其满；佐以太子参、甘草、大枣甘温调补，补脾胃之虚以复其升降之职。

【功效】调和寒热，降逆止呕。适用于治幽门螺杆菌胃炎。

【来源】《伤寒论》

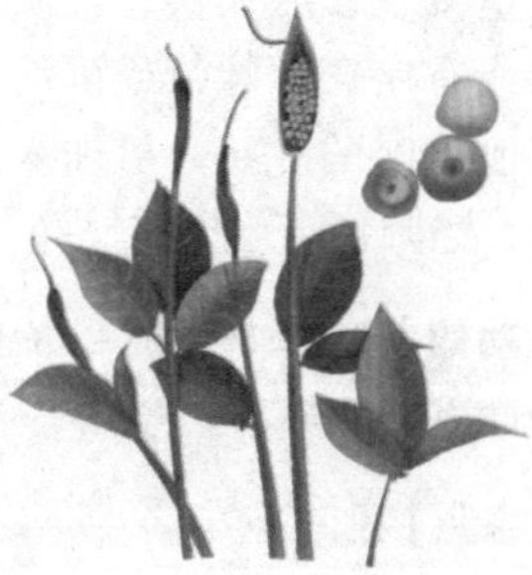

半夏

方名 鲫鱼糯米汤

【方药】活鲫鱼2~3条（200~300克/条，此重量的鱼味最鲜美，营养也最佳），葱白、生姜适量（辛温解表、通阳、散寒、和胃），糯米50~100克，藕粉5克，细盐少许。

【用法】将鲫鱼去鳞、鳃及内脏，洗净，与糯米同时放入锅中，加水适量，先用急火烧沸，后改用文火煨至烂熟。生姜和葱白切成碎末，姜3~5克为宜，将葱姜同时放入鱼汤中煮沸5分钟，最后加入藕粉、细盐，稍煮即成。鱼汤和鱼肉既可分开食用，亦可同时食用。每日1次，每次1~2小碗，温热食用，连食5~7天。

【分析】中医理论认为，鲫鱼性甘、平温、无毒，入脾、胃、大肠经，具有健脾、除湿利水、温胃进食、温中下气之功效。

【功效】补气养血，滋养脾胃。主治脾胃虚弱、不思食、纳少无力、胃炎溃疡等。

【宜忌】该汤不要冷却后食用，更不要与咖啡、浓茶等共饮，炖汤过程中不要用油脂或其他调料。

【来源】民间验方

方名 黄芪薯叶泥鳅汤

【方药】黄芪30克，甘薯叶100克，泥鳅200克，鲜汤适量，料酒10毫升，葱10克，生姜5克，盐3克，五香粉2克。

【用法】将黄芪洗净，切片后放入纱布袋内，扎紧口备用；将甘薯叶洗净、切段，葱切段、生姜切末；泥鳅放清水静养吐泥污。将泥鳅放入沸水锅中焯杀，去肠杂，投入砂锅，加鲜汤适量，武火煮沸，加料酒及葱段、生姜末，混合均匀，加黄芪袋，改文火煮40分钟，待泥鳅熟烂，取出药袋，加甘薯叶、盐、五香粉，煮沸即成。

【功效】补养气血，健脾和胃。用于胃肠功能下降、慢性胃炎等病症的辅助调养。

【来源】《健康周报》

方名 山药薏米粥加减方

【方药】淮山、薏苡仁各30克，大枣10枚，小米100克，莲子、白糖各15克。

【用法】将薏苡仁用清水浸泡1个小时，将莲子去心，将大枣去核，先将淮山、大枣、莲子肉一起放入砂锅中，加适量清水熬煮30分钟，再入小米、薏苡仁用小火熬至薏苡仁烂熟，调入白糖即成。每日服1剂，在空腹时服用。

患者若有胃胀、胃酸、嗳气、反酸、食欲不振等肝气犯胃的症状，可加入佛手15克或青皮10克。患者的病情若常在进食后发作，并有胃脘疼痛、胀满拒按、得食更甚、嗳腐吞酸、吐后痛减、不思饮食或厌食、大便不爽、舌苔厚腻、脉滑有力等饮食停滞的症状，可加入麦芽10克，山楂6克。患者若有胃脘嘈杂隐痛、饥不欲食、食后饱胀、口燥咽干、大便干结、舌红少津、苔少、脉细数等胃阴不足的症状，可加入黄精15克或沙参15克。患者若有纳呆腹胀、腹痛、喜温喜按、口淡不渴、四肢不温、大便稀溏、四肢浮肿、小便清长、妇女白带清稀而多、舌淡胖嫩、舌苔白润、脉沉迟等脾胃虚寒的症状，可入砂仁6克，饴糖60克，并去掉方中的白糖。患者若有胃脘痛处固定、如针刺或刀割样、痛而拒按、食后痛甚、舌质紫暗或有瘀斑、脉弦或沉涩等瘀血停滞的症状，可加入红花、当归各15克。

【功效】健脾益胃，可治疗慢性胃炎。

【来源】民间验方

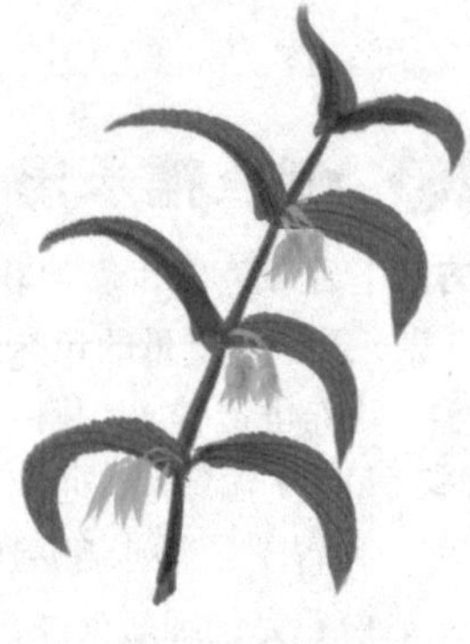

黄精

1.3.2 胃痛

方名 佛手扁豆粥

【方药】佛手10克，白扁豆、薏苡仁、山药各30克，猪肚汤及食盐适量。

【用法】将佛手水煎取汁，去渣，纳入白扁豆、薏苡仁、山药及猪肚汤，煮为稀粥，略放食盐调味服食，每日1剂。

【功效】泻热和胃，适用于胃脘灼热疼痛，口干口苦，心烦易怒，便秘等。

【来源】民间验方

方名 桃仁猪肚粥

【方药】桃仁（去皮尖）、生地各10克，熟猪肚片、大米各50克，调味料适量。

【用法】将肚片切细；取二倍水煎取汁，加猪肚、大米煮为稀粥，待熟时调味服食，每日1剂。

【功效】益气活血，化瘀止痛。

【来源】民间验方

方名 丁桂芒硝散敷脐

【方药】丁香10克，肉桂10克，芒硝15克，冰片1克。

【用法】上药研为细末混匀，分成3份，用时取1份用纱布包裹成药饼，直接外敷于肚脐眼（神阙穴），再用伤湿止痛膏覆盖固定（外加用热水袋热敷效果更好），24

小时更换药饼。贴1~3天。

【分析】方中丁香和肉桂具有温阳散寒止痛的作用，芒硝消肿散结功能更强，冰片促进药物透皮吸收，对脾胃虚寒性胃脘痛疗效迅速。方中药物挥发性较强，因此应每天更换1次，以保证疗效。更换药时要先让肚脐皮肤休息4小时左右，并保持清洁，以防贴敷时间过久而损伤皮肤。如果贴后局部出现皮肤瘙痒红疹或发疱等过敏症状时，应立即停贴，并给予皮炎平等外敷抗过敏治疗。对伤湿止痛膏过敏者，可用脱敏胶布固定。

【功效】软坚散结，活血化瘀。适用于胃脘痛属脾胃虚寒证，临床多表现为胃脘痛，喜温喜按，遇冷加重，得热缓解。

【来源】民间验方

方名 麦门冬汤

【方药】麦门冬10克，太子参20克，北沙参12克，石斛10克，乌药12克，百合12克，丹参20克，三七粉分冲3克，法半夏10克，陈皮6克，茯苓10克，炒枳壳10克，炒竹茹6克，川黄连3克，蒲公英15克，生姜2片。

【用法】水煎服，服14剂。

【分析】丹参、三七粉和血通络，去瘀生新。乌药、陈皮、枳壳理气宽中以斡旋中焦之气机，使养阴之品不滋腻，而无壅塞中州之弊。胆胃升降如常，阴阳调和，疾病自愈。

【功效】甘凉滋润，益胃养阴。主治胃脘频繁作痛。

【来源】民间验方

方名 仙人掌炒牛肉

【方药】仙人掌50克，嫩牛肉100克，调料适量。

【用法】将仙人掌去皮刺，洗净，切细；牛肉洗净，切片，置热油锅中炒熟后，调味服食。

【功效】活血化瘀，行气止痛，适用于胃痛痛处固定，或痛如针刺等病症。

【来源】民间验方

方名 抑木建中汤

【方药】甘松、党参、白术、白芍、陈皮各6克，黄精9克，煅瓦楞子12克，九香虫5克，砂仁6克，甘草5克，大枣3枚，陈饴糖30克（冲服）。

【用法】水煎服。

【分析】方中用甘松芳香理气而开脾郁，黄精、党参、白术、甘草、大枣、饴糖补中益气而健脾胃，白芍缓中止痛，九香虫理气宽胸而止痛，砂仁、陈皮调中理气，和胃醒脾。脾胃和，则脘痛自止。

【功效】理气和中，治疗胃虚作痛。

【来源】《严氏新定方》

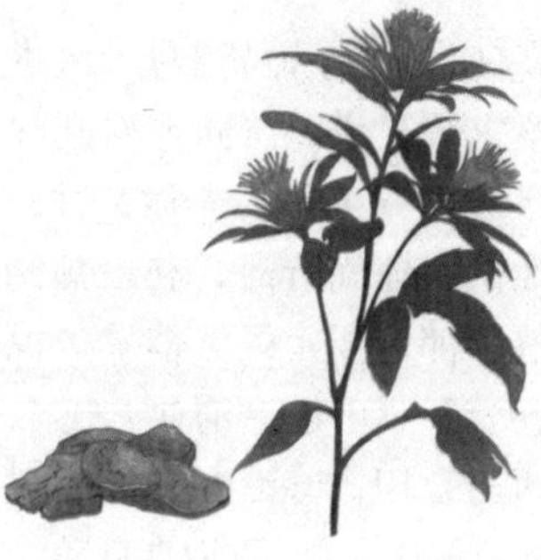

白术

方名 百合乌药汤

【方药】百合30克，乌药9克，丹参30克，檀香6克（后下），草豆蔻9克，高良姜9克，香附9克，川楝子9克。

【用法】水煎服。

【分析】《新修本草》中载："百合，味甘平，主邪气腹胀心痛。"缪希雍《神农本草经疏》亦谓："百合得金之气，而兼天之清和，故味甘平亦应寒……解利心家之邪热，则心痛自疗。"《医学从众录》则认为百合有治心腹疼痛之功，其关键在于百合入手太阴肺经，能降肺气。肺为诸气之总司，肺气得降则诸气皆调。且百合甘润微寒，兼清热；乌药辛温行气止痛。《本草从新》谓其能“疏胸腹邪逆之气，一切病之属气者皆可治”。两药相配，一凉一温，柔中有刚，润而不滞，故对胃脘部的气痛、热痛均宜。

高良姜辛热，温胃散寒，《本草求真》说：“同香附则除寒祛郁”；香附味辛微苦甘，性平，理气行滞，利三焦，解六郁，金元医家李杲曾说它“治一切气”“消食下气”。两药合用，善治寒凝气滞胃痛。寒凝重者，重用高良姜，因气滞而痛者，重用制香附。

丹参味苦性微凉，活血祛瘀，通经止痛。《吴普本草》说它“治心腹痛”；檀香辛温理气，利胸膈，调脾胃。《日华子诸家本草》说它“治心痛”；砂仁辛温，行气调中，和胃醒脾。三药相合，以丹参入血分，又配以檀香、砂仁，既能活瘀滞，又能理胃气，再兼丹参功同四物，砂仁兼“益肾理元气”“引诸药归宿丹田”，故对久久难愈、气滞血瘀、正气渐虚的胃脘痛，不但能够活瘀定痛，并能养血益肾，醒脾调胃。

【功效】适用于虚与寒并、热与瘀杂、气滞与气郁并见的慢性胃脘痛者。

【来源】《用药心得十讲》

方名 清中汤

【方药】黄连须10克，黑山栀子、茯苓、川楝子各12克，法半夏、草蔻仁各7克，甘草3克，生姜3片。

【用法】水煎服。1日1剂。

【分析】方中黄连、山栀子苦寒清火；陈皮理气；佐半夏、草蔻仁、生姜之类，辛温以散邪，兼能降逆。郁散则火随之得泄，脘痛乃止。又恐连、栀苦寒戕伤脾胃，以茯苓、甘草健脾和胃。全方寒热相伍，辛升苦降，相辅相成。

【功效】清火开泄肝郁，降逆和胃止呕。主治急、慢性胃炎、溃疡病等引起的急性胃脘痛，证属郁火或实热者。

【来源】《统旨方》

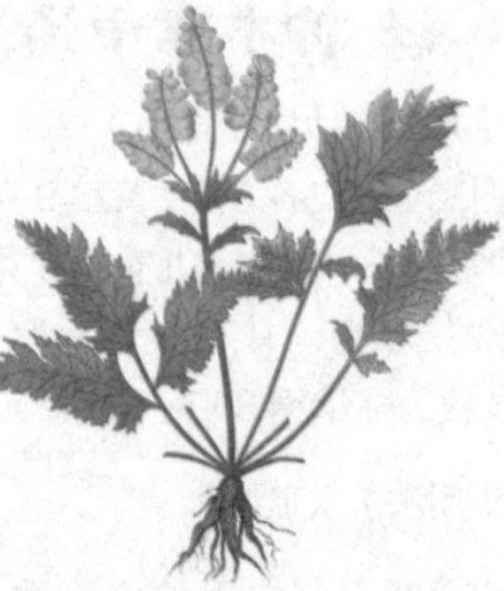

黄连

方名 温中愈溃汤

【方药】红景天15克，生黄芪15克，炒白芍15克，桂枝6克，吴茱萸6克，川黄连6克，煅瓦楞子20克，蒲公英15克，海螵蛸12克，浙母12克，化瘀散（三七粉、血竭等）6克，炙甘草12克，鲜姜2片、大枣3枚。

【用法】每日1剂，水煎2次，早晚饭后1小时服，6周为1个疗程。

【分析】本方由黄芪桂枝五物汤合左金丸及乌贝散，加制酸止痛之煅瓦楞子、健脾益气之红景天及化瘀散而成，以“温中愈溃”为主旨。黄芪桂枝五物汤虽为血痹而设，但其性仍偏温补；左金丸清泻肝火，降逆止呕；“无酸不成溃疡”，乌贝散制酸止痛，收敛止血。消化性溃疡具有周期性、长期性、反复发作性的特点，久病多瘀，最终会造成“因瘀致虚”的病理状态，所以在抑酸、温补脾胃的基础上加用化瘀散，既能活血止痛，又可破解虚瘀之互结。

【功效】主治胃痛，症见胃痛隐隐，绵绵不断，喜温喜按，空腹痛甚，得食痛减，泛吐清水，遇冷加重。

【来源】王道坤教授

1.3.3 胃下垂

方名 养阴活血汤

【方药】沙参15克，麦冬15克，生地黄12克，玉竹10克，白芍10克，枳壳10克，党参10克，红花6克，桃仁10克，当归10克，炙甘草6克。

【用法】水煎服。

【分析】现代医学研究认为，胃下垂是由于胃本身形态及位置明显改变，牵引、扭曲及压迫血管，致使胃壁静脉回流障碍，加之对周围脏器的机械性挤压而发生气血瘀滞，故以养阴活血法治疗，可获得较好的疗效。

【功效】益胃养阴活血。主治胃下垂。

【来源】湖南省道县人民医院 陈勇

方名 苍术泡水方

【方药】苍术5~20克。

【用法】加水煎煮或用沸水浸泡，每剂可煎煮两次或冲泡2~3杯。每日1剂，可像品茶那样慢慢饮服该药的药汁或浸汁，可连续服用1~3个月。若胃下垂患者出现了阴虚有热的症状（如烦渴喜饮、便秘、多汗、舌红少津等）时，则不宜单独应用苍术治疗，可酌情增加麦冬、玉竹、石斛等养阴生津之品与苍术同用。

【功效】升阳燥湿，适用于治脾虚气陷型胃下垂。症见食欲不振，食后脘腹胀满，嗳气不舒，泛酸，呕吐清水痰涎，面色萎黄，形体消瘦，神倦乏力。

【来源】民间验方

方名 治胃下垂验方

【方药】五倍子5克，蓖麻子10粒。

【用法】捣烂如泥，空腹贴敷在头顶百会穴（两耳连线的中点），胶布固定，每日3次，每次10分钟，10日为1个疗程。

【功效】升提中气，适用于胃下垂，症见胃脘胀坠，食后脘闷，空腹隐痛，烦热嘈杂，纳谷不香，大便秘结，诸症劳累后加重等。

【来源】《民族医药报》

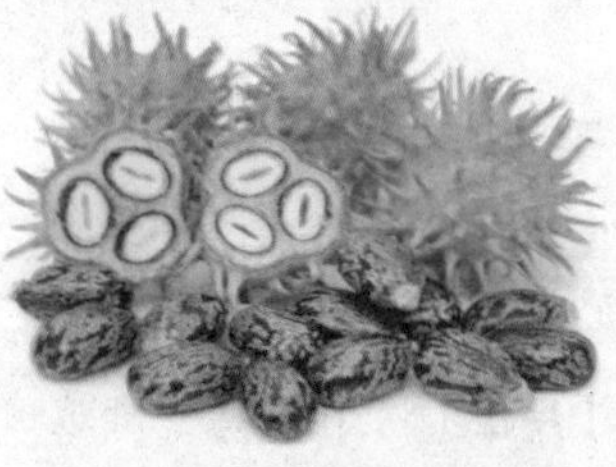

蓖麻子

方名 腹式呼吸举腿法

【用法】1、两腿交替抬举法。配合腹式呼吸，两腿交替伸直，抬举90度，停片刻放下，反复数次。

2、两腿一齐抬举法。配合腹式呼吸，双腿伸直，一齐抬举至最大限度，稍停片刻放下，反复数次。

【功效】锻炼腹部肌肉，增强肺活量，调节脾胃功能。对促进胃下垂的康复有效。

【宜忌】此医疗体操有利于巩固疗效，但在进食前后一小时内慎用。因为餐后即运动会因食物的重力关系而使胃下垂程度加重。

【来源】《医药养生保健报》

方名 莲子山药粥

【方药】猪肚1只，莲子、山药各50克，糯米100克。

【用法】将猪肚去除脂膜，洗净切碎，莲子、山药捣碎，和糯米同放锅内，加水，用文火煮粥，早晚2次食完，隔日1剂。10天为1疗程。

【分析】猪肚为“补脾胃之要品”，山药性平，与莲子、糯米搭配补中益气而养胃阴。脾胃得补，则中气健旺，下垂的脏器即可回复原位。

【功效】健脾和胃，适用于脾胃虚弱胃下垂。

【来源】民间验方

方名 桂圆肉蒸鸡蛋

【方药】桂圆肉5~7克，鸡蛋1个。

【用法】新鲜鸡蛋去壳，放入小碗中，可加白糖少许，约蒸3分钟，蛋半熟（蛋黄凝成糊状的半流质时），将桂圆肉塞入蛋黄内，再蒸10分钟（或烧饭时放入饭锅内蒸熟，让蒸汽水进入）。当点心吃，每日1次。

【分析】桂圆可壮阳益气，补益心脾，养血安神，可用于胃下垂的食疗。

【功效】补益心脾，适用于胃下垂。

【来源】民间验方

方名 樟树叶方

【方药】樟树叶（鲜）50克，枳实、黄芪各20克，炒蒲黄、桂枝、沉香各6克。虚寒者加荜茇8克；血虚者加当归8克；阴虚者加生地、麦冬、玉竹各10克；气虚甚者加党参、白术各10克；阳虚者加升麻、柴胡各5克；血瘀者加桃仁、红花各8克。

【用法】水煎分3次服，每日1剂。

【功效】补中益气,顾护胃气。适用于胃下垂。

【来源】民间验方

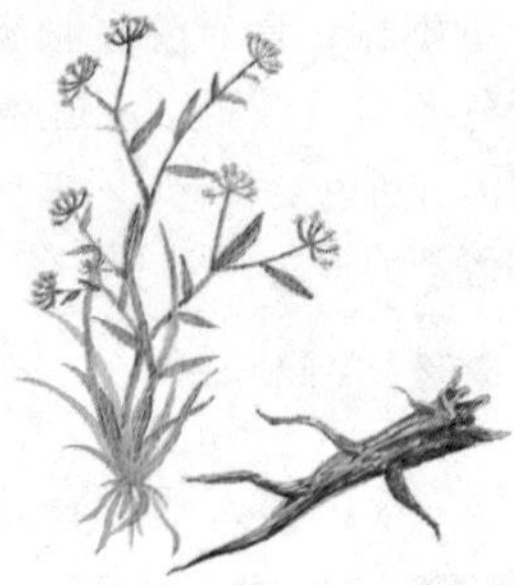

柴胡

方名 干姜花椒粥

【方药】干姜5片，花椒3克，粳米100克，红糖15克。

【用法】花椒、姜片用白净的纱布袋包，与粳米加清水煮沸，30分钟后取出药袋，再煮成粥。每日早晚各1次，长期服食始可见效。

【功效】暖胃散寒，温中止痛。适用于胃下垂。

【来源】民间验方

方名 子母鸡方

【方药】子母鸡1只，干姜、砂仁、公丁香各3克。

【用法】将子母鸡（童鸡）宰杀后，去毛洗净，保留心、肝、肺。将鸡切成小块，放入砂锅中，用文火炖至烂熟，再把干姜、公丁香、砂仁研成细末，吃时加入鸡肉汤中。每3天吃1只鸡，1日分2次食用。一般吃1~5只鸡即能生效。

【功效】补中益气举陷，适用于胃下垂。

【来源】民间验方

方名 升胃丸

【方药】人参30克，黄芪100克，炒枳壳60克，鸡内金40克，升麻60克，防风20克，炙甘草18克。

【用法】诸药研为细末，炼蜜为丸，如梧桐子大小。每次服9克，每日服2次，温开水送服。

【分析】胃下垂的发生多与中气下陷关系密切，故治疗以补益中气、升阳举陷为常法。方中人参、黄芪、炙甘草、升麻、防风补胃气，升脾阳；炒枳壳、鸡内金宽中益胃，以助升提。

【功效】适用于胃下垂，症见胃脘胀满，隐隐作痛，食后腹胀痛加重，身倦乏力，体重减轻，伴有心悸气短，失眠多梦。

【来源】重庆市名中医 周天寒

方名 黄芪母鸡汤

【方药】红参12克，黄芪30克，母鸡肉500克。

【用法】加水适量，食盐少许，共放入瓷碗内，隔水炖2小时，分早晚两次喝汤吃鸡肉，每周服1剂，连服5~6剂有显著疗效。

【分析】方中参、芪甘温补中益气，鸡肉性味甘温调补脾胃，与参、芪合用，共奏补脾益气、升举胃体之效。

【功效】适用于脾胃虚弱型胃下垂。

【来源】民间验方

方名 龟肚羹

【方药】乌龟1只，猪肚1个。

【用法】乌龟置清水中，滴入香油2滴，放养约2小时后，将龟宰杀，放入洗净的猪肚内，缝合后加水炖烂。吃肉饮汤，每日1剂。有条件时，可连服数剂。

【功效】补中益气，健脾和胃。适用于年久胃下垂，症见体瘦无力，腹胀胃痛，呃逆食少，脉细无力。

【来源】民间验方

1.3.4 胃溃疡

方名 猪肚粥

【方药】猪肚半个，粳米50克，薏苡仁30克，三七6克。

【用法】将猪肚剁成肉酱，加水放在砂锅上炖熟，然后加入粳米、薏苡仁、三七，再煮沸30分钟后去掉三七食用，每日1剂，连服1~2周。

【功效】活血利湿，用于消化性胃溃疡。

【来源】民间验方

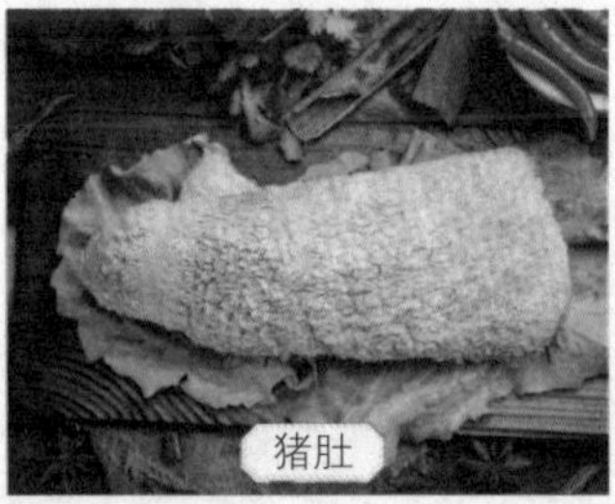

猪肚

方名 一贯煎加减

【方药】刘寄奴15克，北沙参12克，枸杞10克，白芍20克，麦门冬10克，生地10克，当归15克，丹参12克，甘草6克。

【用法】水煎服，每日1剂，饭后温服。

【分析】刘寄奴，味苦性温，归心、脾经，具有破血通经、散瘀止痛、醒脾开胃、消食化积等功效。

【功效】养阴益胃化瘀。适用于胃溃疡。

【来源】民间验方

方名 黄芪建中汤加减

【方药】饴糖50克，黄芪30克，桂枝、生姜、大枣各9克，白芍18克，炙甘草6克，半夏、茯苓、陈皮、干姜各12克。

【用法】水煎服，连服3~5剂。

【功效】温补脾胃，缓急止痛。适用于胃及十二指肠溃疡，症见饥则胃脘疼痛，食之则痛减或止，喜按喜暖，畏惧生冷与硬物，勉强食之，其痛必发。

【来源】民间验方

方名 海螵蛸制酸敛疮

【方药】海螵蛸50克，白及、白芷、银花、蒲公英各45克，白芍、黄芩各35克，党参、三七、合欢皮、元胡各40克，甘草30克。

【用法】上药混匀，共研成粉。每次5克，温开水冲服，每日服3次，30日为1疗程。

【分析】海螵蛸又名乌贼骨、墨鱼骨。其味咸、涩，性微温。具有收敛止血、涩精止带、制酸敛疮之功效。临床用以治疗消化性溃疡，有较好的疗效。

【功效】健脾和胃，收敛止血。主治消化性胃溃疡。

【来源】民间验方

方名 白胡椒煲猪肚

【方药】白胡椒粉10克，猪肚1个。

【用法】将白胡椒放入洗净的猪肚内，并加少许水，用线扎紧猪肚头尾，文火煲。待猪肚煮熟后，加食盐少许调味即可。隔3日1次，连续5次为1个疗程。

【功效】散寒止痛。适用于寒邪犯胃型胃溃疡，患者常表现为胃脘疼痛并突然发作，受寒加剧，得温痛减，畏寒喜暖，口不渴，喜热饮热食，小便清长等。

【来源】民间验方

方名 莲藕梨汁

【方药】莲藕100克，大鸭梨1个。

【用法】分别切成小块榨汁，然后混匀两种汁饮用，每日1次，空腹服用，连服3天。

【功效】消瘀清热，除烦解渴。适用于胃热炽盛型胃溃疡，症见胃脘灼热疼痛，喜欢冷饮冷食，口臭，牙龈出血，小便色黄而短少。

【来源】民间验方

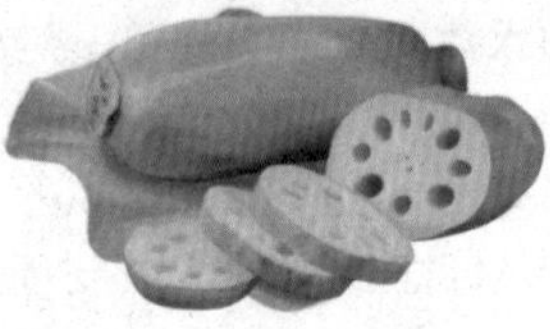

莲藕

方名 山楂配当归

【方药】炒山楂15克，当归10克，沙参15克，黄芪15克，炙甘草8克，海螵蛸10克，大枣6克。

【用法】水煎服，每日1剂，饭后温服。

【分析】《证治汇补 · 心痛选方》中就有“服寒药过多，致脾胃虚弱，胃脘作痛”的记载。《本草衍义补遗》中有山楂“健脾”功效的记载。《本草纲目》认为山楂主治“滞血痛胀”，当归能“润肠胃……和血补血”。加上黄芪健脾益气，北沙参养胃生津，海螵蛸制酸止痛，炙甘草、大枣健脾养胃等诸药合用共奏良效。

【功效】调理肠胃，活血化瘀。适用于胃溃疡，症见体形消瘦，胃脘隐痛喜按，喜温饮，时吐清水涎沫，纳差，神疲，乏力。

【宜忌】禁食生冷硬食。

【来源】民间验方

1.3.5 胃癌

方名 复方壁虎酒

【方药】泽漆100克，壁虎50克（或活者10条），蟾蜍皮50克，锡块50克。

【用法】将上药用黄酒1000毫升浸泡5~7天，滤渣后静置2天即成。1日3次口服，每次服25~50毫升。

【分析】方中的壁虎、蟾蜍皮、锡块均有抗癌作用，泽漆能化痰散结，解毒消肿。

【功效】化痰消癥。没有意愿做胃癌切除手术者可以一试。

【来源】民间验方

方名 白头翁方

【方药】陈白头翁45克，大枣5枚，槟榔10克，党参15克。

【用法】水煎服，每日1剂。

【功效】益气和中，解毒散结，适用于胃癌。

【来源】《常氏双简方》

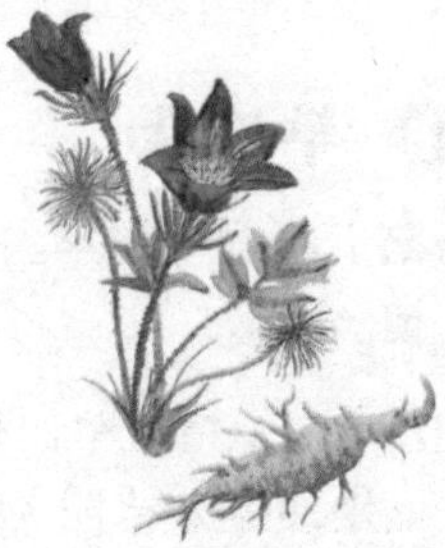

白头翁

方名 乌蛇蜜丸

【方药】乌蛇粉420克，土鳖虫、蜈蚣各90克。

【用法】共研细末，炼蜜为丸，每丸3克，早晚各服1丸。温开水送服。

【功效】活血化瘀、软坚消癥，适用于瘀毒内阻型胃癌。

【来源】民间验方

方名 参藤消胃积汤

【方药】藤梨根5份，黄芪1.5份，人参1份，乌骨藤5份，珍珠菜5份，白首乌1份，三七1.5份，干姜0.5份。

【用法】上药按比例煎煮取汁，每毫升含生药0.12克，每袋180毫升。每次1袋，每日3次口服。

【分析】藤梨根味酸、微甘，性凉，清热消肿，祛风除湿，为君药，现代药理研究表明，藤梨根对胃癌细胞生长有抑制作用，其提取物具有明显的抗肿瘤活性；人参、黄芪扶正祛邪，其中黄芪通过刺激体内免疫细胞，提高机体抗肿瘤能力，并且可显著降低抗癌药物的毒性，对肿瘤患者具有明显效果，二药辅助君药加强抗肿瘤的作用为臣药；乌骨藤有通经活血、止血的作用；白首乌补肝肾，强筋骨，益精血，健脾消食；珍珠菜清热利湿，活血散瘀，解毒消痈；三七活血止血，祛瘀止痛，以上几味共为佐药；干姜辛、热，归脾、胃经，温中散寒，引药入胃，为使药。

【功效】清热解毒，益气健脾，软坚散结。主治各期胃癌出现的食欲减退，恶心，呕吐，上腹胀痛，消瘦，乏力，进食不利等症状。

【宜忌】治疗期间忌食辛辣刺激性食物，忌烟酒。

【来源】河北省石家庄市华光中医肿瘤医院 张士舜

方名 高良姜槟榔

【方药】高良姜、槟榔各等份。

【用法】上药炒过后研为末，用米汤送服，每次6克。

【功效】清热解毒，化解散邪，适用于胃癌。

【来源】《抗癌中草药制剂》

方名 龙葵白花蛇舌草汤

【方药】龙葵、白英、白花蛇舌草各30克，石见穿、干蟾皮、枸杞叶各15克，半枝莲、藤梨根各30克。

【用法】水煎服，每日1剂。

【功效】清热解毒、抗癌消结，适用于胃热炽盛型胃癌。

【来源】民间验方

方名 皂刺糯米粥

【方药】皂刺30克，水适量，糯米300克。

【用法】共煮粥，三餐食用（糯米量可据个人食量而增减）。30天为1个疗程。

【功效】清热解毒，适用于胃癌治疗。

【来源】中医中药秘方网

方名 蟹壳山楂粉

【方药】蟹壳15克，干山楂35克。

【用法】先将蟹壳用微火焙干，与干山楂共研成细末，备用。每日2次，每次10克，空腹温开水送服。

【分析】螃蟹是药食同源的佳品，它性寒味咸，具有清热散结、益气养阴的功效。许多人吃完螃蟹后把螃蟹壳都扔掉了，其实蟹壳也具有良好的药用价值。中医认为，蟹壳清热解毒、破瘀消积的功效比蟹肉更为显著。近年来研究发现，蟹壳有抗癌作用，蟹壳中所含的几丁聚糖具有抗癌抑癌活性，这引起了世界医药其学界的极大关注，认为其是“生命第六要素”。日本东北药科大学等研究机构发现，几丁聚糖是免疫促进物质，而且几丁聚糖具有直接攻击癌细胞的作用。山楂具有防癌功效，其所含的黄酮类成分具有抗癌作用。

【功效】养阴抗癌，活血散结。可用于胃癌患者的辅助治疗，能提高中老年早期胃癌患者的抗癌能力。

【来源】《医药养生保健报》

方名 胃癌治疗偏方

【方药】太子参、麦冬、北沙参各15克，山药、莲子肉、虎杖各10克，白花蛇舌草30克，蚤休15克，制鳖甲、丹参各20克，浙贝母9克，半边莲15克，赤芍12克。

【用法】每日1剂，水煎服。

【功效】益胃健脾，解毒化瘀。适用于治疗胃癌。

【来源】北京市房山区中医医院 穆希泉

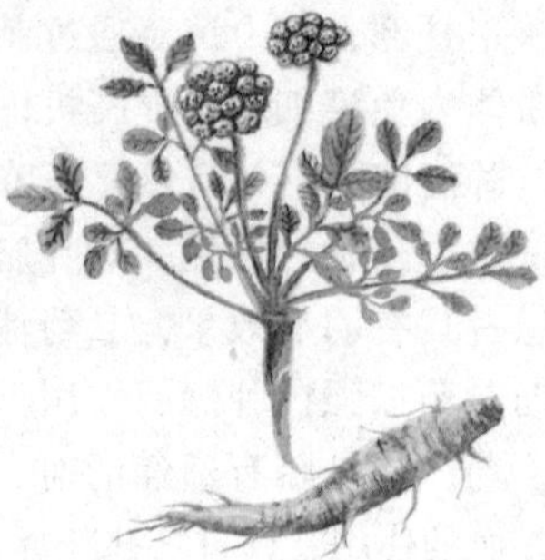

北沙参

1.3.6 消化不良

方名 槟榔焦三仙

【方药】槟榔10克，焦山楂、焦神曲、焦麦芽（合称“焦三仙”）各15克。

【用法】将槟榔和焦三仙加水煎汁饮服。

【功效】健脾和胃，消食化瘀。

方名 芦荟汁

【方药】新鲜芦荟汁1/4杯。

【用法】空腹饮用，早晨起床及睡前各一杯。

【功效】对胃灼热及其他消化道疾病有益。

【来源】民间验方

方名 羊肉粥

【方药】新鲜精瘦羊肉250克，粳米适量。

【用法】新鲜精瘦羊肉切小块先煮烂，再合粳米同煮粥，每日吃2次。

【功效】补中益气，温胃止痛，主治脾胃虚弱而致的消化不良、腹部隐痛等。

【来源】民间验方

方名 鸡内金汤

【方药】生鸡内金、白芍药各12克，生姜、白术各9克，柴胡、陈皮各6克。

【用法】上述物品水煎服。

【功效】消积滞，健脾胃。

【来源】《医学衷中参西录》

方名 鸡内金茅根汤

【方药】生鸡内金15克，白术适量，鲜茅根60克。

【用法】先将茅根煎汤450毫升（不可过煎，一二沸后慢火温至茅根沉水底，汤即成）。先用300毫升，加生姜5片，煎鸡内金末，至75毫升时，再添茅根汤150毫升，七八沸后，澄取清汤服之。所余之滓，仍用茅根汤煎服。日进1剂，早、晚各服药1次。

【分析】鸡内金，甘，寒。归脾、胃、小肠、膀胱经。鸡内金含有胃激素和消化酶，可增加胃液和胃酸的分泌量，促进胃蠕动，故有消积滞、健脾胃的作用，可治食积胀满，呕吐反胃，泻痢，疳疾，消渴，遗溺，喉痹乳蛾，牙疳口疮。

【功效】消积滞，健脾胃。

【来源】《医学衷中参西录》

方名 鸡内金饮

【方药】鸡内金7个。

【用法】将鸡内金晒干，放在瓦上烘焦，研末。将鸡内金末用热水冲服，饭前1小时服3克，每日2次，分7天服完。

【功效】消积滞，健脾胃。

【来源】民间验方

方名 普洱茶粥

【方药】陈年普洱茶12克，大米100克。

【用法】先将普洱茶块加清水煮取茶汁，然后将茶汁与大米同放粥锅内煮粥。

【功效】消食除胀。适用于过食油腻、食滞不消者。

【来源】39健康网

方名 曲末粥

【方药】神曲15克，大米50克。

【用法】先将神曲捣碎，加水煎取药汁。然后把药汁与大米同放粥锅内煮粥，温热食用。

【功效】健脾胃，助消化。本粥对食积难消，嗳腐吞酸者尤为适宜。

【来源】39健康网。

方名 木瓜黑豆雪莲

【方药】黑豆50克，雪莲、百合、黑枣皆适量，青木瓜1/2个，带皮甘蔗半斤（切成段）。

【用法】黑豆泡水6小时，雪莲、百合、黑枣泡水30分钟，青木瓜削皮去子，切成小丁块备用。甘蔗洗干净余烫，泡入水中再清洗干净，一段甘蔗分别切为4片，放入装水的锅中和黑豆一起煮40分钟。之后入黑枣、雪莲、百合再煮30分钟。放入木瓜丁，煮10分钟即可。

【分析】木瓜，性味平、微寒，味甘，入肝、脾经。木瓜中含有维生素B、C、E，蛋白质，胡萝卜素等，它特有的木瓜酵素能清心润肺，还可以帮助消化，治胃病；它独有的木瓜碱具有抗肿瘤功效，对淋巴性白血病细胞具有强烈抗癌活性。

【功效】助消化，主治胃疾。

【来源】民间验方

方名 胡萝卜粥

【方药】胡萝卜、粳米适量。

【用法】将胡萝卜洗净切碎，与粳米同入锅内，加清水适量，煮至米开粥稠即可。本粥味甜，易变质，需现煮现吃，不宜多煮久放。

【功效】健脾和胃，下气化滞，明目，降压利尿。

【来源】民间验方

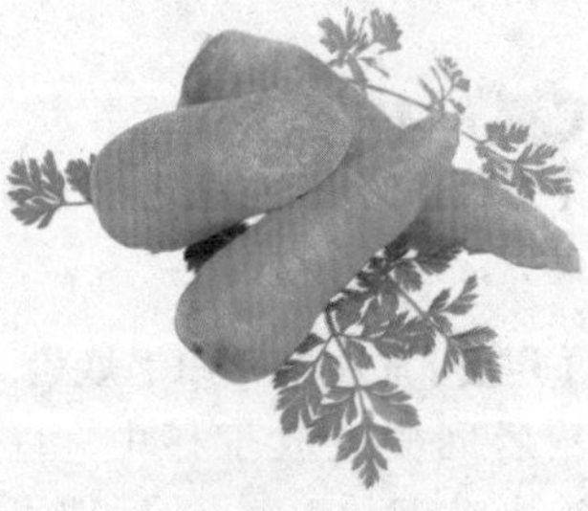

胡萝卜

方名 豆蔻蒸鲫鱼

【方药】白豆蔻 6 粒，鲫鱼 2 条（约 700 克），陈皮 5 克，盐、料酒、胡椒面、味精、葱、姜、猪肉各适量。

【用法】将鱼去鳞、鳃及内脏，洗净。白豆蔻研成细末，陈皮、姜、葱洗净，切成斜片。将豆蔻末分装入2条鱼肚内，装在大盘内，鱼底下放陈皮，上面撒胡椒粉、盐、味精、料酒、姜、葱，浇上猪油，上笼蒸约 20 分钟，取出，拣去姜、葱即成。本品味香色佳，四时皆宜。

【功效】健脾，益气，利湿。主治脾胃虚弱所致的不思饮食、消化不良等。

【来源】民间验方

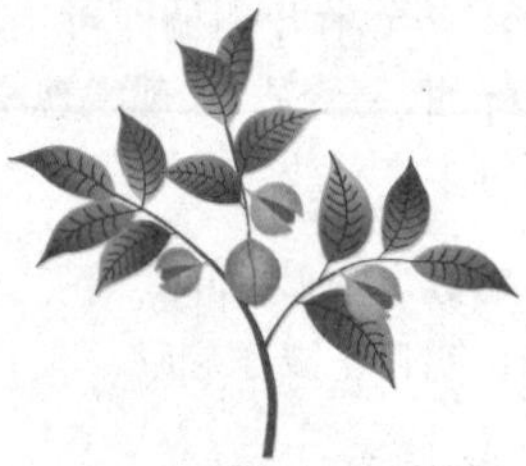

豆蔻

方名 橘枣饮

【方药】橘皮 10 克（干品 3 克），大枣 10 枚。

【用法】先将红枣用锅炒焦，然后同橘皮放于杯中，以沸水冲沏约 10 分钟后即可饮用。

【功效】调中醒胃，饭前饮可治食欲不佳，饭后饮可治消化不良。

【来源】民间验方

方名 蒲公英外敷

【方药】鲜蒲公英 50 克，炒麦芽 10 克，花椒 5 克。

【用法】共捣烂，用纱布包敷胃脘处。每日 1 剂，分 2 次敷，早晚各 1 次。一般使用 1~2 剂。对于小儿应酌减剂量，切记直接放在胃脘皮肤处敷，须用纱布包敷，以免损害皮肤。

【功效】清热解毒，消痈散结。适用于消化不良。

【来源】民间验方

方名 蜜炙陈皮山楂茶

【方药】陈皮若干，蜂蜜适量，山楂 50 克。

【用法】陈皮切丝，放入蜂蜜中浸泡，泡开后捞出来沥干。先用小火炒山楂，炒到金黄时，放入陈皮，炒到不粘手为止。将炒好的山楂和陈皮放入保温杯中，用开水冲，焖 20 分钟左右就可以喝了。

【功效】消食健胃，解肉食油腻。主治肉食过多的消化不良。

【来源】民间验方

方名 莱菔消食粥

【方药】莱菔子 20~30 克，粳米 30~100 克。

【用法】莱菔子炒至香熟备用，取粳米 30~100 克煮粥，待粥将成时，每次调入炒莱菔子 2~6 克，再煮沸即成。

【功效】消食化积。

【来源】民间验方

方名 萝卜山药饼

【方药】白萝卜、山药、面粉各 250 克，精猪肉 100 克，葱、姜、盐、植物油各适量。

【用法】将萝卜洗净，切成（或刮成）细丝，放入油锅内，煸炒至五成熟时盛起备用。山药切成细丝制成泥状备用。猪肉剁细，与白萝卜丝一起调成馅心。面粉加山药用清水适量，揉成面团，软硬程度与饺子皮相同，然后分成 50 克一只的小面团。将小面团擀成薄片，当中放白萝卜馅心，制成夹心小饼。放植物油少许，将饼放入锅内烙熟即成。佐餐用或当点心吃，宜在饭前适量服食。

【分析】萝卜性味辛、甘，凉，有降气祛痰、消食行滞等功效。山药补养脾胃，平补而不聚，微香而不燥。研究表明，山药有促进胃肠蠕动的作用，也是中药中的促胃肠动力药，用量宜多。面粉有润肠和胃作用，猪肉补益脾胃，滋阴润燥。

【功效】益气、健脾、强胃，理气通腑。适用于功能性消化不良，食欲不振，食后腹胀，以及咳喘多痰等。

【来源】《医药星期三》

方名 保和丸

【方药】山楂（焦）300克，六神曲（炒）100克，半夏（制）100克，茯苓100克，陈皮50克，连翘50克，莱菔子（炒）50克，麦芽（炒）50克。

【用法】上药粉碎成细粉，过筛，混匀，每100克粉末加炼蜜125~155克制成大蜜丸，即得。成人每次2丸，日服2次；小儿每次半丸至1丸，皆用白开水送下。

【功效】消食和胃，健脾化滞，理气消痰，适用于食积停滞，胸脘痞满，腹痛吐泻，嗳气酸腐，厌食，痰饮内停，严重消化不良等症。

【来源】元代著名医学家 朱丹溪

方名 陈皮三仙饮

【方药】陈皮10克，焦山楂15克，炒麦芽、炒谷芽各10克。

【用法】沸水冲泡，焖10分钟，当茶饮，每服冲2~3次，每日1~2剂。

【分析】山楂不仅酸甜味美，还能促进消化液的分泌，可增加胃中酶类，促进脂肪食积的消化，增进食欲，帮助消化。麦芽性平，味甘，归脾、胃经。

【功效】行气消食，健脾开胃。适用于腹胀不舒，胃部不适，食欲不振，伤肉食或面食者。

【来源】民间验方

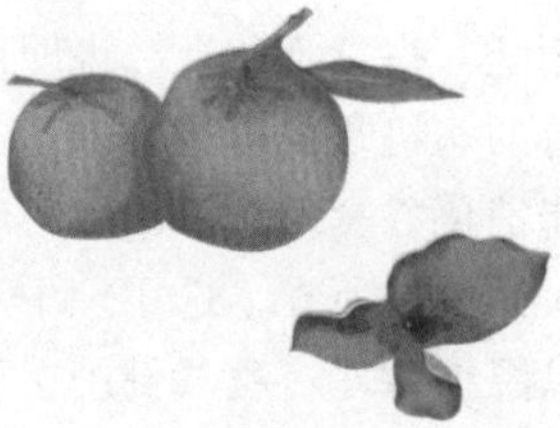

陈皮

1.3.7 其他胃病

方名 西洋参鱼汤

【方药】虱目鱼1条，西洋参10克，白术10克，茯苓10克，枸杞子6克，生姜5片，米酒10毫升。

【用法】虱目鱼洗净、切小块，再把所有食材洗净后放入锅里，加2000毫升水，置入电饭锅中煮熟。

【功效】健脾益气。改善吃不下饭、消化不良、腹部胀气、大便溏泻等情况，适合经常肠胃胀气或不舒服的人食用。

【来源】民间验方

方名 陈皮猪肉粥

【方药】瘦猪肉50克，陈皮6克，皮蛋1颗，葱1根，白米1杯，少许食用油，少量盐。

【用法】煮好白饭，锅里放少许食用油，加入瘦肉、葱段后炒，加入适量水，等沸后加入陈皮约煮2分钟，再加入白饭、瘦肉丝、皮蛋、葱段等一起煮成粥，熟后加盐调味即可。

【功效】理气健脾。改善肠胃胀气、打饱嗝、胃口差消化不良等症状，适合肠胃胀气者食用。

【来源】民间验方

方名 胃灵汤

【方药】党参15克，白术15克，佛手10克，白芍15克，蔻仁10克，砂仁10克，茯苓10克，鸡内金10克，扁豆10克，乌药10克，陈皮6克，生姜三片，大枣3枚，甘草6克。

【用法】 水煎，早、中、晚日服三次，每次150毫升。

【分析】 方中党参、白术、茯苓益气健脾；砂仁、蔻仁、白芍消食和胃；扁豆、鸡内金、乌药化食止痛；佛手、陈皮、生姜、大枣健脾化湿；甘草调和诸药。

【功效】 健脾和胃，疏肝理气，化湿止痛。主治各种急慢性胃病。

【来源】 江西省名中医 黄中柱

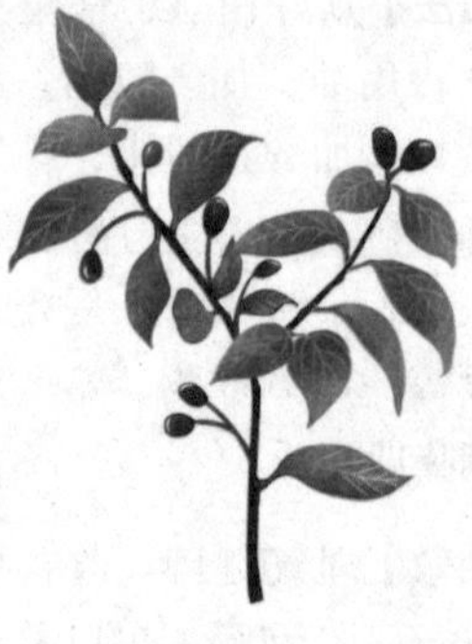

乌药

方名 鲫鱼椒姜汤

【方药】 鲫鱼500克，豆豉、胡椒、干姜、陈皮适量。

【用法】 鲫鱼洗净切片，水煮沸，加入豆豉、胡椒、干姜、陈皮，空腹食之。

【功效】 温中和胃。主治不能下食，虚弱无力，胃部饱满，遇寒则发，喜温喜按，形寒肢冷。

【来源】 民间验方

方名 丁蔻理中汤

【方药】 党参30克，代赭石30克，白术20克，干姜10克，炙甘草10克，肉豆蔻10克，丁香（后下）3克，白芍15克，砂仁（打碎后下）6克。

【用法】 每日1剂，水煎服，连服3剂。

【分析】《金匮要略·呕吐哕下利病脉证治》指出："不能消谷，胃中虚冷故也""脾伤则不磨，朝食暮吐，暮食朝吐，宿食不化"，说明反胃的病机是由脾胃虚寒、不能消化谷食所致。本方乃针对其病机所在，选用理中汤以温中散寒、益气健脾，丁香、肉豆蔻、砂仁温中理气降逆；然土虚木贼，肝气横逆，每致胃失和降，故佐代赭石之重镇、白芍之柔肝，相互协调以降胃气。药后三诊均守方不变，药证相符，故奏捷效。

【功效】 益气健脾，温中降逆。适用于以下胃病症状：症见进食后2~3小时则呕吐，多在一次内吐出全部未消化之胃内容物乃止。且胃脘部有阵发性膨胀，进食后尤甚，但无疼痛；每餐只能进食稀粥少许，每日多餐。

【来源】 民间验方

方名 旋覆代赭汤

【方药】 旋覆花10克（包煎），代赭石12克（先煎），法半夏10克，茯苓15克，白术10克，党参20克，厚朴10克，炙黄芪15克，藿香10克（后下），黄连4克，吴茱萸2克，火麻仁15克，肉苁蓉15克，木香6克，砂仁6克，炙甘草6克。

【用法】 水煎服，频频代茶饮。

【功效】 降气化痰，健脾和胃，消食导滞。适用于噎膈，证属脾胃气虚、痰食中阻、胃气不降者。

【来源】 民间验方

方名 黄芪姜茶

【方药】 黄芪15克，桂枝10克，大枣30克，白芍10克，生姜10克，饴糖30克。

【用法】 先把黄芪、桂枝、生姜、白芍、大枣等中药材用热水煮熟后，放入饴糖，溶化后即可饮用。

【功效】补脾益气，温中散寒，缓急止痛。

【来源】民间验方

方名 椒姜粥

【方药】胡椒面1克，大米或小米50克。

【用法】将上料煮粥服。

【功效】温中散寒。主治胃凉暴痛，遇冷痛甚，口淡乏味，泛吐清水。

【来源】民间验方

方名 丹参元胡

【方药】丹参30克，元胡15克，砂仁10克，檀香6克。

【用法】水煎分3次服，每日1剂。

【功效】理气和中，活血止痛。主治胃黏膜脱垂，证属气滞血瘀型者。

【宜忌】禁烟酒，清淡饮食。

【来源】民间验方

方名 五辣暖胃酱

【方药】鲜蚕豆酱20克，醋5克，白糖10克，花椒4粒，胡椒4粒，生姜3片，大蒜1~2瓣（切碎）。

【用法】先在炒锅内放入花生油少许，待油热后放入花椒、胡椒、姜、蒜煸炒出香味，加入酱、醋、糖，翻炒几下装盘。

【功效】平时用以佐餐食用，有开胃止痛之功，主治胃溃疡、慢性胃炎伴有胃痛、胃寒、肢冷者。

【来源】民间验方

方名 姜枣桂圆汤

【方药】干姜片10克，红枣30克，桂圆30克，红糖20克。

【用法】加水500毫升后煎煮15分钟，早晚服用。

【功效】温胃调补，主治慢性胃炎、胃神经症等。

【来源】民间验方

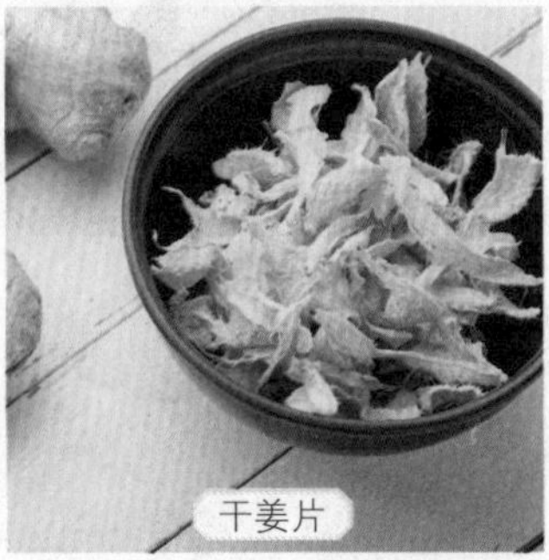
干姜片

方名 紫菜南瓜汤

【方药】虾皮、南瓜块、紫菜各适量。

【用法】虾皮、南瓜块同煮30分钟后，放紫菜、搅好的鸡蛋液，煮开加入佐料即成。

【分析】南瓜所含果胶可以保护胃肠道黏膜，免受粗糙食品刺激，促进溃疡面愈合，适合胃病患者食用。南瓜所含成分能促进胆汁分泌，加强胃肠蠕动有助食物消化。

【功效】养胃护肝补肾。

【来源】民间验方

方名 二陈汤加味

【方药】清半夏、茯苓、苍术各15克，陈皮、白术各12克，甘草、升麻、柴胡、生姜各10克。

【用法】4剂，水煎1日1剂，分早晚2次口服。

【分析】苍术、白术伍用出自《张氏医通》，用以治疗脾虚痰食不运。柴胡、升麻在《本草纲目》载："升麻引阳明清气上行，柴胡引少阳清气上行，此乃禀赋虚弱，元气虚馁，及劳役饥饱，生冷内伤，脾胃引经最要药也。"

【功效】利湿补气，升清降浊。主治胃脘痞满，症见食后症状加重，神疲乏力，少气懒言，头晕，头重如裹，小便少，大便不通。

【来源】民间验方

1.3.8 胰腺炎

方名 砂仁薏苡仁粥

【方药】春砂仁5克，粳米100克，薏苡仁30克。

【用法】先用纱布将春砂仁包好；粳米淘净后，加适量水，与薏苡仁一起煮成稀粥；然后加入砂仁药袋再煮5分钟，去药袋调味即可饮服。

【功效】理气燥湿，止痛。主治老年人慢性胰腺炎，症见腹部隐痛，口淡不渴，食欲不振。

【来源】39健康网

方名 清胰汤合龙胆泻肝汤加减

【方药】龙胆草15克，茵陈30克，生山栀15克，柴胡15克，黄芩12克，胡黄连10克，白芍12克，木香6克，生大黄（后下）10克，金钱草30克，薏苡仁30克，苍术10克，焦三仙各10克。

【用法】水煎服。

【功效】疏肝泄胆，清热利湿。适用于肝胆湿热型慢性胰腺炎，症见胃脘、两胁疼痛，厌食油腻，发热，恶心，身重倦怠或黄疸。

【来源】民间验方

方名 中药敷贴方

【方药】大黄、黄柏、姜黄、白芷各15克，天南星、陈皮、苍术、厚朴、甘草各10克，天花粉20克。

【用法】将上药共研细末混匀，用食醋调成糊状，敷贴于腹部压痛部位。敷贴范围应超过腹部压痛范围3~5厘米，厚度约0.8厘米。每天换药1次，3~5天为一个疗程。

【功效】理气，化痰，通腹气。适用于胰腺炎治疗。

【来源】民间验方

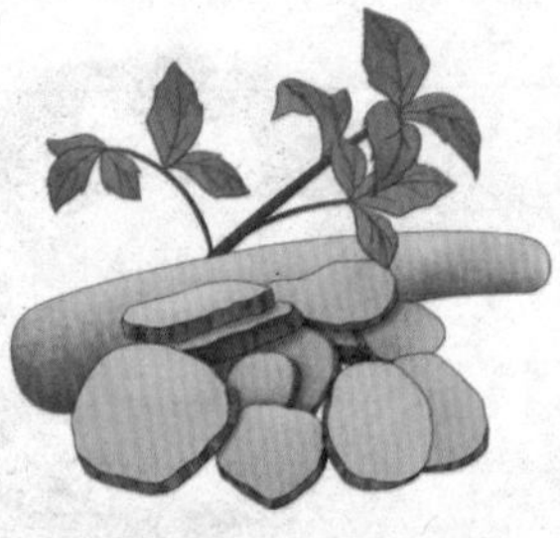

白芷

方名 山药茯苓粥

【方药】淮山药30克，茯苓20克，粳米100克。

【用法】上药洗净后，加适量水，一起煮成稀粥，即可饮服。

【功效】益气健脾。主治慢性胰腺炎之脾气虚弱，症见脘腹部疼痛，食少，消瘦，疲倦乏力，便稀。

【来源】39健康网

方名 豆蔻粥

【方药】肉豆蔻10克，生姜10克，粳米50克。

【用法】先将粳米煮粥，待煮沸后，加入肉豆蔻末及生姜，熬成粥后服。

【功效】理气止痛，散寒，治疗急性胰腺炎有寒象者。

【来源】民间验方

方名 胰腺炎治疗偏方

【方药】桃仁、当归、赤芍、生地、大黄（后下）、芒硝、枳实、川厚朴各8克，红花、川芎各7克，败酱草12克。

【用法】水煎分3次服，每日1剂。

【功效】活血化瘀，清热通腑。适用于瘀热互结型胰腺炎，症见患者壮热寒战，腹痛如刀割，持续不解，拒按，恶心呕吐，大便秘结，口干烦躁，或见腹部及腰部背部有瘀斑，舌质紫暗，苔黄燥。

【来源】民间验方

胰腺炎治疗验方

【方药】柴胡、白芍、枳实、厚朴、川楝子、玄明粉（冲）、黄芩各9克，生大黄（后下）、延胡索、蒲公英、败酱草各15克，木香6克。

【用法】每日1剂，水煎2次，分4~6次口服，以轻度腹泻（每日2~4次）为宜，并根据腹泻次数及程度调整玄明粉及大黄的用量，1周为1个疗程。

【功效】疏肝利胆，泄热通腑。主治胰腺炎。

【来源】民间验方

消胰饮

【方药】柴胡6克，黄芩6克，黄连6克，半夏6克，木香6克，枳壳6克，金铃子9克，神曲9克，厚朴5克。

【用法】水煎服。

【分析】疏肝理气药（柴胡、木香、枳壳、郁金）能显著减少胃液分泌及游离盐酸，使胰腺的分泌减少，且有利胆作用，使胆胰管括约肌松弛，有利于消除胰管梗阻和减低其压力；清热解毒药（黄连、黄芩、银花、连翘）有明显的广谱抗菌作用；通里攻下药（大黄、玄明粉）能增强肠蠕动和降低毛细血管通透性，从而消除肠麻痹和瘀滞状态。

【功效】疏肝理气，消滞和中，清热解毒，通里攻下。主治急性胰腺炎。

【来源】福建省人民医院 王文赛等

胰腺炎治疗效方

【方药】柴胡、黄芩、川厚朴、元胡、山楂各10克，胡黄连3克，白芍15克，木香9克，神曲12克。

【用法】水煎分3次服，每日1剂。

【功效】理气疏肝，清热消食。主治气滞食积型胰腺炎，症见胁腹胀痛，嗳气频作，或干呕，甚则大便秘结。

【来源】民间验方

五香槟榔

【方药】槟榔200克，陈皮20克，丁香10克，豆蔻10克，砂仁10克，盐100克。

【用法】槟榔、陈皮、丁香、砂仁放入锅内，再放盐、清水适量，用武火烧沸后，转用文火煎煮，至药液干涸，停火待冷。将槟榔取出，用刀剁成黄豆大小的碎块即成，饭后口含少许槟榔即可。

【功效】温中理气，缓急止痛。主治胰腺炎。

【来源】民间验方

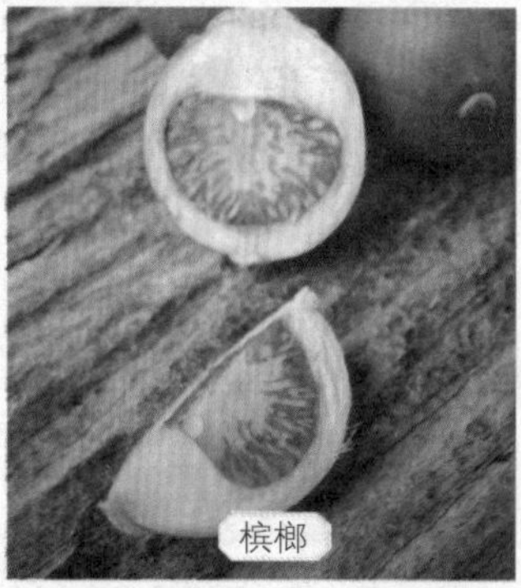

槟榔

柴胡陷胸汤

【方药】柴胡9克，黄芩9克，半夏9克，白芍15克，枳实10克，大黄10克，芒硝12克，甘遂3克。

【用法】水煎服。有发热者加银花、连翘、蒲公英；呕吐者加代赭石、竹茹；腹胀者加川朴、青风藤；黄疸者加山栀、茵陈、龙胆草；吐蛔者加槟榔、使君子、苦楝根皮；夹瘀者加桃仁、赤芍；腹痛剧烈者加延胡索、川楝子。

【功效】和解通下，清热逐水。主治急性胰腺炎。

【来源】福建省龙溪地区医院 游开泓

1.4.1 乙型肝炎

方名 疏肝健脾汤

【方药】柴胡、枳壳、川芎、香附各12克，郁金、太子参、茯苓各15克，陈皮、半夏各12克，白术、黄芩各15克。

【用法】水煎服，每日1剂，服2次。

【功效】疏肝理气，健脾和胃。主治乙型肝炎。

【来源】民间验方

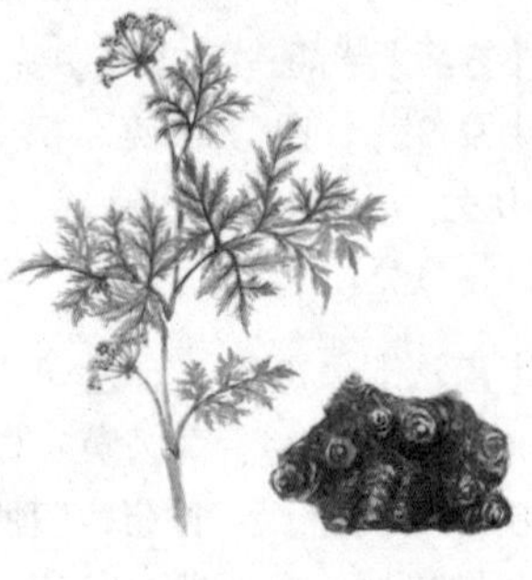

川芎

方名 舒肝解毒汤

【方药】白芍15克，当归12克，柴胡、茯苓、板蓝根、败酱草各15克，茵陈30克，川楝子12克，金银花、蒲公英各15克，甘草6克，生姜10克，红枣5枚。

【用法】每日1剂，水煎服，日服2次。

【功效】疏肝健脾，清热解毒。主治乙型肝炎。

【来源】民间验方

方名 活血解毒清热方

【方药】虎杖500克，露蜂房、紫草、龙胆草、槟榔各100克。

【用法】露蜂房蒸后用微火烤干，与其他药共研为极细末，过100目筛，制成蜜丸即可。成人每次服10克，一日服3~4次（儿童酌减），用适口饮料送服，或以茵陈、板蓝根、连翘煎水送服。也可同时吞服明矾0.2克，贝母粉1克。

【功效】活血解毒，利湿清热。主治乙型肝炎。

【来源】民间验方

方名 清肝方

【方药】郁金12克，香附12克，佛手12克，生地30克，丹参20克，虎杖15克，半枝莲30克。

【用法】按其量加倍研细粉制成胶囊，日服3次，每次3~4粒。乙肝病毒携带者，可单服胶囊，第一年连服6个月，第二年后每年服3个月。急慢性乙型肝炎患者，水煎服，日1剂，同时服用胶囊，肝功能正常后再单服胶囊6个月。

【分析】对乙肝病毒引起的疾病主要从三个方面认识：一为血热，二为肝郁，三为血滞。所以本方以大剂量的生地清热凉血，兼养肝阴；虎杖、半枝莲清肝解毒，兼以凉血；香附、佛手疏肝理气兼调气血；丹参、郁金配合，一能改善肝脏气血运行以促肝用，二可减缓肝纤维化的进展。诸药合用，凉血解毒不伤肝用，疏肝活络不伤肝体。

【功效】凉血解毒，疏肝活络。主治急慢性乙型肝炎。

【来源】民间验方

方名 茵陈粥

【方药】茵陈8克，大枣10克，白矾0.3克，粳米30克，食糖适量。

【用法】将茵陈和白矾加水煎煮25分钟，滤渣，与粳米、大枣一同煮粥，加食糖调味。每日1剂，早、晚服用，连服7日。

【功效】清热利湿，疏肝利胆。

【来源】民间验方

1.4.2 脂肪肝

方名 丹参山楂蜜饮

【方药】丹参、山楂各15克，檀香9克，炙甘草3克，蜂蜜30毫升。

【用法】将丹参、山楂、檀香、炙甘草加水煎，去渣取汁加蜂蜜，再煎几沸，每日2次。

【功效】活血化瘀，疏肝健脾。适用于瘀血阻络型脂肪肝。

方名 佛手香橼汤

【方药】佛手、香橼各6克，白糖适量。

【用法】佛手、香橼加水煎，去渣取汁加白糖调匀，每日2次。

【分析】香橼，性味辛、苦、酸、温，入肝、肺、脾经。药用部分为香橼植株的成熟果实干制品。该品辛能行散，苦能疏泄，入肝经而能疏理肝气而止痛。治肝郁胸胁胀痛，常配柴胡、郁金、佛手等同用。该品功同佛手，但效力较逊。

【功效】疏肝解郁，理气化痰。适用于肝郁气滞型脂肪肝。

方名 陈皮二红饮

【方药】陈皮、红花各6克，红枣5枚。

【用法】水煎，取汁代茶饮。

【分析】红花，味辛、性温，入心、肝经。气香行散，入血分，具有活血通经、祛瘀止痛的功效。

【功效】活血化瘀，行气化痰。适用于气滞血瘀型脂肪肝。

【来源】民间验方

方名 何首乌粥

【方药】何首乌20克，粳米50克，大枣2枚。

【用法】将何首乌洗净晒干，打碎备用，再将粳米、红枣加清水600毫升煮成稀粥，兑入何首乌末搅匀，文火煮数沸，早晨空腹温热服食。

【功效】滋补肝肾，适用于肝肾不足型脂肪肝。

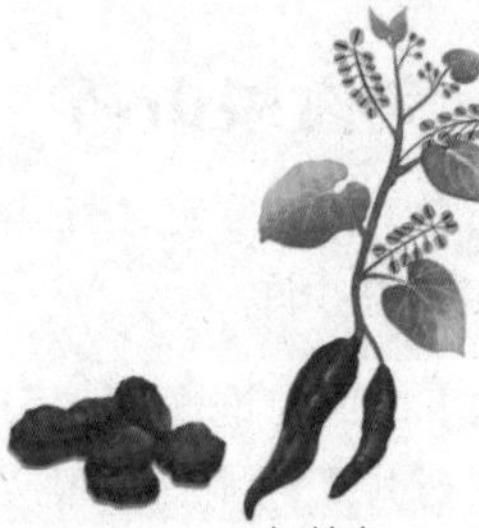

何首乌

方名 赤小豆鲤鱼汤

【方药】赤小豆150克，鲤鱼1条（约500克），玫瑰花6克。

【用法】将鲤鱼活杀去肠杂，与余两味加水适量，共煮至烂熟。去花调味，分2~3次服食。

【功效】养血通络，适用于营养不良性脂肪肝。

方名 灵芝河蚌煮冰糖

【方药】灵芝20克，蚌肉250克，冰糖60克。

【用法】将河蚌去壳取肉，

用清水洗净待用。灵芝入砂锅加水煎煮约1小时，取浓汁加入蚌肉再煮，放入冰糖，待溶化即成，饮汤吃肉。

【功效】益气滋阴。适用于气血虚弱型脂肪肝。

方名 兔肉煨山药

【方药】兔肉500克，怀山药50克，盐少许。

【用法】将兔肉洗净切块，与怀山药共煮，沸后改用文火煨，直至烂熟，饮汤吃肉。

【功效】健脾益胃，适用于脾胃阴虚型脂肪肝。

【来源】民间验方

方名 红花山楂橘皮茶

【方药】红花10克，山楂50克，橘皮12克。

【用法】水煎取汁，每日1剂，分数次当茶饮。

【功效】活血通络，适用于气滞血瘀型脂肪肝。

【来源】民间验方

方名 金归楂橘茶

【方药】郁金、当归各12克，山楂、橘皮各25克。

【用法】将原料混合，加水同煎取汁代茶饮，每日1剂，分2~3次内服。

【功效】疏肝理气，适用于肝郁气滞型脂肪肝。

【来源】民间验方

方名 白术枣

【方药】白术、车前草、郁金各12克，大枣120克。

【用法】将白术、车前草、郁金纱布包好，加水与枣共煮，尽可能使枣吸干药液，去渣食枣。

【功效】健脾利湿，适用于脾虚湿盛型脂肪肝。

【来源】39健康网

方名 金香茶

【方药】郁金、香橘皮、木香各10克。

【用法】在上述药品中加水适量，煎取药汁代茶饮，每日1剂，分早中晚3次服。

【功效】疏肝理气，适用于肝郁气滞型脂肪肝。

【来源】39健康网

方名 降脂益肝汤

【方药】泽泻20~30克，生首乌15~20克，草决明15~20克，丹参15~20克，生山楂30克，黄精15~20克，虎杖12~15克，大荷叶15克。

【用法】水煎服，每日1剂，早晚分服。

【功效】除湿降脂，适用于痰湿肥胖型脂肪肝。

【来源】民间验方

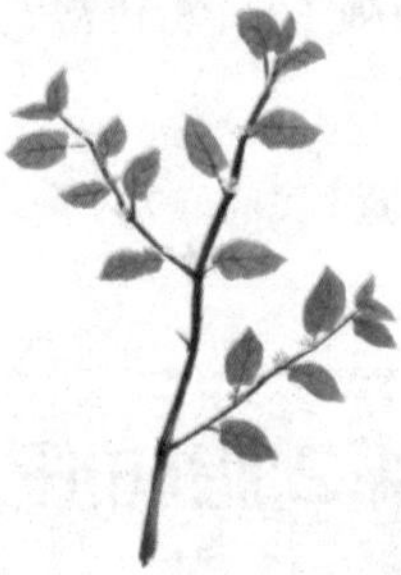

虎杖

方名 芹菜黄豆汤

【方药】新鲜芹菜100克，黄豆20克。

【用法】先将黄豆预先浸泡，洗净芹菜切成片状，往锅里加入适量的清水，将黄豆和芹菜一起煮熟即可，每天一次，连续食用3个月。

【分析】芹菜，凉，甘辛。有水芹、旱芹两种，功能相近，药用以旱芹全植株为佳。旱芹香气较浓，又名“香芹”。芹菜富含蛋白质、碳水化合物、胡萝卜素、B族维生素、钙、磷、铁、钠等，叶茎中还含有药效成分的芹菜苷、佛手苷内酯和挥发油，具有降血压、降血脂、防治动脉粥样硬化的作用。同时，具有平肝清热、祛风利湿、除烦消肿、凉血止血、解毒宣肺、健胃利血、清肠利便、润肺止咳、降低血压、健脑镇静的功效。

【功效】清热平肝。

【来源】民间验方

1.4.3 肝硬化

方名 桃仁红花粥

【方药】桃仁(去皮尖)15克，红花6克，粳米50克。

【用法】将上药物一起入锅，加500毫升的清水熬煮至粳米熟烂即成，可随意服用。

【功效】活血化瘀。适用于肝炎合并早期肝硬化，症见早期肝硬化或脾肿大。

【来源】民间验方

方名 肝硬化验方

【方药】大枣30克，党参30克，白术30克，郁金12克。

【用法】水煎服。

【分析】本方四味药，均有增加人血清白蛋白的作用，对肝硬化蛋白倒置的患者，甚为适宜。

【功效】益气养肝。

【来源】民间验方

方名 肝硬化验方

【方药】汉防己45克，川牛膝30克，怀牛膝30克，白术30克，苍术30克。

【用法】水煎服，连服2~3周。

【功效】利水消肿。适用于肝硬化腹水。

【来源】民间验方

方名 肝硬化经验方

【方药】泽兰30克，益母草20克，黄芪、丹参、葶苈子各15克，白术、青皮各10克，防己12克，黑丑8克。

【用法】水煎分3次服，每日1剂。

【功效】行气利水通便。主治肝硬化腹水。

【来源】民间验方

方名 金钱草砂仁鱼

【方药】金钱草、车前草各60克，砂仁10克，鲤鱼1条(约500克)，精盐、味精、姜各适量。

【用法】鲤鱼去鳞、鳃及内脏，洗净，同上述3味加水入锅，上火煮；武火沸开，移用文火；至鲤鱼熟烂后加入精盐、味精、姜片调好，调匀即成。食鲤鱼肉，饮汤。分2~3次食。

【功效】利胆除湿，补脾利水。适用于水湿停滞型肝硬化。

【来源】民间验方

方名 山药桂圆炖甲鱼

【方药】山药30克，桂圆肉20克，甲鱼1只(约重500克)。

【用法】先将甲鱼宰杀，洗净去内脏，连甲带肉加适量水，与山药片、桂圆肉清炖，至炖熟。食用时，吃肉喝汤。

【功效】滋阴潜阳，散结消，补阴虚，清血热。适用于肝硬化、慢性肝炎、肝脾肿大患者。

【来源】民间验方

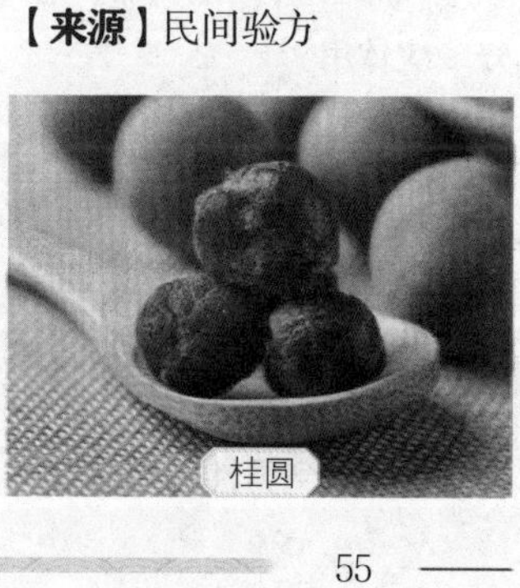
桂圆

方名 黑鱼赤豆汤

【方药】黑鱼1条（约500克），赤小豆100克，葱花、姜末、精盐、料酒、味精各适量。

【用法】赤小豆洗净，放入温开水中浸泡1小时；黑鱼除鳞、鳃及内脏，洗净，入锅，加水足量，先用武火煮沸，烹入料酒，加葱花、姜末，缓缓加入浸泡的赤小豆，改用文火煮一个半小时；待黑鱼肉、赤小豆熟烂时，加少许精盐、味精，拌和均匀即成。佐餐当菜，随意服食，当日吃完。

【功效】补益肝肾，健脾益气。适用于各型肝硬化。

【来源】民间验方

方名 花茶调理方

【方药】素馨花6克，绞股蓝、玫瑰花各10克。

【用法】先用开水将上药烫洗一下，再以沸水300毫升冲泡，加红糖15克，每日1剂，分多次饮用。

【分析】当肝炎患者发展为肝硬化，此时由于肝脏对雌激素的灭活能力下降，而雄激素转化为雌激素能力增加，使血中雌激素水平升高，往往会直接影响到男性的性功能。

【功效】疏肝行滞。对肝硬化引起的阳痿、乳房增大有一定治疗作用。

【来源】北京中医药大学东直门医院男科医师 王彬

方名 胃苓汤加减

【方药】苍术、厚朴、泽泻、陈皮、木香、柴胡各10克，云苓、白术各15克，车前子30克。

【用法】水煎服，每日1剂。

【功效】运脾利湿，理气行水。主治水湿内阻型肝硬化，属肝硬化失代偿期腹水轻症，症见腹胀如鼓，按之坚满，或如蛙腹，两胁胀痛，胸闷纳呆。

【来源】民间验方

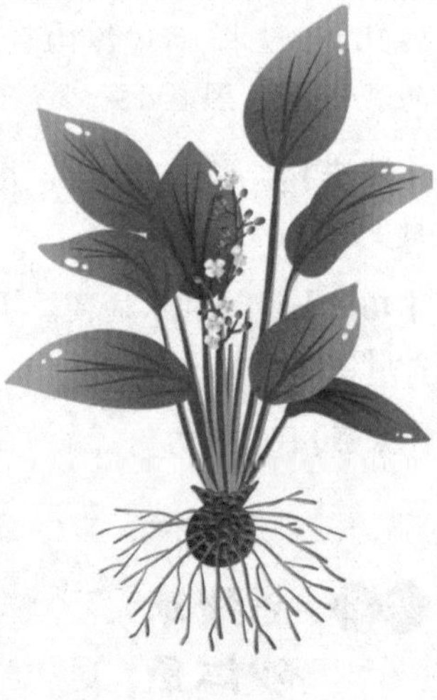

泽泻

1.4.4 其他肝炎

方名 各型肝病治疗偏方

【方药】柴胡10克，郁金10克，半夏10克，砂仁6克，槟榔10克，厚朴10克，沉香6克，菖蒲30克，甘草10克。

【用法】水煎服，日1剂。

【分析】方中柴胡为君，疏肝解郁；半夏为臣，取其辛开疏散之意，并郁金、沉香合用行气止痛；槟榔、厚朴行气散结消胀满，砂仁、菖蒲开窍醒胃，激发胃肠功能，共为佐药；甘草调和诸药。

【功效】补心脾，疏肝气。适用于各型肝病。

【来源】民间验方

方名 栀子粥

【方药】栀子仁3~5克，粳米50~100克。

【用法】将栀子仁碾成细末，同时煮粳米为稀粥。待粥将成时，调入栀子末稍煮即成。每日2次，2~3天为1个疗程。

【功效】清热泻火。适用于黄疸型肝炎、胆囊炎以及目赤肿痛、急性结膜炎等。

【宜忌】不宜久服多食，平素大便泄泻的人忌用。

【来源】民间验方

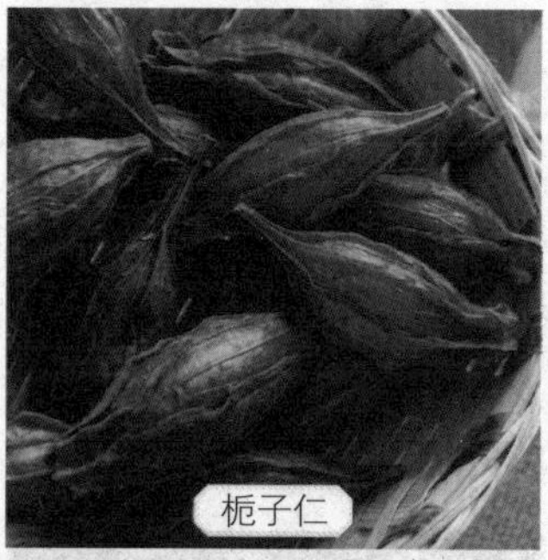
栀子仁

方名 甘草茶

【方药】甘草20克。

【用法】兑水1升左右，用开水浸泡。

【分析】甘草里含有甘草酸等有效成分，有保肝作用，并通过改变细胞膜通透性阻止病毒进入肝细胞，达到抗病毒的作用。

【功效】既能当作日常解暑的饮料，也能养肝护肝。

【来源】民间验方

方名 甘露清毒丹加减

【方药】茵陈30克，滑石20克，通草6克，石菖蒲、黄芩、栀子、藿香、白蔻仁、枳壳各10克，土茯苓、白花蛇舌草、板蓝根各25克，甘草8克。

【用法】每日1剂，水煎温服，并配合西医支持疗法。

【功效】清热解毒，利湿退黄。

【来源】民间验方

方名 茵陈栀子仁粥

【方药】茵陈30克，栀子仁3克，粳米60克，白糖少许。

【用法】将上述药物一起入锅，加适量的清水熬煮至粳米熟烂，去药渣，调入白糖即成，可随意服用。

【功效】清热解毒，主治急性肝炎出现的黄疸。

【来源】民间验方

方名 花生赤小豆泥鳅汤

【方药】泥鳅适量，花生仁50克，赤小豆25克。

【用法】将泥鳅用细盐搓擦，再用热水烫洗干净。然后烧热油锅，将泥鳅煎至微黄，取出。再将花生仁用水浸透，留衣，洗净。把赤小豆和陈皮用水浸透，洗净。最后将材料全部放入瓦煲内，加入水，煲至水沸腾，用中火煲约3小时。出锅后加入细盐调味，即可食用。

【功效】补气补血，强壮筋骨，利水消肿。不仅味道鲜美，对养肝护肝也有非常好的效果。

【来源】民间验方

方名 蒲公英粥

【方药】蒲公英40~60克（鲜品60~90克），粳米50~100克。

【用法】取干蒲公英或鲜蒲公英（带根）洗净、切碎，煎取药汁、去渣，入粳米同煮为稀粥，以稀薄为好。每日2~3次，稍温服，3~5天为1个疗程。

【功效】清热解毒，消肿散结。适用于肝炎、胆囊炎及急性乳腺炎、急性扁桃体炎、尿路感染、急性结膜炎等。

【来源】民间验方

方名 茯苓粥

【方药】茯苓粉30克，粳米100克，红枣20枚。

【用法】将煮烂的红枣连汤放入粳米粥，加茯苓粉煮沸即成。可加红糖，日服2次。

【功效】健脾补中，利水渗湿，安神养心。适用于慢性肝炎脾胃虚弱、腹泻、烦躁失眠等症。

【来源】民间验方

1.4.5 肝癌

方名 肝癌偏方

【方药】半枝莲、七叶一枝花、山慈菇、蜈蚣、莪术、田七、牛黄各150克。

【用法】每次6片，每天3次口服，连服5天，停药2天，2个月为1个疗程，服完1个疗程后隔1~2周再继续服用。

【功效】清热解毒，活血化瘀。适用于中、晚期肝癌。

【来源】《新中医》1985年第6期

方名 天仙藤方

【方药】天仙藤30克，乳香、没药、醋元胡、吴茱萸、干姜各6克，小茴香15克。

【用法】共研细末，每服9克，酒调服。

【功效】散寒，活血止痛，适用于肝癌及腹腔肝瘤。

【来源】《本草汇言》

方名 肝癌偏方

【方药】接骨木30克，半边莲、金丝线各15克，三棱、莪术各10克，青陈皮、车前子各9克，三七0.6克。

【用法】每日1剂，水煎服。

【功效】清热解毒，理气化瘀。适用于肝癌。

【来源】《湖南中草药单方验方选编》

方名 双莲方

【方药】半枝莲、独脚莲、蚤休各30克，丹参、三棱、莪术各10克，土茯苓9克，白花蛇舌草30克。

【用法】每日1剂，水煎服。

【功效】清热解毒，活血逐瘀。适用于晚期原发性肝癌。

【来源】《贵阳中医学院学报》1986年第3期

方名 没药人参方

【方药】麝香、牛黄各3克，乳香、没药各30克，熊胆3克，三七粉、人参各30克。

【用法】共研细末，黄米浆为丸，绿豆大，每次1克，每日3次。

【功效】行气豁痰，化瘀散结。适用于肝癌。

【来源】《肿瘤病》

方名 化疗验方

【方药】白芍、扁豆、薏苡仁各30克，白术15克，防风、陈皮各10克，柴胡、川芎、香附各6克，甘草、川芎各9克。

【用法】每日1剂，水煎服。

【功效】调和肝脾，理气化浊。适用于肝癌化疗后胃肠道反应。

【来源】《天津中医》1983年第5期

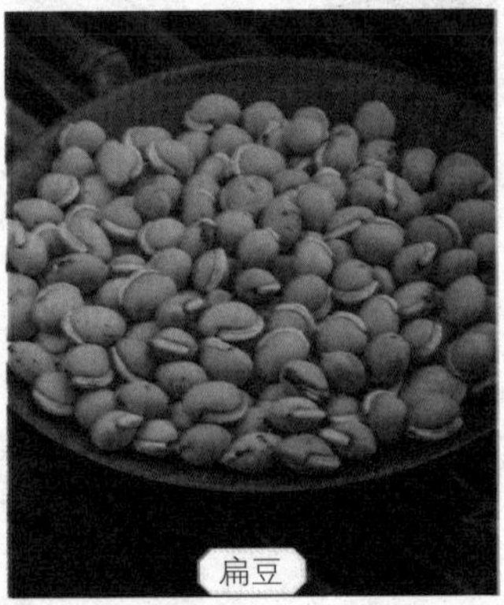

扁豆

方名 治疗偏方

【方药】丹参10~30克，赤芍15~30克，三棱、莪术、桃仁、地鳖虫、广郁金各10克，车前子8克，泽泻、半边莲各30克，茯苓15克。

【用法】水煎服，每日1剂。

【功效】活血行瘀，利水化浊。适用于原发性肝癌合并腹水。

【来源】《中医药研究》1988年第6期

方名 川石斛治肝癌

【方药】川石斛、竹茹、佛手各9克，绿萼梅6克，生熟谷芽、北沙参各12克，芦根30克。

【用法】每日1剂，水煎服。

【功效】育阴和胃，降逆止呕。适用于肝癌，阴虚呕逆。

【来源】《浙江中医杂志》1986年第4期

方名 茵陈白花蛇舌草

【方药】茵陈30克，黄柏、栀子各10克，猪苓30克，泽泻12克，水红花子、丹参各30克，莪术10克，白花蛇舌草30克。

【用法】每日1剂，水煎服。

【功效】清热化湿，解毒化瘀。适用于湿热瘀毒型肝癌。

【来源】《中西医结合治疗癌症》

方名 木鳖子外敷

【方药】木鳖子去壳3克，独头蒜、雄黄各1.5克。

【用法】杵为膏，入醋少许，蜡纸贴患处。

【功效】散血清热，除痈消痞。适用于肝癌疼痛。

【来源】《普济方》

方名 冰片外涂

【方药】冰片15克，白酒适量。

【用法】将冰片溶于白酒中，装瓶备用，需要时用棉棒蘸此药酒擦涂疼痛部位，约10~15分钟见效。

【功效】活血散结止痛。

【来源】《山东中医》1982年第2期

1.4.6 胆囊炎

方名 金钱败酱陈皮茶

【方药】金钱草30克，败酱草30克，陈皮15克。

【用法】上三味水煎至500毫升去渣，加白糖适量代茶饮用。

【分析】金钱草甘咸微寒，入肝、胆、肾、膀胱经，能利胆排石，清热解毒；败酱草辛苦微寒，能清热解毒消炎，配茵陈消炎利胆。

【功效】排石，利胆，消炎。须多服方见疗效，慢性胆囊炎患者可经常用之。

【来源】39健康网

方名 茵陈赤豆粥

【方药】茵陈20克，赤小豆30克，薏苡仁10克。

【用法】茵陈水煎去渣取药液备用，赤小豆加水煮烂，加入薏苡仁及茵陈药液，至薏苡仁烂熟即成。食用时可加入白糖少许。

【分析】茵陈，性味苦、辛，微寒，归脾、胃、肝、胆经。其中茵陈色原酮为主要利胆成分，能促进胆汁排泄。对羟基苯乙酮对大鼠有明显的利胆作用，能增加胆汁分泌，亦能增加胆汁中固体物、胆酸和胆红素的排出量，对四氯化碳引起的肝损伤亦有同样作用。

【功效】消炎利胆。

【来源】民间验方

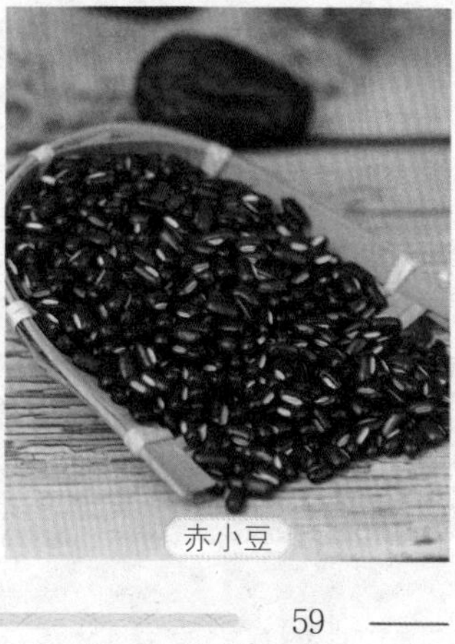

赤小豆

方名 柴胡青蒿煎剂

【方药】柴胡、青蒿、枳实、郁金、陈皮、法半夏各10克，白芍6~10克，威灵仙15~30克，生甘草3克。

【用法】水煎去渣，每日服用1剂，分2次服用。

【功效】疏肝利胆，和胃。治疗慢性胆囊炎。

【来源】民间验方

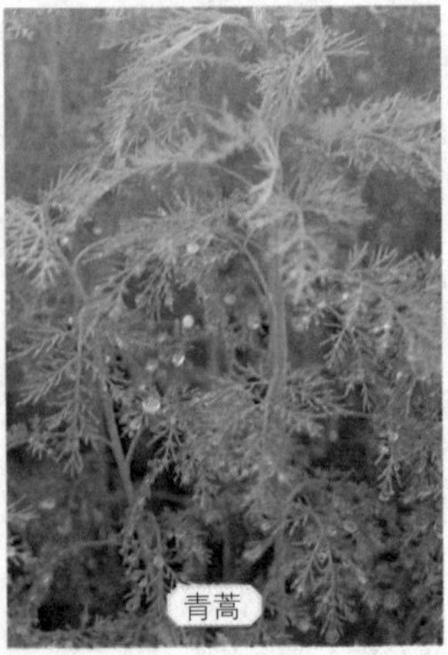
青蒿

方名 疏肝利胆汤

【方药】柴胡12克，白芍20克，枳壳10克，木香10克，玄胡12克，川楝子15克，茵陈30克，大黄6克（后下），金钱草30克，麦芽30克，甘草6克。

【用法】水煎服，每日2剂，日服2次。

【功效】疏肝利胆，理气除湿。主治胆囊炎。

【来源】民间验方

方名 猪苦胆江米粥

【方药】猪苦胆1个，江米150克。

【用法】将江米炒黄后与猪苦胆汁混合在一起，备用。每日早、晚各服10克，用面汤或温开水冲服。

【分析】猪苦胆，味苦，性寒，归肝、胆、肺、大肠经。药用部分一般是有苦味的有色液汁，中医认为具有宣通上下、利水消肿、清热解毒作用，是极好的药材。将猪苦胆放在通风干燥处，就像南方风干腊肉那样，用绳子拴好，挂起晾干，或在半干时稍稍压扁，再干燥之。必要时还需要用瓦片微火焙干，使用时研末冲服。用猪胆，取其寒能胜热，滑能润燥，苦能入心，又能去肝胆之火也。

【功效】清热解毒，主治胆囊炎。

【来源】民间验方

方名 茵陈栀子剂

【方药】茵陈30克，山栀子15克，广郁金15克。

【用法】水煎去渣，1日分2~3次服。

【功效】清热解郁，利胆。治慢性胆囊炎及胃脘不适或隐痛。

【来源】民间验方

方名 滑石粥

【方药】滑石30克，瞿麦10克，粳米100克。

【用法】先用纱布包扎滑石，与瞿麦同入砂锅，加水煎取药液，再与粳米共煮为粥。4日为1疗程。

【功效】清热消炎利胆，通利小便。

【宜忌】恐本法堕胎，故孕妇禁用。

【来源】39健康网

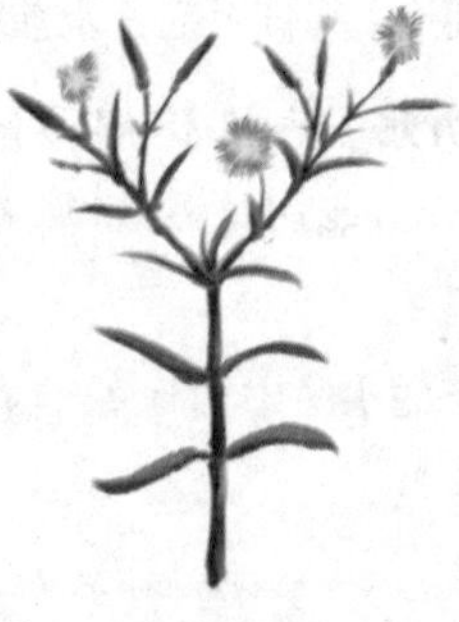
瞿麦

1.5.1 肠炎

方名 大黄外敷脐部

【方药】大黄粉30克，蜂蜜或75%乙醇。

【用法】大黄粉加蜂蜜或75%乙醇调匀外敷脐部及其周围皮肤,用医用胶布固定，持续敷10~12小时，每日换药1次。

【分析】生大黄味苦寒泻下，可以荡涤肠胃，通利水谷，它所含结合性大黄酸类物质，能刺激大肠壁引起肠管收缩，分泌增加，使大肠内容物容易排出，从而达到泻下通便作用。

【功效】通络活血，行腹部气机，消除腹胀。适用于肠梗阻。

【来源】民间验方

方名 葛根荷叶田鸡汤

【方药】田鸡250克，鲜葛根120克，鲜荷叶15克。

【用法】将田鸡活杀，去皮、内脏及头爪，洗净；葛根去皮，洗净，切块；荷叶洗净。把全部用料一齐放入锅内，加清水适量，武火煮沸，文火煮1小时，调味即可。随量饮汤食肉。

【功效】解暑清热，止湿止泻。适用于急慢性肠炎属湿热内蕴者。症见身热烦渴，小便不利，大便泄泻，泻下秽臭，肠鸣腹痛。

【来源】民间验方

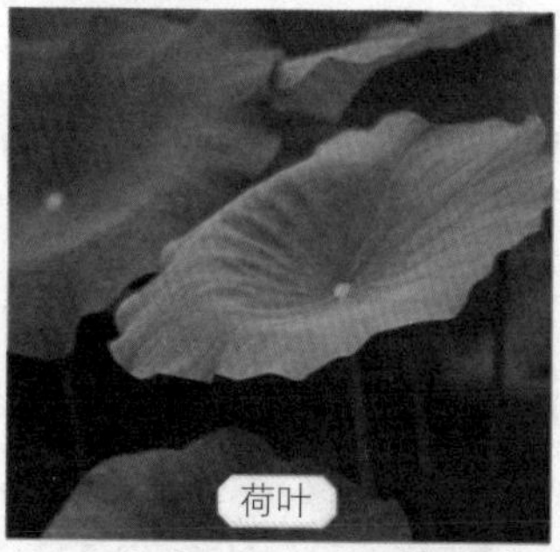
荷叶

方名 半夏泻心汤加减

【方药】党参15克，半夏10克，白术10克，川黄连8克，黄芩10克，干姜6克，地榆25克，薏苡仁30克，大枣10克，炙甘草6克。

【用法】每日1剂，水煎分2次温服。

【分析】方中黄芩、黄连上可清热，下可坚肠；合以理中汤是因其久病伤中，故不仅用干姜，亦用白术共以温建中焦，半夏辛温而升发胃气，散寒化湿；党参、甘草、大枣甘温补益中焦；加用地榆清肠热而凉血，薏苡仁配合白术健脾祛湿。

【功效】和胃降逆，调和肝脾。适用于寒热错杂型肠炎。

【宜忌】饮食以清淡为主，忌食辛辣油腻、奶酪、烧烤、甜品等。

【来源】民间验方

方名 清利肠道方

【方药】桃仁、杏仁各10克，黄芩、赤芍各15克，生薏苡仁、冬瓜仁（打）、马齿苋、败酱草各30克。

【用法】水煎服。

【分析】本方重用败酱草、马齿苋的清热解毒，特别是马齿苋一药，民间治菌痢，常以此一味煎汤服之辄愈。

【功效】清理肠道。主治大肠疾病湿热停滞型，适用于细菌性痢疾，阿米巴肠病，急、慢性结肠炎，溃疡性结肠炎等；主要症状为大便不爽，1日数次，腹部隐痛，肠鸣后重，舌质红，舌苔黄腻，脉弦细者。

【来源】《医药星期三》

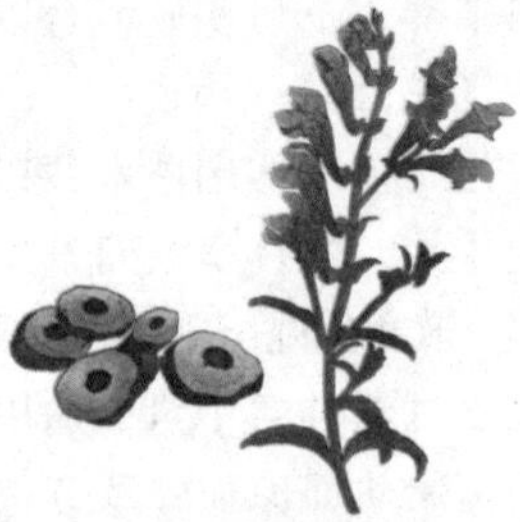

黄芩

方名 金樱子根方

【方药】金樱子根50克，紫草10克，夜交藤30克，乌药10克。

【用法】水煎服，每日1剂，10日为1个疗程。

【功效】清解热毒，行气止痛。可治腹部手术后肠粘连腹部胀痛或绞痛，甚至有肠型，肛门有排气，无肠梗阻征象，无全身感染者。

【来源】《民族医药报》

方名 地锦草方

【方药】地锦草30克，炒山楂、炒黄芩、车前子、藿香各15克，木香10克，炙甘草3克。

【用法】每日1剂，水煎分3次服，连服2日。

【功效】清热解毒，适用于治疗急性肠道炎。

【来源】《医药星期三》

方名 痛泻要方

【方药】防风、白术、陈皮各12克，白芍15克（此为成人量，小儿宜酌减）。

【用法】上方水煎，取汁400毫升，分2次温服。

【分析】上方白术健脾祛湿；防风祛肝邪以助脾土；白芍泻肝，缓急止痛；陈皮行气醒脾，消胀止痛，故用之，可抑肝健脾，使肝脾调和而获愈。

【功效】适用于治疗急性肠道炎。

【来源】《医方集解》

1.5.2 腹泻

方名 生姜大枣粥

【方药】鲜生姜10~15克（切片），大枣5枚，粳米50克。

【用法】一起放入锅中，加水适量煮粥，空腹趁热食用，每日2次，早晚服用。一般食1次即可止痛，食2~3次后止泻。

【功效】温胃和中，对治疗胃痛胃胀、腹痛腹泻、泛酸食少、呕吐清水等症效果极佳。

【来源】民间验方

方名 马齿苋

【方药】鲜马齿苋适量。

【用法】鲜马齿苋去根洗净，切碎捣烂取汁，每次口服20~30毫升，每日3次。

【分析】马齿苋为马齿苋科植物马齿苋的全草，其味酸寒，归大肠、肝、脾经，有清热解毒、凉血止血的功效。

【功效】单味鲜用治疗下痢脓血、里急后重有较好疗效。

【来源】民间验方

方名 连梅散

【方药】黄连、乌梅各等份。

【用法】焙干研末，每服3克，日三四服，常取佳效。

【功效】解毒清热，缓急止痢。对急性热痢及休息久痢有很好的作用。

【来源】民间验方

方名 车前子方

【方药】车前子 200 克。

【用法】将车前子研细，过细箩收粉为药。每次 5 克，加红糖适量温水服下，每日 3 次或 2 次，儿童减半，每日 1 次，每次 1 克。

【功效】清热通淋，渗湿止泻。适用于慢性结肠炎，急性腹泻，或久泻不止，或中风偏瘫泄泻不止，或非特异性过敏性结肠炎，多有效验。

【来源】民间验方

方名 鲫鱼羹

【方药】大鲫鱼 1000 克，大蒜 2 头，荜茇、缩砂仁、陈皮、胡椒、泡辣椒各 10 克，葱、盐、酱油各适量。

【用法】将鲫鱼去鳞和内脏，洗净，在鱼腹内装入陈皮、砂仁、荜茇、蒜、胡椒、泡辣椒、葱、盐、酱油备用。锅内放入油烧热，将鲫鱼放锅内煎，再加水适量，炖煮成羹即成。空腹食之。

【功效】温中祛寒。用治脾胃虚寒之慢性腹泻。

【来源】民间验方

方名 莲薏粥

【方药】白莲肉 30 克，薏苡仁 30 克，粳米 50 克。

【用法】白莲肉泡去皮，与另两味加水煮作粥。分数次温食。

【功效】健脾祛湿。主治脾虚泄泻。

【来源】民间验方

方名 山药蛋黄方

【方药】山药 30 克，熟鸡蛋黄 2 枚。

【用法】将山药切块，捣成碎末，用凉开水调成山药浆，然后再将山药浆倒入锅内，置小火上，不断用筷子搅拌，煮 2~3 沸，加入鸡蛋黄，继续煮熟即成。每日 1 剂，分早、晚 2 次空腹温热服食。

【功效】健脾止泻，适用于脾虚久泻、大便清稀、水谷不化者。

【来源】民间验方

方名 山药大枣茯苓粥

【方药】茯苓、山药各 20 克，大枣 10 克，粳米 50 克，红糖适量。

【用法】大枣去核，与茯苓、山药、粳米同煮成粥，加适量红糖调味即可。分三次佐餐食用。可经常食用。

【功效】除湿止泻健脾，适用于脾胃气虚、食少便溏、体倦乏力者。

【来源】民间验方

1.5.3 阑尾炎

方名 白红草汤

【方药】白毛夏枯草、红藤各 30 克，枳壳、木香各 15 克。

【用法】水煎服。日 1 剂。

【功效】解毒理气，散瘀止痛。主治慢性阑尾炎。

【来源】民间验方

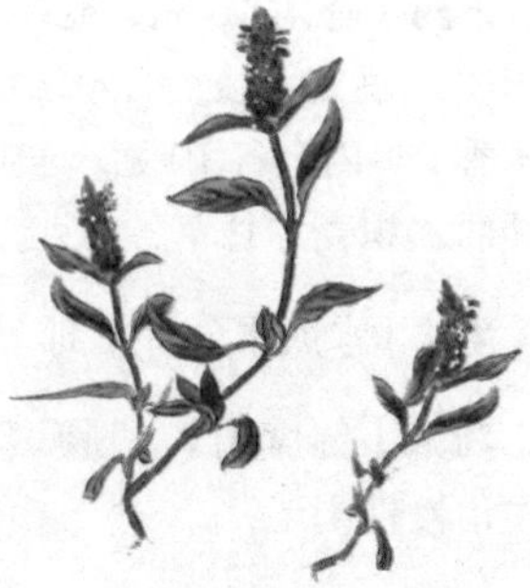

夏枯草

方名 石膏苡仁汤

【方药】生石膏、薏苡仁、蒲公英、金银花各 25 克，大黄、败酱草、牡丹皮、桃仁各 15 克，玄胡、川楝子各 12 克。

【用法】水煎服。日 1 剂。

【功效】清热凉血,活血止痛。治慢性阑尾炎。

【来源】民间验方

方名 赤芍汤

【方药】赤芍 50 克，泽泻 25 克,白术、茯苓各 12 克,当归、川芎各 10 克，败酱草 30 克。

【用法】水煎服。日 1 剂。

【功效】养血活血，治慢性阑尾炎。

【来源】民间验方

方名 香附汤

【方药】香附 15 克，栀子、枳实、桃仁、麦芽、山楂、木香、鸡内金各 10 克，远志、神曲、枳壳、甘草各 5 克。

【用法】水煎服。日 1 剂。

【功效】健脾胃，利肠道。主治慢性阑尾炎。

【来源】民间验方

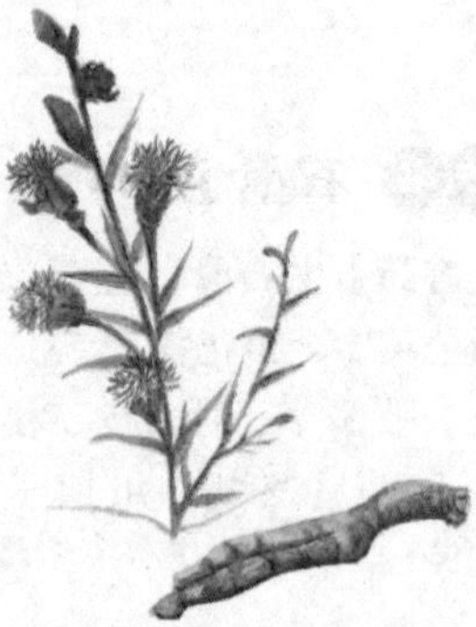

远志

方名 金银花蒲公英方

【方药】金银花 12 克，蒲公英、紫花地丁各 15 克，白花蛇舌草、大黄各 10 克，川楝子、丹皮各 9 克，赤芍 10 克，虎杖 15 克。

【用法】水煎服，每日 1 剂。

【功效】清热解毒,化瘀消痛。适用于热毒内蕴所致慢性阑尾炎，腹痛拒按，右下腹压痛较明显，有反跳痛，腹皮挛急，或可扪及包块，伴身热口渴,食少脘痞,恶心呕吐,大便秘结或便溏不爽。

【来源】民间验方

方名 桃仁方

【方药】桃仁、红花、紫荆皮、当归、赤芍、乳香、没药、白芷、石菖蒲各 10 克。

【用法】上药研为末，醋调敷。

【功效】活血止痛。适用于毒热型慢性阑尾炎，症见高热不退，腹胀痛拒按，右下腹痛，乃至全身疼痛。

【来源】民间验方

方名 银花当归方

【方药】银花 90 克，当归 60 克，生地榆 30 克，麦冬 3 克，玄参 30 克，生甘草 9 克，薏苡仁 15 克，黄芩 30 克。

【用法】清水煎 2 次，滚后 5 分钟，分 2 次空腹服，隔 6 小时服 1 次。

【功效】清热凉血，用于急性阑尾炎。

【来源】民间验方

方名 丹皮苡仁方

【方药】丹皮 15 克，薏苡仁 30 克，栝楼仁或冬瓜仁 6 克，桃仁 20 粒（去皮研末）。

【用法】水煎服，每日 1 剂。

【功效】适用于急性阑尾炎化脓期，或腹中急痛，烦热不安，或胀满不食。还可应用于慢性阑尾炎。

【来源】民间验方

方名 木香汤

【方药】木香、金银花、蒲公英各 25 克，牡丹皮、川楝子、大黄各 12 克。

【用法】加水煎沸 15 分钟，滤出药液，再加水煎 20 分钟，去渣，两煎所得药液兑匀。分服。日 1~2 剂。

【功效】行气化滞，主治慢性阑尾炎。

【来源】民间验方

方名 大黄芒硝方

【方药】大黄 10 克，牡丹皮 10 克，桃仁 6 克，芒硝 16 克，葵花子 9 克，薏苡仁 9 克，延胡 9 克。

【用法】水煎服，每日 1 剂，早、晚各煎服 1 次。

【功效】活血通便，用于治疗急、慢性阑尾炎。

【来源】民间验方

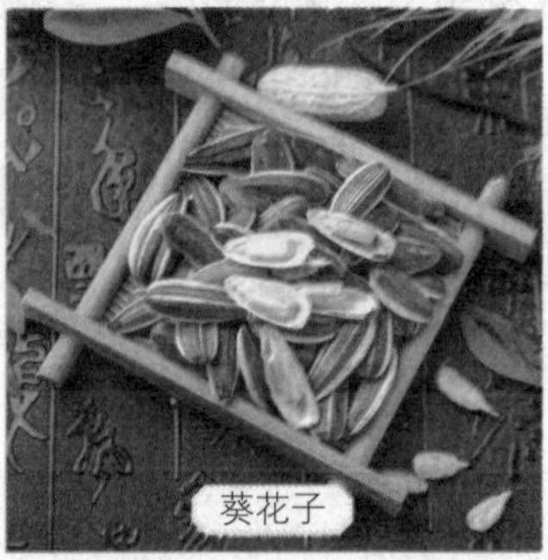

葵花子

方名 葫芦子大血藤方

【方药】葫芦子 50 克，大血藤 50 克，繁缕 50 克。

【用法】水煎。分早、晚 2 次服。

【功效】润肠消炎，用于治疗阑尾炎。

【来源】民间验方

方名 千里光方

【方药】千里光 15 克，白花蛇舌草 15 克，鬼针草 15 克，败酱草 15 克。

【用法】每日 1 剂，水煎 2 次服，连服数剂。鲜黄蜀葵根适量捣烂敷患处。

【功效】清热解毒，消痈散结。主治化脓性阑尾炎。

【来源】民间验方

方名 败酱草方

【方药】败酱草 30 克，鬼针草 60 克，田基黄 30 克，苦藏 30 克。

【用法】鲜品洗净切碎，开水炖服，每日 1 剂。

【功效】清热解毒，消肿止痛。主治慢性阑尾炎。

【来源】民间验方

方名 大茴香丁香方

【方药】大茴香 1 粒，丁香 10 粒，大山茶 1 个。

【用法】共研细末，和膏药脂内摊成膏药，贴患处。如病势较重的膏药面上加白洋樟 1.5 克。

【功效】温中行气，适用于急、慢性阑尾炎。

【来源】民间验方

1.5.4 痔疮

方名 鳖头骨方

【方药】鳖头骨 1 个，陈醋适量。

【用法】用鳖头骨磨醋，取汁抹于肛门患处，1~2 次即愈。

【功效】消肿止痛。适用于痔疮肿痛。

【来源】民间验方

方名 马钱子方

【方药】生马钱子数枚，醋适量。

【用法】将生马钱子去皮放在瓦上用醋磨成汁，敷于患处，1 日 1~3 次。

【功效】散结消肿，通络止痛。适用于外痔。

【来源】民间验方

方名 硝黄桃红汤

【方药】大黄、桃仁、黄连、夏枯草各 30 克，红花、芒硝各 20 克。

【用法】将前 5 味药煎水去渣。加芒硝 20 克入煎液中拌匀。先用蒸汽熏洗肛门 2~3 分钟，待药液不烫时，坐入其内约20~30分钟，每日1~2次。

【功效】逐瘀通经，散结消肿。用于治疗血栓性外痔，一般1~2剂即可见效，2~3天痊愈。

【来源】民间验方

方名 地榆汤

【方药】地榆30克，红鸡冠花30克，生大黄15克。

【用法】水煎服。

【功效】凉血活血，治痔核出血。

【来源】民间验方

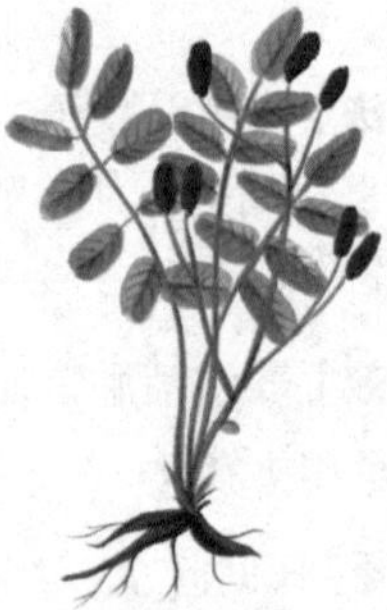

地榆

方名 生地苦参汤

【方约】生地、苦参各30克，生大黄、槐花各9克。

【用法】水煎服。

【功效】滋阴凉血，活血消痔。主治痔核出血。

【来源】民间验方

方名 花椒艾叶皮硝方

【方药】花椒、艾叶、葱白、五倍子、马齿苋、茄根、皮硝各等份。

【用法】锉碎水煎,先熏后洗。

【功效】温通经络,主治痔漏。

【来源】民间验方

方名 丝瓜方

【方药】丝瓜适量。

【用法】烧存性，研末，酒服6克。每日1剂。

【功效】通经活络，主治肛门久痔。

【来源】民间验方

方名 香菜外洗

【方药】香菜250克。

【用法】洗净香菜，趁热水煎熏洗患处。

【功效】消肿止痛，缓解痔疮症状。

【来源】民间验方

方名 南瓜子方

【方药】南瓜子100克。

【用法】加水煎煮，趁热熏肛门，每日最少2次。

【功效】解毒通便。对内痔有效，连熏数天即愈。

【宜忌】熏药期间禁食鱼类发物。

【来源】民间验方

方名 银花大黄芒硝方

【方药】银花、红花、黄芩各30克，大黄60克，芒硝60克。

【用法】上药加水浸泡10~15分钟，煮沸25分钟，去渣，用药液熏洗肛门，待温后坐浴。每日1剂，熏洗2次。

【功效】清热通便，利水消肿。主治外痔肿痛，内痔外脱及肛门水肿。

【来源】民间验方

方名 止痛如神汤

【方药】秦艽6克，核仁6克，皂刺10克，苍术10克，防风6克，黄柏10克，当归尾10克，泽泻10克，槟榔10克，制大黄10克，槐花10克。

【用法】水煎服，每日1剂。

【功效】清热祛风，行气化湿，活血止痛。适用于诸痔疼痛、肿胀者。

【来源】民间验方

方名 蕹菜蜜膏

【方药】蕹菜 2000 克，蜂蜜 250 克。

【用法】将蕹菜洗净，切碎，捣汁，放锅内，先以武火，后以文火加热煎煮浓缩，至较稠时加入蜂蜜，再煎至稠黏时停火，待冷装瓶备用，每次以沸水冲化饮用1汤匙，每日两次。

【功效】清热解毒，利尿，止血。适用于外痔。

【来源】民间验方

方名 金针菜红糖方

【方药】金针菜 100 克，红糖 100 克。

【用法】用水 1 碗煮熟吃。

【功效】消炎止血，利尿消肿。治内外痔。

【来源】民间验方

1.5.5 便秘

方名 紫苏子粥

【方药】紫苏子 12 克，麻仁 12 克，粳米 100 克。

【用法】将紫苏子、麻仁捣烂如泥，加水慢研，滤汁去渣，同粳米煮为稀粥食用。

【功效】润肠通便。适用于老人、产妇、病后及体弱等大便不通、燥结难解者。

【来源】《便秘偏方》

方名 白萝卜方

【方药】白萝卜 250 克。

【用法】白萝卜洗净去皮，切块，加水煮烂后食用。

【分析】白萝卜中的膳食纤维含量是非常可观的，尤其是叶子中含有的植物纤维更是丰富。这些植物纤维可以促进肠胃的蠕动，消除便秘，起到排毒的作用，从而改善皮肤粗糙、粉刺等情况。

【功效】利尿通便，适用于习惯性便秘。

【来源】《便秘偏方》

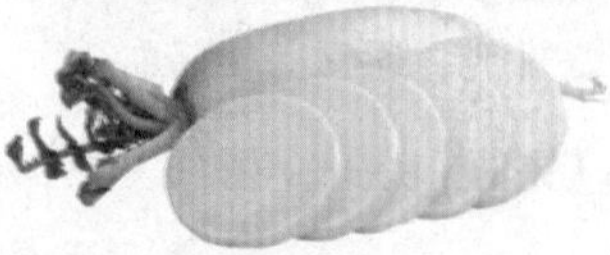

白萝卜

方名 无花果粥

【方药】无花果 30 克，大米 50 克，蜂蜜适量。

【用法】先用大米熬粥，至粥沸后放入无花果，食用时加适量蜂蜜即可。

【分析】无花果能清肠润燥，善疗痔疮，蜂蜜亦有良好的滋补润肠功效。

【功效】健脾益气，润肠通便。适用于老人便秘而兼痔疮者。

【来源】民间验方

方名 韭菜籽粉

【方药】韭菜籽适量。

【用法】韭菜籽炒出香味，研末，每次用开水冲服 3 克，每日 3 次。

【功效】温肾助阳，适用于老年人肠麻痹无力的便秘。

【来源】《治疗便秘偏方集锦》

方名 奶蜜葱汁

【方药】牛奶 250 克，蜂蜜 100 克，葱白 100 克。

【用法】先将葱白洗净，捣烂取汁；牛奶与蜂蜜共煮，开锅下葱汁再煮即成。每早空腹服用。

【功效】补虚，除热，通便。主治老人习惯性便秘。

【来源】《治疗便秘偏方集锦》

1.5.6 结肠炎

方名 茯苓扁豆山药糊

【方药】白茯苓、白扁豆、淮山药等份。

【用法】研成细末，放锅中焙炒成黄色，勿使变焦。每次取上药50克，每日早晚2次口服，用开水调成稀糊状，空腹时加糖服。一般服药1~2个月可获显效或痊愈。

【功效】健脾祛湿，和中止泻。适用于治疗结肠炎。

【来源】民间验方

方名 乌梅酒

【方药】乌梅500克。

【用法】洗净去核后泡入500毫升白酒中，密封放于阴凉处保存。治疗时取乌梅20克加酒5~10毫升口服，早晚各1次。

【分析】乌梅为蔷薇科植物梅的未成熟果实经烘焙而成。其味酸，性温，有敛肺、涩肠、生津、驱蛔之功效。现代药理研究证实，乌梅对多种致病菌有抑制作用，如痢疾杆菌、大肠杆菌、伤寒杆菌、结核分枝杆菌、百日咳杆菌、脑膜炎双球菌等，对免疫功能有增强作用。

【功效】清血解毒。辅助治疗结肠炎，有较好效果。

【来源】民间验方

方名 香附白芍方

【方药】香附、白芍、厚朴、沉香、丁香按2∶2∶1∶1∶1的比例取药。

【用法】上药研成细末。每次用药约3~5克，以麻油调成膏状。脐部用75%酒精消毒后将药填敷脐中，外盖胶纸固定。每天换药1次，5次为1个疗程，间隔2天后行第2疗程。2个疗程后改隔天敷药1次，并逐渐延长间隔天数至停药。

【功效】疏肝理气，缓急止痛。适用于结肠炎，症见腹部痉挛、下痢，而且一直需要排泄，通常粪便带血。

【来源】民间验方

方名 土豆麦仁粥

【方药】大麦仁100克，土豆300克，精盐、葱花、植物油适量。

【用法】土豆去皮，切小丁。大麦仁去杂，洗净。锅上火，放油烧热，放葱花煸香，加水，放入大麦仁烧至沸，加土豆丁煮成粥，加盐。每天早、晚分食。

【功效】补肾助阳，调理肠胃。对溃疡性结肠炎有疗效。

【来源】民间验方

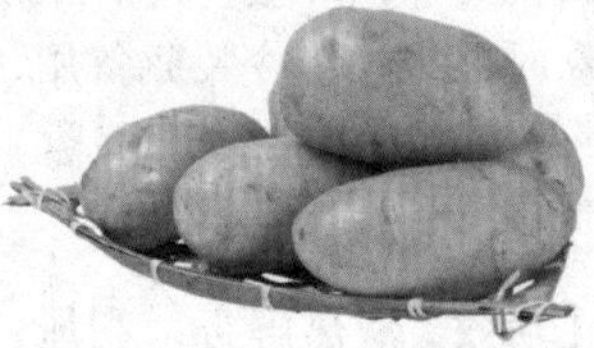

土豆

方名 藿香正气水

【方药】丁香、黑胡椒各等份，藿香正气水适量。

【用法】将丁香、黑胡椒共研细末，装瓶备用。使用时每次取药末适量，用藿香正气水调匀，外敷于肚脐孔处，敷料包扎，胶布固定，每日换药1次，连续3天。

【功效】芳香化湿，理气止痛。适用于结肠炎。

【来源】民间验方

1.6.1 尿频

方名 香菇炖红枣

【方药】上等陈香菇、红枣各 40 克，冰糖 20 克，鸡蛋 2 个。

【用法】一同放入容器内蒸熟。每天早上吃 1 次，连吃 7 天，即可见效。

【功效】缩泉止溺，对老年人夜尿多有效。

【来源】湖南省郴州市第三人民医院副主任医师 王小衡

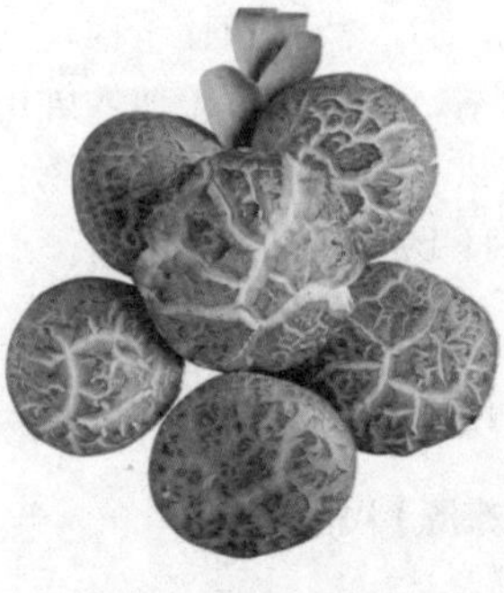

香菇

方名 黄芪方

【方药】黄芪 20 克，党参、白术、补骨脂、覆盆子各 15 克，陈皮 12 克，当归、桑螵蛸、益智仁各 10 克，柴胡、升麻各 9 克，桂枝、甘草各 6 克。

【用法】水煎分 3 次服，每日 1 剂。

【功效】益气补肾，对老年人尿失禁有效。

【来源】民间验方

方名 鱼腥草外洗

【方药】干品 10~30 克（鲜品加倍）

【用法】煎水坐浴。需要提醒的是，因鱼腥草含有挥发油，所以不宜久煎，水开即可。这个方子只适用于女士。

【分析】鱼腥草因其叶中有一股浓烈的鱼腥气味而得名，它具有良好的清热解毒、广谱抗菌、消炎利湿的作用，所以对细菌感染引起的尿频、尿痛等有一定疗效。

【功效】抑菌消炎，主治女性尿频。

【来源】中医科学院广安门医院肿瘤科医学博士 刘永衡

方名 芡实方

【方药】芡实、金樱子各 15 克，山茱萸 10 克。

【用法】水煎 2 次合并药液，分 2 次服用，每日 1 剂。

【分析】芡实系睡莲科植物芡的成熟种仁，性味甘、涩，平，归脾、肾经。能补脾止泻，固肾涩精，用麦麸炒制可增强其健脾作用。现代医学研究发现，本品含蛋白质、脂肪、碳水化合物、钙、磷、铁、核黄素、维生素 C 等营养成分，在治疗夜尿频多上，获得了良好的效果。

【功效】补脾肾，祛湿止尿。主治夜尿频多。

【来源】民间验方

方名 韭菜粥

【方药】新鲜韭菜 60 克，大米 100 克。

【用法】韭菜洗净切段备用。先用适量水将大米 100 克煮成粥，然后放入切成段的韭菜、熟油、精盐同煮，熟后温热服食，每日 2~3 次。

【功效】温肾固精。适用于肾阳虚，遗尿和尿频。

方名 莲子芡实粥

【方药】莲子、芡实、枸杞子各30克，桂圆20克，小米100克。

【用法】将莲子、芡实捣碎，桂圆去壳和小米同放锅内，加水适量，文火煮粥，代早餐食。

【功效】补肾健脾，对尿频有效。

【来源】民间验方

方名 红枣姜汤

【方药】红枣30个洗净，干姜3片。

【用法】加适量水放入锅内用文火把枣、姜煮烂，加入红糖15克一次服完。每日或隔日服1次，连服10次。

【功效】温中养血，对尿频有较好的疗效。

【来源】民间验方

方名 癃清汤方

【方药】白花蛇舌草、泽泻、车前子、败酱草、金银花、牡丹皮、赤芍、仙鹤草、黄连、黄柏各10克。

【用法】水煎服，每日1剂，分2次服。

【分析】方中用白花蛇舌草、败酱草、金银花、黄连、黄柏清热解毒，用牡丹皮、赤芍凉血，用泽泻、车前子通淋，诸药合用，治热淋最为有效。

【功效】清热通淋，对尿频、尿急、尿痛、腰痛、小腹坠胀有效。

【宜忌】体虚胃寒者不宜服用。

【来源】民间验方

黄柏

方名 莲豆山药粥

【方药】莲子20克，扁豆20克，大米50克，山药片20克。

【用法】洗净后一同煮粥，快熟时加入山药片20克，至山药熟即可。此为1日量，可分2次吃完。

【功效】健脾利湿，适用于老年人尿频，尿急，遗尿等。

【来源】民间验方

方名 白茅根方

【方药】土茯苓、白茅根各20克，金银花、淡竹叶各6克。

【用法】水煎，分两次服，每日一剂，同时多饮水。一般服用1~2天，尿急、尿频等症状即可缓解或消失。

【功效】清热利尿，对缓解尿频、尿急有效果。

【来源】民间验方

方名 益智仁山药粥

【方药】益智仁10克，粳米80克，莲子肉20克。

【用法】益智仁水煎取其清汁，加入糯米和莲子肉，共煮粥，粥将熟时，加入鲜山药20克，再煎数沸。食粥，每日1剂。

【功效】益脾，强肾，缩小便。适用于老人夜尿增多。

【来源】民间验方

1.6.2 尿潴留

方名 指压法

【用法】让产妇蹲坐于便器上，操作者用左手扶在产妇的腰部，右手用拇指按压产妇关元穴（脐下3寸处），向后向下按压，由轻到重，同时嘱产妇将下腹部放松，屏气，用力解小便，直至小便解完后放松按压。

【功效】通络利尿，适用于产后尿潴留。

【来源】民间验方

方名 向日葵花盘

【方药】洗净的向日葵花盘（连茎尤佳）

【用法】用水400毫升煎成200毫升，每日分两次服下，2周为1个疗程。

【分析】向日葵花盘性温，味甘，无毒，具有通淋解毒、利尿消肿之功效。

【功效】用以治疗前列腺肥大及前列腺炎等导致的小便困难。

【来源】民间验方

方名 春泽汤

【方药】人参10克（另炖），泽泻15克，猪苓12克，茯苓20克，白术15克，桂枝6克，葱白5根。

【用法】急煎两次，去渣取汁300毫升，与人参煎汁分3次温服。另用小茴香200克，食盐一袋，炒热熨小腹部20分钟，每2~4小时重复一次。

【分析】用人参大补元气以扶正，补肺脾肾之气是为君药，肺气旺则水道通调，脾气健则水湿运化如常，肾气足则水湿蒸有力；《伤寒论》："小便不利，微热消渴者，五苓散主之。"五苓散治蓄水证，其中泽泻咸走水府，寒胜热邪；佐二苓之淡渗，通调水道，下输膀胱，并泄水热；用白术之燥湿，健脾助土，为之堤防以制水。取桂枝、葱白之辛温，宣通阳气，蒸化三焦以行水；泽泻得二苓下降，利水之功倍增，小便利而水不停蓄；白术须桂枝上升，通阳之效更捷，气机升腾，津液疏布，内停之水自消。

【功效】利水渗湿，温阳化气。适用于药毒所致急性尿潴留。

【来源】《医方集解》

方名 二甘汤

【方药】煨甘遂15克，甘草10克。

【用法】将甘遂研成粉末，以3~6克酒调成饼状，敷贴肚脐神阙穴，盖上软薄膜并用纱布扎紧，保持4~6小时，无效者更换1料，可连用3次。同时用甘草10克煎汤顿服。

【功效】破积通便，利水逐肿。适用于手术后尿潴留。

【来源】民间验方

方名 三豆饭

【方药】白扁豆、赤小豆、黑豆各100克，粳米500克。

【用法】调水适量，煮成饭，可作主餐食用。

【功效】益气健脾，利水消肿。适用于脾虚湿阻、水肿、小便不利等症。

【来源】河南省淮阳县人民医院副主任医师 常怡勇

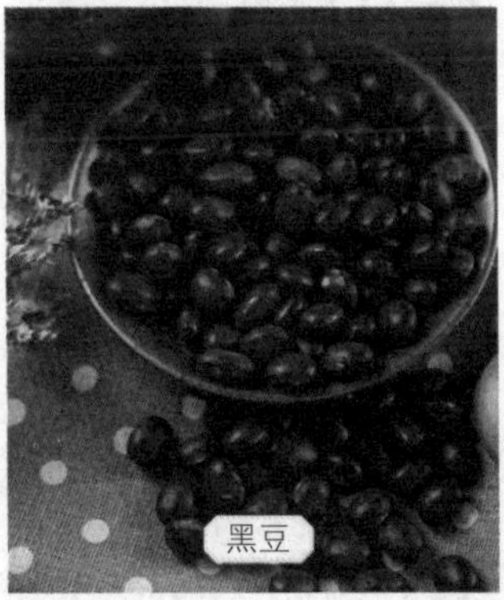

黑豆

方名 鹌鹑杜仲汤

【方药】杜仲10克，枸杞子30克，鹌鹑1只。

【用法】将鹌鹑去毛，去内脏，与杜仲、枸杞子同入瓦锅中，加水适量，煮至鹌鹑烂熟，去药渣，或留枸杞子，下调料后吃。

【功效】补肝肾、益精血、助元阳。适用于肝肾不足、阳亏精损所致小便不畅、排尿无力等病症。

【来源】河南省淮阳县人民医院副主任医师 常怡勇

方名 升陷汤

【方药】黄芪30克，升麻15克，柴胡10克，桔梗10克，香附10克，白术15克，乌药10克，肉桂5克，甘草8克，红枣10枚。

【用法】5剂，水煎服。

【功效】补气升阳，化气行水。

【来源】《医学衷中参西录》

方名 通尿贴

【方药】蒜3~4瓣，栀子3枚。

【用法】将上药加盐少许捣烂，摊在一张白纸上，弄为直径约3厘米大的圆形，厚度约2毫米，贴脐部，用胶布固定，1天1贴。一般1~2贴即可通小便，不通可再在脐部敷1贴。

【功效】利尿通淋，适用于小便排出困难的老年人。

【宜忌】如果患者的皮肤较为敏感，可在皮肤上先盖几层纱布，再将通尿贴敷上。

【来源】民间验方

1.6.3 尿路感染

方名 豆芽汁

【方药】绿豆芽500克，白糖适量。

【用法】将绿豆芽洗净，捣烂，用纱布压挤取汁，加白糖代茶饮服。

【功效】解毒利湿，适用于泌尿系感染、尿赤、尿频、淋浊等症。

【来源】民间验方

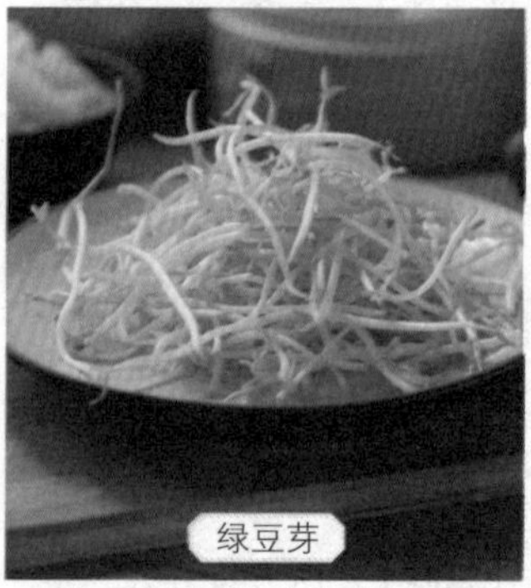

绿豆芽

方名 人参茶

【方药】人参3~5克。

【用法】人参切薄片，放入保温杯中，沸水冲泡，盖焖30分钟，代茶频饮。

【分析】人参有大补元气、补益肺脾、宁心益智之效。现代药理研究表明，人参既能提高人体的免疫力，又能抗疲劳，兴奋神经，降低血糖，促进蛋白质和核酸的合成，还能加强心肌收缩力，抑制癌细胞的生长。

【功效】补虚扶正，适用于气虚兼防治尿路感染。

【来源】民间验方

方名 马齿苋水煎

【方药】马齿苋（干品）120~150克（鲜品300克），红糖90克。

【用法】若鲜品则洗净切碎和红糖一起煎煮半小时后，去渣取汁约400毫升，趁热服下，服完药睡觉，盖被出汗。干品则加水浸泡2小时后再服。每日3次，每次1剂。

【分析】马齿苋是一种常见的野菜，也是一味中药。中医认为，马齿苋具有清热利湿、解毒消炎、止渴利尿的作用。用鲜马齿苋煎水服用，可以治疗细菌性尿道炎。

【功效】清湿热，可用于治疗泌尿系统感染。

【宜忌】糖尿病患者不宜服。

【来源】民间验方

方名 冬瓜绿豆汤

【方药】新鲜冬瓜500克，

绿豆50克，白糖适量。

【用法】煮汤饮服。

【功效】清热利尿，防暑降温，防治泌尿系感染。

【来源】民间验方

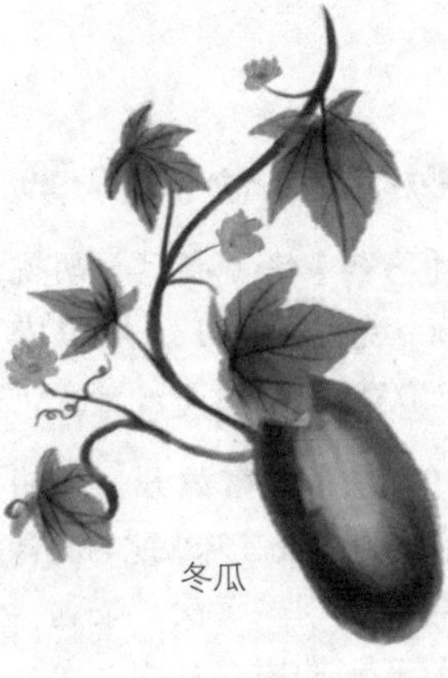

冬瓜

绿豆粥

【方药】绿豆50克，粳米50克，白糖适量。

【用法】将绿豆和粳米分别淘洗干净，锅内加适量水，先把绿豆下锅煮15分钟，再加入粳米继续熬煮至烂，食用时加入白糖即可。此为1日量，分早晚两次服完。天热时可置于冰箱当冷饮频食，当日喝完。

【功效】清热解毒，对尿路感染引起的尿频、尿痛、尿急有一定的预防和治疗作用。

【来源】民间验方

玉米须车前饮

【方药】玉米须50克，车前子15克，生甘草9克。

【用法】车前子用纱布包好，与玉米须、生甘草一起放置于砂锅内，加适量清水煎半小时即可，此为一日剂量，分3次服用。

【功效】利尿通淋，对急慢性尿道炎、膀胱炎及湿热引起的小便不利等症有良好的疗效。

【宜忌】需注意，孕妇忌服。

【来源】民间验方

土苓茅根汤

【方药】土茯苓、白茅根各30克，金银花、淡竹叶各15克。

【用法】水煎，1日1剂，分3次服，同时多饮水。

【分析】土茯苓性平偏凉，能利湿去热，善于搜剔湿热之蕴毒；白茅根性寒味甘，可清热利尿，导热下行，凉血止血。二味乃方中之主药。配金银花甘寒，能清热解毒，透散表邪；加淡竹叶可泻心火，除烦热，利小便，导热邪从小便出。淡竹叶配白茅根，还能增强止尿血效果。药理研究证明，这四味药均有抑菌消炎作用。诸味配合，能发挥较佳的清利湿热、利尿解毒功效。

【功效】利尿解毒，对急性尿路感染出现尿急、尿频、尿痛等效果显著。

【来源】成都中医药大学副研究员 蒲昭和

二花汤

【方药】金银花、蒲公英、车前草各3克。

【用法】煮水喝，每天2次。

【分析】方中金银花味甘性寒，具有清热解毒的功效，常用于治疗温病发热、热毒血痢、痈肿疔疮、喉痹等症；现代药理研究表明，金银花中的挥发油、黄酮、有机酸等活性成分及锌、铁、铜离子的络合物有很好的抗菌作用。蒲公英味苦、甘，性寒，具有清热解毒、利湿的功效；现代药理研究表明，蒲公英具有抗菌、利胆利尿、保护心肌细胞、提高免疫力等多种作用。车前草味甘性寒，具有清热利尿、凉血解毒的作用。三味合用，对尿路感染有良效。

【功效】清热，利尿，通淋。治疗尿路感染有良效。

【来源】民间验方

方名 凉茶方

【方药】金银花15克，蒲公英15克，石苇15克，竹叶10克，甘草6克。

【用法】每次抓一大把，放在保温杯里，开水浸泡20分钟后频服。需要注意的是，预防尿路感染还要多喝水(每天不少于2000毫升)，勤排尿。伴有手脚心发热的阴虚症状者，可加生地15克，丹皮12克；腰痛加枸杞15克；尿常规检查有少量白细胞者，加黄柏12克，鱼腥草30克。

【功效】清热通淋，适用于尿路感染。

【来源】民间验方

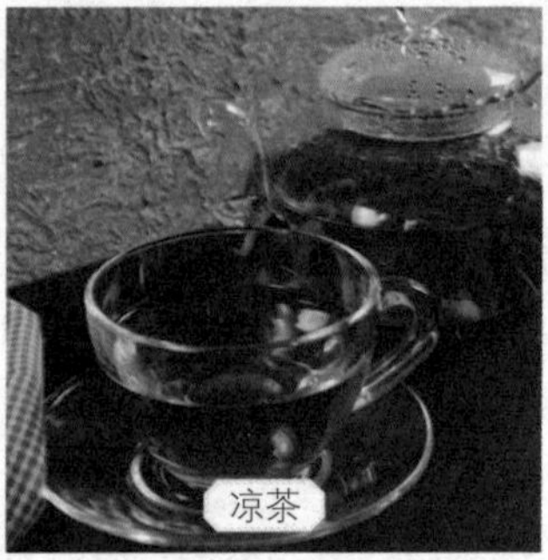
凉茶

方名 水牛角方

【方药】水牛角150克(挫碎)，黄芩30克。

【用法】水煎服，每日1剂。

【功效】清热解毒，凉血利尿，主治尿路感染，尿频、尿急、尿痛，发热口干，舌红，脉数有力。

【来源】《民族医药报》

方名 薏苡附子败酱散

【方药】薏苡仁30克，附子15克，败酱草30克，白花蛇舌草30克，甘草15克。

【用法】水煎服，连服6剂，尿路刺激症状大减，继服10剂，尿检正常，腰痛畏寒亦随之消除，从而痊愈。

【分析】方中附子扶助阳气，败酱草苦寒清热解毒，活血排脓，薏苡仁清热利湿，三药温清并用，治阳虚夹热而痈脓不除。

【功效】扶阳益气,利尿通淋。主治慢性尿路感染。

【来源】黑龙江省中医研究院 张琪教授

方名 尿路感染验方

【方药】石苇、瞿麦、萹蓄、川楝子各15克。

【用法】水煎服，日1~2剂，5天为1个疗程。

【功效】清热利湿,行气止痛。主治尿路感染，尿频尿急尿痛，低热，小腹疼痛，舌红，脉数等。对急性前列腺炎或女性附件炎也有一定的疗效。

【来源】民间验方

1.6.4 泌尿结石

方名 内金桃仁膏

【方药】烤(或蒸)胡桃仁500克(轧碎)，炮鸡内金250克(研细粉)，蜂蜜500克。

【用法】将蜜熬开，入胡桃仁、鸡内金二味，搅匀为膏，瓶储备用。每次1茶匙，饭前开水冲服，日服3次。饭后多饮些温水。

【分析】鸡内金、胡桃仁均有化石之效，前者兼能开胃，后者兼益肾气，以推动结石排出。胡桃仁味甘性温，不仅能温补命门，固气涩精，又能补气养血。在《海上集验方》中有用此单味药治石淋的记载。据近代临床报道，其对于泌尿系各部之结石，一般在服药后数天即能一次或多次排出，且较服药前变小变软，或分解于尿液中呈乳白色，因此认为本品有溶石作用。鸡内金能健脾消石化积，《医林集要》中记有用此单味药治小便淋沥，痛不可忍。蜂蜜一则通润窍道，一则缓急止痛，本证甚宜。

【功效】消石利尿，对治疗泌尿系统结石有很好的效果。

【来源】民间验方

方名 甜胡桃仁方

【方药】胡桃仁500克，菜油500克，冰糖500克。

【用法】先将菜油倒入锅内，用文火烧热，再将碎至米粒大小的核桃仁与冰糖一起倒入锅内，搅拌均匀后食用。每天早晚各服一次，连服3个疗程便可治愈。

【分析】核桃性温，味甘，无毒，有健胃补血之功效。食用核桃仁对肾虚引起的肾结石或失眠有治疗作用。《海上集验方》载："治石淋，胡桃肉一斤、细米煮浆粥一升，相和顿服。"据临床观察,对于泌尿系各部之结石，一般在服药后数小时即能一次或多次排石，结石较服药前缩小、变软，或分解于尿液中而使尿成乳白色。因此，认为本品可能有溶石作用。

【功效】补肾排石，对治疗肾结石有很好的效果。

【来源】民间验方

方名 补肾消石汤

【方药】金钱草30克，石苇、王不留行、鸡内金各10克，续断、杜仲、滑石、牛膝各15克，琥珀3克（冲服）。

【用法】水煎服，每日1剂，20日为1个疗程。

【功效】清热利尿、行气活血。适用于有腰部酸痛、周身乏力、排尿不畅、血尿等症状的肾结石患者。

【来源】湖南省浏阳市中医院副主任医师 柳培兴

方名 温阳利水汤

【方药】肉桂、吴茱萸各3克，补骨脂、续断各9克，泽泻、车前草各30克。

【用法】水煎2次，去渣取汁，分2次服用每日1剂，15天为1个疗程。

【功效】温阳、利水、排石。适用于腰部冷痛、肢寒畏冷、排尿无力的肾结石患者。

【来源】湖南省浏阳市中医院副主任医师 柳培兴

方名 利尿排石汤

【方药】金钱草30克，海金沙、生地各18克，石苇、冬葵子、茯苓各15克，竹叶、木通、鸡内金各9克，车前子、泽泻、王不留行各12克，甘草3克。

【用法】上药加水1800毫升，水煎取汁900毫升，分3次服。连服2剂后，停药3日，再服，如是者，可服8~32剂。病急者，宜连服5剂，方可停药。

【分析】方中金钱草、海金沙利尿排石为君；石苇、冬葵子、车前子、泽泻、木通、茯苓、竹叶清热利尿，助之为臣；鸡内金化石，王不留行活血为佐；甘草调和诸药为使。

【功效】清热利尿排石，适用于尿路结石。

【来源】民间验方

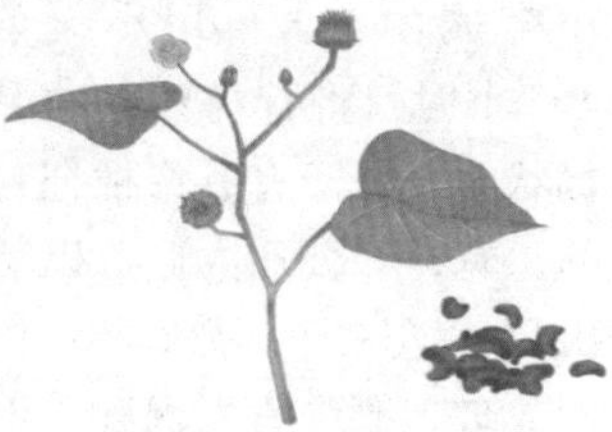

冬葵子

方名 柠檬汁方

【方药】柠檬水适量。

【用法】每天取120毫升柠檬汁，以2∶1的比例将柠檬汁兑水饮用，效果良好。柠檬汁稀释后味道更好，尿液量也会大大增加。

【分析】柠檬酸盐不但能"绑定"尿液中的钙，防止钙沉积形成结石，还能防止更多结石的形成。柠檬酸盐可以用不同方式获取，但在柠檬中含量格外丰富。对药物不耐受的患者来说，饮用柠檬汁是最好的选择之一。

【功效】利尿排湿，对预防肾结石有很好的效果。

【来源】民间验方

方名 青梅汁方

【方药】青梅500克。

【用法】青梅带核加少许温水，放到搅拌机中打碎，然后用布袋进行过滤。将过滤后的青梅汁倒入陶瓮（不能用金属的），再用小火熬4~5小时，将青梅汁熬成黏稠状（发黑，有点像枇杷膏的感觉，一公斤大概可以熬出20克左右），熬好的青梅汁放玻璃罐中常温保存，不能用金属质的容器保存。每天取2小勺煮好的青梅汁，加1升温水稀释，分4~5次喝完，连续喝10天（不要加糖）；同时每天喝2升优质矿泉水或白开水，可分次饮用，不要喝纯净水。

【功效】利尿排石，常喝排石效果非常好。

【来源】民间验方

方名 空心菜荸荠汁

【方药】空心菜300克，荸荠200克。

【用法】将空心菜洗净，切碎；荸荠洗净，打碎；二物共捣烂绞汁，调入蜂蜜适量服。每日1次。

【功效】清热化湿，主治湿热型肾结石，症见腰痛，少腹痛，发热，尿频，尿急，尿痛，血尿或脓尿。

【来源】民间验方

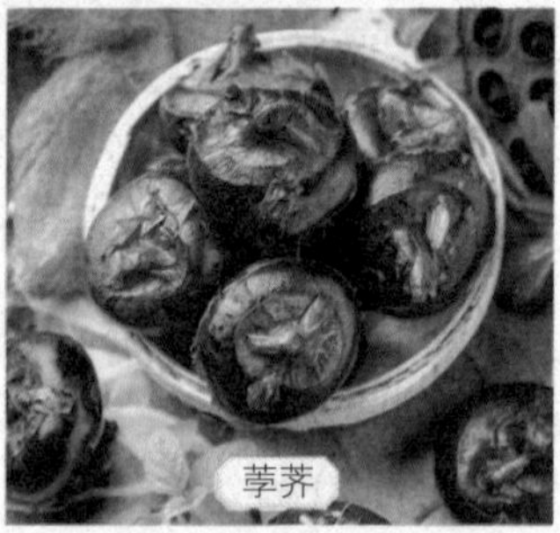
荸荠

方名 四金五草汤

【方药】金钱草、益母草、车前草、石见穿各30克，海金沙、鸡内金、旱莲草、金银花、滑石各15克，川牛膝、泽泻、元胡、丹皮、山栀、甘草各10克。

【用法】水煎服，每日3次，每次300毫升。

【分析】方中金钱草、益母草、车前草、金银花、山栀、甘草清热利湿；旱莲草、丹皮、川牛膝、元胡活血止痛；石见穿、海金沙、鸡内金、滑石、泽泻利尿溶石，共奏清热除湿、利尿溶石之功，可使结石溶解变小，不致对身体有所影响。

【功效】清热除湿，活血溶石。主治泌尿系统结石。

【来源】民间验方

方名 结石绞痛方

【方药】乌药50克，茅根150克。

【用法】水煎，代茶饮，15天为1个疗程。

【功效】行气止痛，利尿排石，治肾结石，症见腰部绞痛，反复发作，尿血，脉弦数。

【来源】民间验方

1.6.5 肾炎

方名 瓜皮汤

【方药】冬瓜皮、西瓜皮、白茅根各30克，玉米须20克，赤小豆150克。

【用法】水煎服，每天1剂，分3次服。

【分析】冬瓜皮利小便而消肿满，清暑热而解烦渴。

【功效】本方利水作用甚佳，可以作为治疗肾炎的辅助疗法，久服自有效验。

【来源】《现代实用中药》

方名 四汁饮

【方药】梨、鲜生地、藕、生甘蔗各500克。

【用法】上药切碎，以消毒纱布拧汁，分2~3次服完。

【分析】梨有清心润肺化痰之功效，鲜生地有清热凉血功能，藕可清热凉血，生甘蔗可助脾健胃。

【功效】补肾养阴，适用于慢性肾功能不全有鼻出血者。

【来源】民间验方

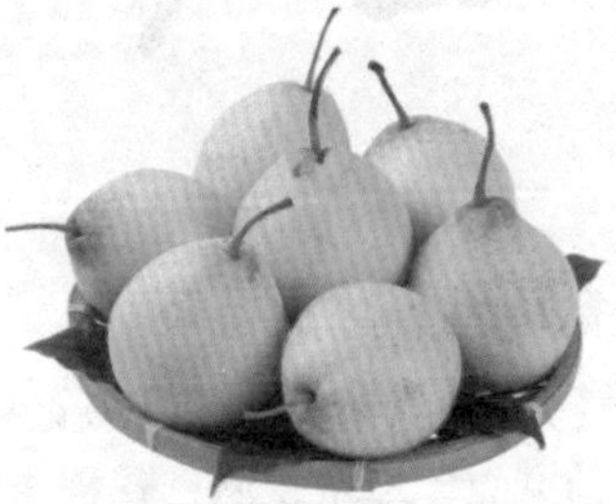

梨

方名 复方地肤子汤

【方药】地肤子20克，荆芥、苏叶各10克，连翘、桑白皮、瞿麦、黄柏、车前子各15克，蝉蜕10克。

【用法】水煎服，每日1剂，分2次服。

血尿重加重瞿麦用量；蛋白尿重加重苏叶、蝉蜕用量；尿中白细胞多加重连翘、黄柏用量；管形尿多加石苇。

【功效】清热利湿，主治急性肾炎。

【来源】广东名老中医 钟思潮

方名 肾炎治疗验方

【方药】藿香10克，苏叶10克，炮姜2.5克，黄连3克，吴茱萸3克，法半夏10克，党参10克，生黄芪15克，淡苁蓉10克，淫羊藿10克，鬼箭羽15克，怀牛膝10克，生大黄（后下）6克，车前子（包煎）10克。

【用法】水煎服。

【分析】药用藿香、苏叶、黄连、吴茱萸、法半夏苦辛通降，清中化湿，和胃降逆；生大黄通腑泄浊，合苁蓉以补虚泻实，配泽泻、车前子利水渗湿；泽兰、鬼箭羽化瘀通络，并伍党参、淫羊藿补脾温肾，通中有补。

【功效】温通泄浊，和胃降逆。主治慢性肾炎。

【来源】民间验方

方名 治疗验方

【方药】石韦、土茯苓各15克，薏苡仁、蒲黄炭、小蓟、地榆各12克，苍术、黄柏、丹皮、血余炭各8克，藕节、茜草各10克。

【用法】水煎，每日1剂，分3次服。

【功效】清热利湿，凉血止血。适用于治疗小儿过敏性紫癜肾炎，中医辨证属下焦湿热型。临床表现为发病急骤，尿血，尿频尿急，遍身酸楚，口渴喜饮。

【来源】辽宁名医 许晓艳 赵历军

方名 玉米须饮

【方药】干燥玉米须50克。

【用法】玉米须放入锅中，加温水600毫升，用文火煎煮20~30分钟，得300~400毫升药液，过滤后作1日量，代茶饮，渴即饮之，不拘次数。

【分析】玉米须，又称棒子毛、玉蜀黍蕊，含有脂肪油、挥发油、树胶样物质、树脂、皂苷、生物碱、谷甾醇、维生素C、维生素K及多种有机酸等成分，具有利尿泄热、平肝利胆的功效。可增加氯化物排出量，促进肾功能改善，使浮肿消退或减轻，尿蛋白消失或减低。

【功效】淡渗利湿，主治慢性肾炎。

【来源】民间验方

方名 丹参红花汤

【方药】丹参、川芎、红花、益母草、白芷、透骨草各30克。

【用法】将上药混匀，打成粗末，装入布袋，浸湿后蒸20~30分钟，然后将药袋直接热敷双肾区，并用热水袋保温。每日1~2次，3个月为1个疗程。

【功效】养血活血，通经活络，主治尿毒症。

【来源】民间验方

方名 冬瓜鸡汤

【方药】泽泻、车前子各6克，茯苓、薏苡仁各9克，红枣5粒，冬瓜1块，鸡胸肉100克，香菇丁半杯，干贝3粒，胡萝卜丁半杯，竹笋丁半杯，盐1茶匙，生姜2片，米酒半匙。

【用法】把泽泻、茯苓、薏苡仁、车前子等中药材放入锅中，加入2碗清水，以小火熬煮至剩1碗量后，过滤取药汁备用；红枣去籽切成细块，冬瓜、鸡胸肉切成块状，之后把干贝用热水泡软，然后用手撕成细丝。另起一锅，放入冬瓜、鸡胸肉、竹笋丁、香菇丁、干贝、胡萝卜丁、生姜、红枣、药汁等，加入4碗清水，放入电饭锅内蒸熟，最后加入盐、米酒调味即可食用。

【功效】健脾益气，利水消肿。适用于慢性肾炎所引起的肢体水肿。

【来源】民间验方

1.6.6 糖尿病

方名 降糖方

【方药】生黄芪、生地各30克，苍术15克，人参30克，葛根15克，丹参30克。

【用法】日1剂，水煎分次服用。

【分析】方中的6味药物均为降糖药物，联合在一起，能加强降糖效果。

【功效】益气养阴，适用于糖尿病。

【来源】协和医院名老中医 祝谌予

方名 降糖偏方

【方药】山药、生地各15克，玉竹15克，石斛25克，沙苑、蒺藜各25克，知母20克，附子6克，肉桂5克，红花10克，猪胰子1个。

【用法】水煎服，日服2次，早饭前、晚饭后30分钟温服，猪胰子切成小块生吞，服药期间停服一切与本病有关的中医药物。

【功效】补肾健脾，治疗糖尿病临床有效。

【来源】吉林名老中医 任继学

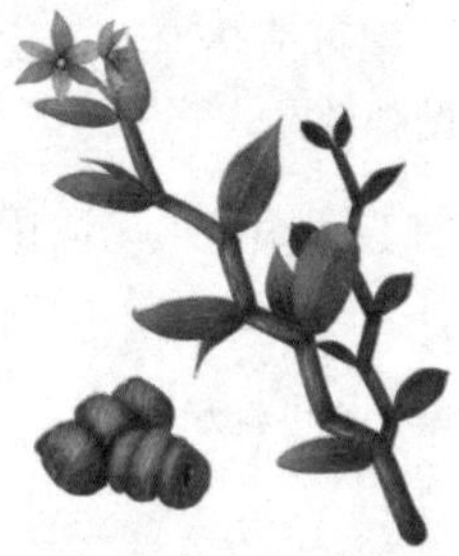

石斛

方名 降糖偏方

【方药】活鹅1只，葱150克，盐9克，蜂蜜、酒、花椒末少许。

【用法】将鹅宰杀，热水煺毛，剖腹去内脏，洗净后，用盐擦鹅腹内。葱去须洗净，加花椒末塞入鹅腹中，以满为度。蜂蜜拌酒成稠汁状，涂遍鹅身，鹅盛于大容器中，密封使不透气。锅内放酒和水1大碗，将鹅上笼蒸之，小火慢慢蒸至肉烂，中间将鹅翻一次身。

【功效】补虚益气，和胃止渴。适用于糖尿病，症见身体虚羸，气短乏力等。

【来源】民间验方

方名 竹笋米粥

【方药】鲜竹笋1个，粳米100克。

【用法】将鲜竹笋脱皮切片，与粳米同煮成粥。每日服2次。

【功效】清肺除热，兼能利湿。适用于糖尿病及久泻、久痢、脱肛等症。

【来源】民间验方

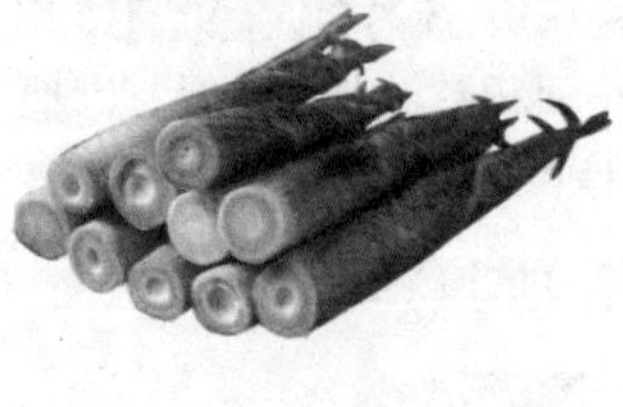

竹笋

方名 地骨皮粥

【方药】地骨皮30克，桑白皮15克，麦冬15克，面粉100克。

【用法】先煎3味药，去渣，取汁，与面粉共煮为稀粥。渴即食之，不拘时。

【分析】地骨皮味甘，性寒；归肺、肝、肾经。药用部分为茄种植物枸杞的根皮。具有清虚热、泻肺火、凉血的功效，主治阴虚劳热，骨蒸盗汗，小儿疳疾发热，消渴，肺咳喘，吐血，衄血，尿血。

【功效】清肺，生津，止渴。适用于糖尿病，多饮，身体消瘦。

【宜忌】脾胃虚寒者忌服。

【来源】《食医心镜》

方名 枸杞子粥

【方药】枸杞子15~20克，粳米50克，白糖适量。

【用法】将上3味放入砂锅内，加水500克，用文火烧至沸腾，待米开花，汤稠时，停火焖5分钟即成。每日早晚温服，可长期服用。

【功效】滋补肝肾，益精明目。适用于糖尿病以及肝肾阴虚所致的头晕目眩，视力减退，腰膝酸软，阳痿，遗精等。

【来源】《本草纲目》

方名 山药炖猪肚

【方药】猪肚、山药各适量。

【用法】将猪肚煮熟，再入山药同炖至烂。稍加盐调味，空腹食用，每日1次。

【功效】滋养肺肾。适用于糖尿病多尿。

【来源】民间验方

方名 枸杞叶粥

【方药】鲜枸杞100克，糯米50克，白糖适量。

【用法】取鲜枸杞叶洗净加水300克，煮至200克时去叶，入糯米、白糖，再加水300克煮成稀粥。早晚餐温热食。因效力较弱，须长期服用，方可奏效。

【功效】补虚益精，清热明目。适用于糖尿病以及虚劳发热，头晕目赤，夜盲症。

【来源】《传信方》

方名 土茯苓猪骨汤

【方药】猪脊骨500克，土茯苓50~100克。

【用法】猪脊骨加水适量熬成3碗，去骨及浮油，入土茯苓，再煎至2碗即成。分2次服完。每日1服。

【功效】健脾利湿，补阴益髓。适用于糖尿病。

【来源】民间验方

方名 天花粉粥

【方药】天花粉30克，粳米100克。

【用法】先煎天花粉，去渣，取汁，再入米煮作粥。任意食用。

【分析】天花粉，性味甘、微苦，微寒，归肺、胃经。为清热泻火类药物，其具体功效是清热泻火，生津止渴，排脓消肿。治热病口渴，消渴，黄疸，肺燥咯血，痈肿，痔瘘。对于治疗糖尿病，常用它与滋阴药配合使用，以达到标本兼治的作用。

【功效】清肺，止渴，生津。适用于糖尿病及肺热咳嗽。

【宜忌】天花粉蛋白能造成中期引产，孕妇禁用。

【来源】《千金月令》

方名 萝卜粥

【方药】新鲜萝卜约250克，粳米100克。

【用法】将新鲜萝卜洗净切碎，同粳米煮粥，或用鲜萝卜捣汁和米同煮粥。可供早晚餐，温热食。

【功效】化痰止咳，消食利膈，止消渴。适用于老年性糖尿病以及老年慢性气管炎。

【宜忌】忌用首乌、地黄等中药；脾胃虚寒者不宜服。

【来源】《图经本草》

方名 清蒸茶鲫鱼

【方药】鲫鱼500克，绿茶适量。

【用法】将鲫鱼去鳃、内脏，留下鱼鳞，腹内装满绿茶，放盘中，上蒸锅清蒸熟透即可。每日1次，淡食鱼肉。

【功效】补虚，止消渴。适用于糖尿病口渴多饮不止以及热病伤阴。

【来源】《活人心统》

方名 双皮粉

【方药】西瓜皮、冬瓜皮各15克，天花粉12克。

【用法】水煎。每日2次，每次半杯。

【功效】滋阴利水，适用于糖尿病口渴，尿浊症。

【来源】民间验方

方名 黑豆粥

【方药】黑豆30克，黄精30克，蜂蜜10克。

【用法】把黑豆、黄精洗净，去杂质，一起入锅中，加入清水1500毫升。浸泡10分钟，再用小火慢炖2小时，离火后加入蜂蜜搅匀即可。每日1剂，当点心食用，日服2次，每次1小瓶，喝汤吃豆。

【功效】益肾养精，适用于糖尿病。

【来源】民间验方

方名 玉泉丸

【方药】葛根粉150克，天花粉150克，麦冬60克，生地50克，五味子30克，甘草25克，小麦60克。

【用法】将上药（除葛根粉）共研成细末，过100目筛，另将甘葛粉加水适量熬成糊，调入上述药末，做成药丸，晾干，贮瓶备用。每日3次，每次6~9克，开水送服。

【功效】养阴除烦。适用于糖尿病，烦渴多饮，多食体瘦，小便频数，口干舌燥，大便干结等。

【来源】民间验方

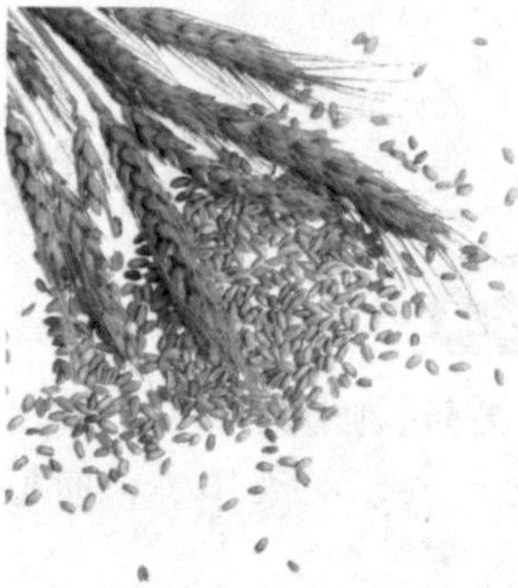

小麦

1.7.1 慢性前列腺炎

方名 白兰花猪肉汤

【方药】猪瘦肉150~200克，鲜白兰花30克（干品10克）。

【用法】将猪瘦肉洗净，切小块，与鲜白兰花加水炖汤，加食盐少许调味。饮汤食肉，每日1次。

【功效】补肾滋阴，行气化浊。适用于男子前列腺炎及女子白带过多等症。

【来源】民间验方

方名 胡枝草煎

【方药】胡枝子（牡荆）鲜全草30~60克，车前草15~24克，冰糖30克。

【用法】3味酌加水煎。日服3次。

【功效】润肺清热，利水通淋。适用于前列腺炎，小便淋沥。

【来源】民间验方

方名 蜂王浆方

【方药】蜂王浆适量。

【用法】用开水将蜂王浆配制成1:100的溶液。每日口服2次，每次20~30克，长期服用。

【功效】滋补强壮，益肝健脾。适用于慢性前列腺炎以及病后全虚，营养不良。

【来源】民间验方

方名 葡萄煎

【方药】葡萄汁、藕汁、生地黄汁各150毫升，白花蛇舌草汁、王不留行汁各100毫升，白蜜250毫升。

【用法】将以上各味相和，煎为糖稀状。饭前服60毫升。

【功效】清热利湿，适用于前列腺炎、小便淋涩。

【来源】民间验方

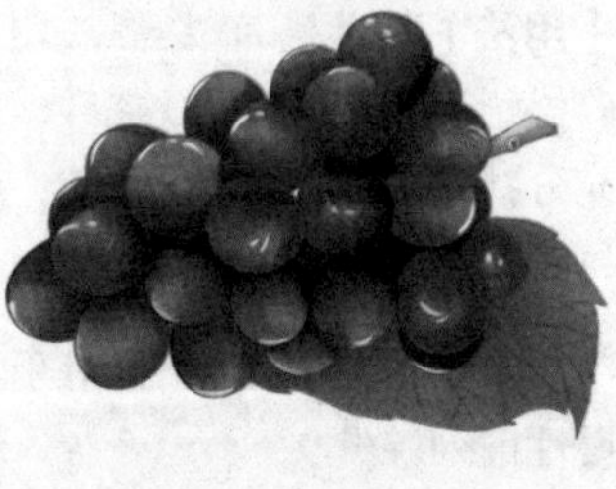

葡萄

方名 爵床红枣汤

【方药】爵床草100克（干者减半），红枣30克。

【用法】将爵床草100克（干者减半）洗净切碎，同红枣一起加水1000毫升，煎至400克左右。每日分2次服，饮药汁吃枣。

【功效】利水解毒，适用于前列腺炎。

【来源】民间验方

方名 葵菜羹

【方药】葵菜适量。

【用法】将葵菜叶洗净，煮沸加入淀粉少量做羹，另以食盐、味精调味即成。空腹食，每日2次。

【功效】解毒，清热，利湿。适用于慢性前列腺炎。

【来源】民间验方

方名 萝卜浸蜜

【方药】萝卜1500克，蜂蜜适量。

【用法】将萝卜洗净，去皮切片，用蜂蜜浸泡10分钟，放在瓦上焙干，再浸再焙，不要焙焦，连焙3次。每次嚼服数片，盐水送服，每日4~5次，常吃。

【功效】通肠下气，适用于气滞型慢性前列腺炎。

【来源】民间验方

方名 二紫通尿茶

【方药】紫花地丁、紫参、车前草各15克，海金砂30克。

【用法】上药研为粗末，置保温瓶中，以沸水500毫升泡焖15分钟。代茶饮用，每日1剂，连服5~7天。

【功效】解毒利尿，适用于前列腺炎、排尿困难及尿频尿痛症者。

【宜忌】脾胃虚寒者忌用。

【来源】民间验方

方名 车前绿豆粱米粥

【方药】车前子60克，橘皮15克，通草10克，绿豆50克，高粱米100克。

【用法】将车前子、橘皮、通草纱布包，煮汁去渣，入绿豆和高粱米煮粥。空腹服，连服数日。

【功效】行气利尿通淋，适用于老人前列腺炎、小便淋痛。

【来源】民间验方

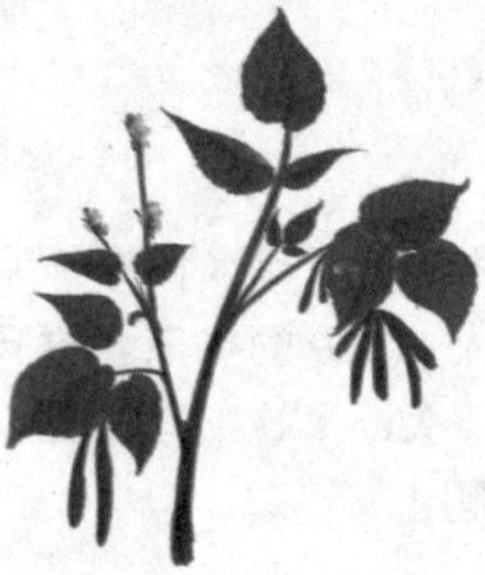

绿豆

方名 栗子炖乌鸡

【方药】乌鸡1只，栗子、海马适量，盐、姜少许。

【用法】将乌鸡去毛、肠杂，切块，与栗子仁、海马及盐、姜同放锅内，加水适量蒸熟。分2~3次吃完。

【功效】补益脾肾，适用于前列腺炎。

【来源】民间验方

方名 荸荠汁

【方药】荸荠150克（带皮）。

【用法】荸荠洗净去蒂，切碎捣烂，加温开水250毫升，充分拌匀，滤去渣皮，饮汁，每日2次。

【功效】清热除湿，适用于慢性前列腺炎。

【来源】民间验方

1.7.2 性欲低下

方名 治疗偏方

【方药】九香虫50克，车前子、陈皮、白术各20克，杜仲40克。

【用法】先将九香虫炒至半生半熟，车前子微炒用布包，杜仲微炙，上药共为细末，炼蜜为丸如梧桐子大，每日服5克，晚临睡前再服1次，淡盐水或白酒送下。

【功效】补肾益气，适用于肾虚性欲低下，兼见阳痿不起。

【来源】民间验方

方名 治疗偏方

【方药】肉苁蓉、五味子、菟丝子、远志、蛇床子各等份。

【用法】将药研成粉末，每日睡前空腹服6克，黄酒送服。

【功效】本方温肾助阳，敛精安神，适用于性欲低下、阳痿。

【来源】民间验方

方名 治疗偏方

【方药】牛鞭1根，韭菜子

25克，淫羊藿、菟丝子各15克，蜂蜜适量。

【用法】将上药焙干为末，蜜为丸，黄酒冲服。

【功效】补火助阳，适用于性欲低下，阳痿诸症。

【来源】民间验方、

方名 治疗偏方

【方药】菟丝子、五味子、蛇床子各适量。

【用法】将药研末，制蜜丸如梧子，每次饮服丸，日服3次。

【功效】补阳益阴固精。适用于肾阳不足，精关不固，性欲低下，阳痿、遗精、滑泄。

【来源】民间验方

方名 治疗偏方

【方药】蛇床子末90克，菟丝子（取汁）150毫升。

【用法】将2味药相合，外涂于阴茎上，日涂5遍。

【功效】温肾壮阳。适用于肾阳不足，性欲低下，阳痿。

【来源】民间验方

方名 治疗偏方

【方药】冬虫夏草、人参、淫羊藿各适量，乌鸡1只。

【用法】将药及乌鸡加水炖服，早、晚各服1次，服汤食肉。

【功效】补精髓，益气血，适用于阴阳气血皆虚所致的性功能减退。

【来源】民间验方

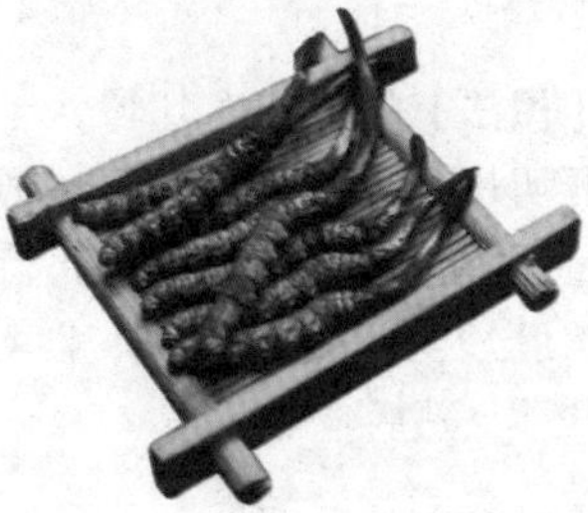

冬虫夏草

方名 韭菜炒鸡蛋

【方药】新鲜韭菜100克，鸡蛋3只。

【用法】新鲜韭菜洗净切碎，鸡蛋3只（去壳），同切碎之韭菜捣匀，用素油、食盐同炒至熟佐食。在《本草纲目》中，韭菜的功效是："生汁主上气，喘息欲绝，解肉脯毒。煮汁饮，能止消咳盗汗。"

【分析】在中医里，韭菜有一个很响亮的名字叫"壮阳草"，还有人把韭菜称为"洗肠草"。

【功效】温中养血，温肾暖腰膝。

【来源】民间验方

方名 杜仲炖羊肉

【方药】杜仲20克，羊肉250克。

【用法】一般先把杜仲煎成药汤，然后再把药汁加在炖羊肉里，一周吃一两顿就可以了。

【分析】杜仲是补肾的良药，能缓解腰膝酸软、疲倦遗精等症状。杜仲是杜仲树的树皮，《本草经集注》里记载，在选择杜仲时可以把它折断，里面有像棉纤维一样的白丝，就是质量较好的杜仲。早在1800年前，医圣张仲景就将当归生姜羊肉汤归为食疗方剂，载入《金匮要略》。而《本草拾遗》更是将羊肉与人参相提并论，认为它是温补、强身、壮体的肉类上品。现代营养学也证实，羊肉不仅营养丰富，还含有微量性激素，的确有壮阳作用。

【功效】温肾壮阳。

【来源】民间验方

1.7.3 阳痿

方名 淫羊藿酒

【方药】淫羊藿100克，白酒约500克。

【用法】将淫羊藿用白酒浸

泡，每次饮1小杯。

【分析】《本草纲目》载：淫羊藿，性温不寒，能益精气，真阳不足者宜之。

【功效】温肾壮阳。用于肾虚阳痿，腰膝酸软。

【来源】《普济方》

方名 补骨脂粉

【方药】补骨脂50克，核桃仁、杜仲各30克。

【用法】共研细末，每服9克，每天2次。

【功效】温肾助阳。

【来源】民间验方

方名 治疗偏方

【方药】芡实15克，茯苓10克，大米适量。

【用法】将芡实、茯苓捣碎，加水适量，煎至软烂时再加入淘净的大米，继续煮烂成粥。1日分顿食用，连吃数日。

【分析】芡实，味甘、涩，性平，归脾、肾经。具有益肾固精、补脾止泻、祛湿止带的功能。生品性平，涩而不滞，补脾肾而兼能祛湿。常用于白浊，带下，遗精，小便不禁，兼湿浊者尤宜。

【功效】补脾益气。适用于小便不利、尿液混浊、阳痿、早泄。

【来源】民间验方

方名 韭菜炒羊肝

【方药】韭菜100克，羊肝120克。

【用法】韭菜洗净切段，羊肝切片。铁锅急火炒羊肝（适量食油、食盐、味精），待羊肝炒至八成熟，放入韭菜共炒，熟后食用。

【功效】补肝肾、益精血。适用于肝肾不足，精血亏虚之阳痿。

【来源】民间验方

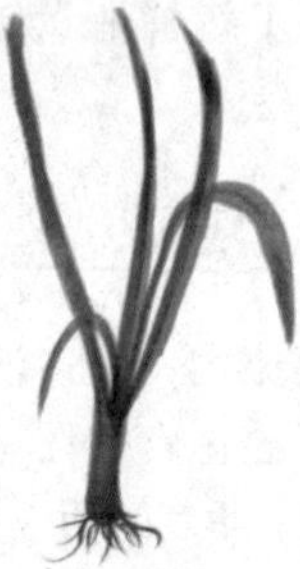

韭菜

方名 治疗偏方

【方药】麦冬15克，生地黄20克，鲜藕节150克，芡实12克，金樱子15克，山萸肉20克。

【用法】藕节捣烂取汁，与各料同水煎，取汁。每天2剂。

【功效】滋阴降火，安神固精。对早泄、梦遗、耳鸣、心悸、乏力、腰痛有疗效。

【来源】民间验方

方名 治疗偏方

【方药】人参、白术各9克，黄芪12克，当归10克，茯神9克，远志、枣仁各6克，龙眼肉12克，木香、甘草各6克。

【用法】水煎服，日1剂，分2次服。

【功效】补益心脾，适用于心脾虚损所致的阳痿、早泄。

【来源】民间验方

方名 狗鞭散

【方药】狗鞭1具。

【用法】锅内放砂加热，入狗鞭于锅内炒至松炮后，取出研末，每服3克，每日2次，温开水送服。

【功效】适用于肾阳虚阳痿、精冷。

【来源】民间验方

方名 虾仁煨羊肉

【方药】羊肉250克，虾仁25克，生姜5片，食盐、味精少许。

【用法】羊肉洗净切块，加清水微火煨炖，待七成熟时加虾仁、生姜片、食盐、味精少许，调味食用。

【功效】补肾助阳，适用于老年人肾虚阳痿。

【来源】民间验方

方名 药虾酱

【方药】取韭菜子30克，枸杞子、蛇床子各15克，菟丝子10克。

【用法】以水煎服，每日1剂。另将大鲜虾40克去头尾，略捣烂，加醋适量成30克虾酱，一次服完。

【分析】韭菜籽研粉，开水送服，对治疗阳痿有效。虾味道鲜美，是补益和药用作用都较高的壮阳食物。中医学认为，其味甘、咸，性温，有壮阳益肾、补精、通乳之功。

【功效】该方温而不燥，适用于肾阳亏虚之阳痿。

【来源】民间验方

1.7.4 遗精

方名 玉锁丹

【方药】鸡头肉（即芡实）末、莲花蕊末、龙骨（别研）、乌梅肉（焙干取末）各1两。

【用法】上料煮山药糊为丸，如鸡头大。每服一粒，温酒、盐汤服下，空腹。

【功效】补肾固精，治梦遗漏精。

【来源】《杨氏家藏方》

方名 金锁固精丸

【方药】沙苑蒺藜（炒）、芡实（蒸）、莲须各2两，龙骨（酥炙）、牡蛎（盐水煮一日一夜，煅粉）各1两。

【用法】共为末，莲子粉糊为丸，盐汤下。

【分析】莲须，性味甘、涩，平，归心、肾经。有固肾涩精的功效，适用于遗精滑精，带下，尿频。

【功效】利肾涩精，治精滑不禁。

【来源】《医方集解》

方名 芡实山药汤

【方药】芡实、山药各30克，莲子15克，炒枣仁9克，党参3克。

【用法】上药用水适量，慢火煮，服汤，再用白糖15克拌入药渣中同服，每日如此。

【分析】芡实，味甘，涩，性平。具有益肾固精、补脾止泻、祛湿止带的功能。生品性平，涩而不滞，补脾肾而兼能祛湿。常用于白浊，带下，遗精，小便不禁，兼湿浊者尤宜。

【功效】健脾，补肾，固精，适用于遗精。

【来源】民间验方

方名 苦瓜芡实泥

【方药】苦瓜1条，芡实粉10~15克，冰糖30克。

【用法】将苦瓜捣烂如泥，和芡实粉加冰糖捣匀，1次或分2次服。

【功效】降火滋阴，涩精。适用于阴虚火旺所致遗精。

【来源】民间验方

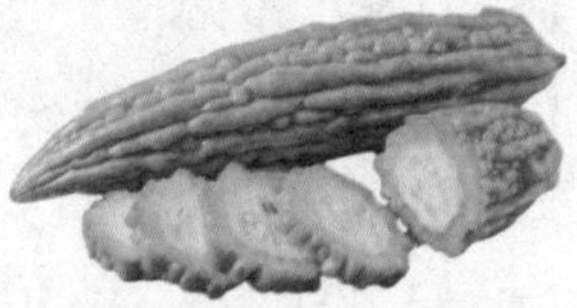

苦瓜

方名 胡桃炒韭菜

【方药】胡桃仁60克，韭菜150克。

【用法】用麻油炒熟，加适量盐、姜、葱、味精等调好味，佐餐食。

【功效】温肾固精，适用于因肾虚不藏之遗精。

【来源】民间验方

方名 锁精汤

【方药】山药、党参、黄芪各10克，茯苓、茯神各8克，远志、桔梗各6克，木香、甘草各3克，酸枣仁、莲须、芡实各8克，龙骨、牡蛎各10克。

【用法】水煎服，1日1剂，分2次服。

【功效】益脾养心，适用于因心脾气虚所致之遗精。

【来源】民间验方

方名 桑葚茶

【方药】桑葚15克。

【用法】加水煎汁代茶饮。每日1剂。

【功效】补肝益肾。适用于病后体虚、心肾不交所致失眠、梦遗梦滑、心悸健忘。

【来源】民间验方

方名 双仁茶

【方药】松子仁、核桃仁、蜂蜜各15克。

【用法】松子仁、核桃仁用开水泡10分钟去皮，捣烂成糊状，加蜂蜜混合均匀。每次取10克左右，以开水冲服，每日1次。

【功效】强阳补肾。适用于遗精，早泄。

方名 莲子粳米粥

【方药】莲子50克，粳米100克。

【用法】莲子去皮及心，研成细粉备用。粳米淘洗干净，放入锅中，加莲子、清水，旺火烧沸后，再改用小火煮至粥成。

【分析】本方载于《调疾饮食辩》《饮膳正要》《随息居饮食谱》等，原方用于"健脾胃，止精滑泄利""心志不宁，神中强志，聪耳明目""健脾益肾，颇著奇勋"，为涩肠固精常用方。

泻痢日久，损伤脾胃，脾胃运化失常，则见虚泻虚痢；肾虚封藏失职，则见遗精，法宜补脾涩肠，益肾固精。方中以莲子为主，补脾涩肠，益肾固精；以粳米为辅佐，补脾止泻以增强莲子功效。两者合用，共成补脾涩肠，益肾固精之方。本方收敛固摄之力较强，应用以虚证泻痢及遗精为宜。本方莲子并能养心安神，还可用于心神不宁，夜寐多梦。

【功效】有补脾涩肠、益肾固精功效。适用于脾虚久泻久痢，肾虚遗精，淋浊。

【来源】民间验方

方名 山药鲜虾丸

【方药】小茴香、虾仁各50克，生地、山药各20克。

【用法】茴香、生地、山药烘干研末，鲜虾仁捣烂为泥，四者和为丸，放蒸锅内蒸熟。以黄酒送服，分两次服完。

【功效】强肾固精。适用于遗精。

【来源】民间验方

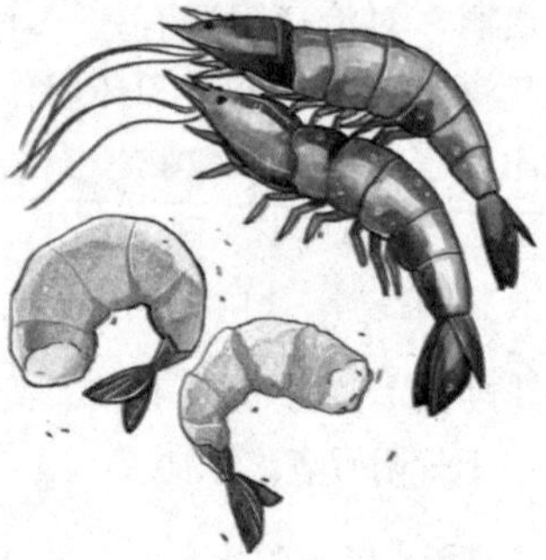

虾仁

方名 覆盆子茶

【方药】覆盆子10克，绿茶5克。

【用法】覆盆子研制成粉末，

与绿茶一同放入杯子中，开水冲泡代茶频饮。每日1剂。

【分析】覆盆子，性味甘酸，平，归肝、肾经，具有补肝益肾、固精缩尿、明目的功效。主治阳痿早泄，遗精滑精，宫冷不孕，带下清稀，尿频遗溺，目昏暗，须发早白。

【功效】益肾涩精，明目。适用于遗精，阳痿，小便次数多。

【来源】民间验方

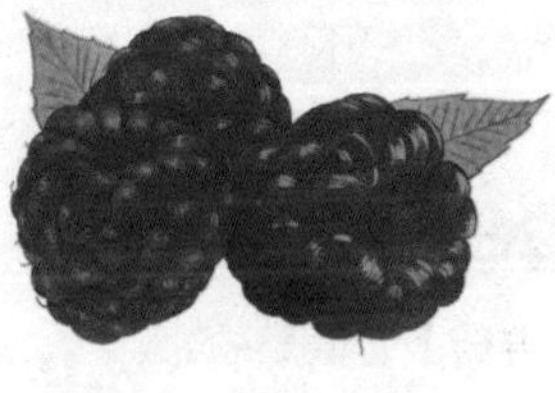

覆盆子

方名 黄芪、枸杞炖乳鸽

【方药】黄芪、枸杞各30克，乳鸽1只，料酒、精盐、味精、姜片、鸡清汤、鸡油各适量。

【用法】将乳鸽去毛、内脏，斩脚爪，洗净，放入沸水中氽一会儿，捞出洗净斩块放炖盅内。黄芪、枸杞分别洗净，放入炖盅内。将料酒、盐、味精、姜片、鸡清汤同放炖盅内，上笼蒸到肉熟烂，取出笼，拣出姜、黄芪，淋上鸡油即成。

【分析】本汤菜主料黄芪、枸杞子、乳鸽。乳鸽为刚孵出不久之幼鸽，肉厚而嫩，有滋肾、调经益气解毒祛风之功，是一种滋养性很强的食品。黄芪是常用的一味中药材，具有补脾益气、固表止汗、升阳托毒之功。现代研究证明，黄芪有强心利尿、降血压、抗菌止汗及扩张血管之作用。枸杞子是滋肾益气、生津助阳、补虚强筋骨显效的强壮滋补药。三料共用，则具有补气壮阳、固表止汗、解毒祛风之功用。

【功效】补肾益气。适于中气虚弱、体倦乏力、表虚自汗及痈疽疮溃久不愈合之人食用，也是民间常用的病后调补之食品，对于阳痿遗精等性功能低下病人食之有治疗作用。

【来源】民间验方

方名 断遗汤

【方药】人参30克，山药15克，芡实15克，麦冬15克，五味子3克。

【用法】水煎服，每日1剂，日服2次。

【功效】益气养心，健脾固涩。

【来源】《医学集成》

方名 韭菜籽方

【方药】韭菜籽20粒。

【用法】捣碎，盐汤送服（或黄酒送服）。

【功效】壮阳强腰，固精止带。治疗阳痿遗精。

【来源】民间验方

方名 白果仁方

【方药】白果仁10克。

【用法】炒后水煎，米醋1匙送服。

【功效】壮阳强腰，固精止带。治疗阳痿遗精。

【来源】民间验方

方名 沙果方

【方药】沙果500克。

【用法】将沙果切厚片，加水800毫升煮沸后调文火，将沙果炖酥烂再加蜂蜜250克，熬成胶状，待凉。每日嚼食2~3次，每次2~3片。

【分析】沙果，味辛、甘，性凉。具有良好的涩精、止泻痢的作用，是泄泻下痢、遗精滑泄者的食疗良品。

【功效】生津止渴，涩精止泻。适用于遗精。

【来源】民间验方

方名 金樱子茶

【方药】金樱子15克，冰糖20克。

【用法】加水适量，放小碗内隔水炖1小时，去药渣饮汤，每日1次。

【分析】金樱子是一味治疗男性疾病的药食同源佳品。金樱子味酸、甘，无毒，具有固精涩肠、缩尿止泻的功效。

关于金樱子治疗男性疾病，历代医家著作均有记载。如《名医别录》中有关于金樱子"止遗泄"的记载，《蜀本草》记载其可"涩精气"，《本草从新》记载金樱子"酸、涩、平，固精秘气、治滑精"。现代研究发现，金樱子含有20多种氨基酸，其中包括8种人体所必需的氨基酸。另外还有18种无机盐及丰富的微量元素，如铁、锌、硒等，其中的锌和硒，对男性生殖系统具有特定的保健作用。

【功效】涩精，止遗泄。治疗阳痿遗精。

【来源】民间验方

1.7.5 睾丸炎

方名 大补阴丸

【方药】黄柏、熟地各15克，知母、龟板各12克，猪脊髓1匙（蒸熟兑服），银花30克，荔枝核20克。

【用法】水煎服，每日1剂，10天为1个疗程。

【分析】荔枝核性味甘、微苦，温。归肝、肾经。用于寒疝腹痛、睾丸肿痛。本品主入肝经，味辛能行，味苦能泄，性温祛寒，有疏肝理气、行气散结、散寒止痛之功。治寒凝气滞之疝气痛、睾丸肿痛，可与小茴香、青皮等同用。

【功效】滋阴清热，活血祛瘀，理气止痛。

【来源】民间验方

方名 柴橘乌贝汤

【方药】柴胡、乌药、青皮各6克，橘核、附片各9克，海藻、贝母、白芥子各12克。

【用法】水煎服，每日1剂。

【功效】疏肝理气，温经散寒，化痰散结。主治附睾炎。

【来源】民间验方

方名 枝橘汤

【方药】柴胡、赤芍、川楝子、胆草各10克，荔枝核、广橘核、泽泻各12克，茵陈20克，秦艽、车前子各15克，生甘草6克。

【用法】每日1剂，水煎2次，合汁分2次服。10天为1个疗程。

【功效】疏肝理气，化湿清热。主治附睾炎。

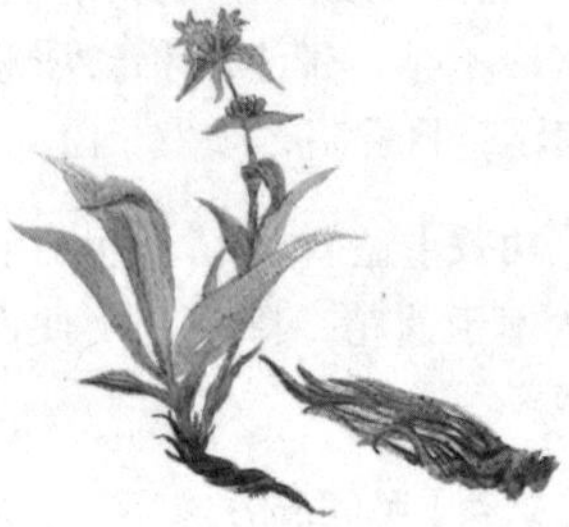

秦艽

方名 生姜外敷方

【方药】老生姜适量。

【用法】取肥大的老生姜，用清水洗净，横切成约0.2厘米厚的均匀薄片，每次用6~10片敷于患侧阴睾，盖上纱布，兜起阴囊，每日更换1~2次，直至痊愈为止。治疗期间不用抗生素，疼痛难忍者适当使用镇痛剂。

【功效】消肿散结，主治急性附睾炎。

【来源】民间验方

方名 菊花茄子羹

【方药】杭菊花40克，茄子50克，葱花、食盐、淀粉、姜适量。

【用法】将菊花加水煮沸30分钟左右，去渣取汁。茄子洗净切成斜片，放入烧热的素油锅内翻炒至快熟时，调入葱、姜、淀粉和菊花汁，翻炒片刻滴些麻油即可。

【分析】菊花疏风较弱，清热力佳，治目赤肿痛，无论属于肝火或风热引起者，均可应用，因该品既能清肝火，又能散风热，是睾丸炎患者极好的食疗方法。

【功效】清热祛浊，适用于睾丸炎治疗。

【来源】民间验方

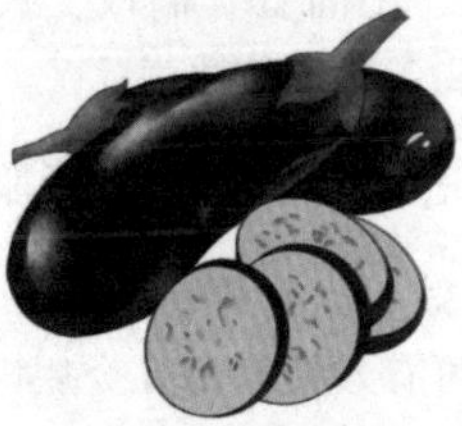

茄子

方名 附睾汤

【方药】虎杖20克，夏枯草、萆薢、乳香、没药、川芎、白芍、桃仁、当归各10克。

【用法】日1剂，水煎服。10日为1疗程。

【分析】虎杖性味微苦，微寒，归肝、胆、肺经。具有清热解毒、利胆退黄、祛风利湿、散瘀定痛、止咳化痰的功效。用于关节痹痛，湿热黄疸，经闭，产后瘀血不下，癥瘕，咳嗽痰多，水火烫伤，跌打损伤，痈肿疮毒的治疗。

【功效】利湿祛毒，活血化瘀，主治湿热下注，瘀血阻滞之慢性附睾炎。

【来源】民间验方

方名 消炎送子汤

【方药】马鞭草15克，青皮6克，枸杞子10克，川楝子10克，延胡索12克，陈皮10克，赤芍10克，川芎10克，泽泻10克，生甘草3克，车前子（包）15克，柴胡3克。

【用法】水煎，分2次服。每日1剂。服15剂为1个疗程。

【功效】通络补肾，用于睾丸炎性不育慢性期。

【来源】民间验方

方名 白茅根汤

【方药】白茅根100克，青苔30克，酸浆草50克，苦菜根30克，鸡蛋1个。

【用法】煎汤，浸洗患部。

【分析】酸浆草清热利湿，解毒消肿。

【功效】清热利湿，主治慢性睾丸炎。

【来源】民间验方

方名 仙人掌花瘦肉汤

【方药】仙人掌花15克，猪瘦肉100克，盐5克，葱、姜适量。

【用法】将仙人掌花洗净切细，猪瘦肉洗净切片，放入锅中加清水适量煮沸，调入葱、姜，煮至猪肉熟后，下仙人掌花、食盐煮沸即可。

【分析】仙人掌花清热解毒，舒筋活络，散瘀消肿，解肠毒，凉血止痛，润肠止血，健胃止痛，镇咳。

【功效】清热消肿，可用于睾丸炎的辅助治疗。

【来源】民间验方

方名 山楂核海藻汤

【方药】木香25克，山楂核、荔枝核、蒲公英、橘核各20克，海藻、杜仲炭、泽泻各15克，桃仁、防己、牛膝各10克。

【用法】水煎，每日1剂，分2次服用。

【功效】清热解毒，软坚散结，活血止痛。主治急性睾丸炎。

【来源】《当代中医师灵验奇方真传》

方名 黑白配

【方药】黑胡椒7个，白面1把。

【用法】将黑胡椒捣烂，用白面调成糊状。将药糊摊于青布上，贴在会阴部，外垫棉花，用医用胶布固定。

【功效】温元利肾，主治睾丸炎。

【来源】《医学文选》

方名 治疗偏方

【方药】黄芩、栀子、木通、车前子(包煎)、泽泻、当归、生地各10克，柴胡6克，甘草12克，龙胆草15克，金银花、川楝子各20克。

【用法】水煎，每日1剂，分2次服用。

【功效】清利湿热，解毒消痈。适用于湿热下注型睾丸炎。

【来源】民间验方

方名 南瓜花肉丸汤

【方药】南瓜花5朵，猪瘦肉50克，调味品适量。

【用法】将南瓜花用清水漂净沥干，葱洗净切末，肉泥加入调味料及葱末和匀，抓成一粒粒的肉丸，入滚水中煮，待肉丸浮出水面，置入南瓜花，续滚两下，再加调味品，煮沸即成。

【分析】南瓜花，味甘，性凉。清湿热，消肿毒。治黄疸，痢疾，咳嗽，痈疽肿毒。

【功效】清利湿热，消肿散瘀，辅助治疗睾丸炎。

【来源】民间验方

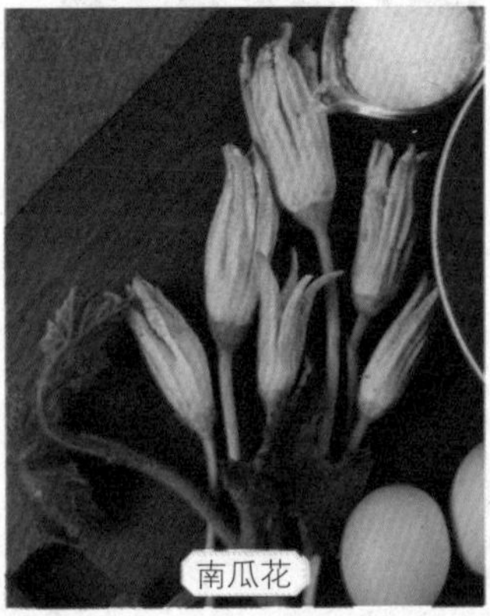

南瓜花

方名 清睾汤

【方药】大黄9克，桃仁、广香、橘核、枳实、五灵脂、柴胡各12克，龙胆草、荔枝核、川楝子、地龙各15克，昆布、生地各20克，车前仁、海藻各30克。

【用法】以上诸药，加水800毫升煎取汁500毫升，分3次饭后频服。

【功效】清热泻火，利尿除湿，软坚散结，行气止痛。主治急性睾丸炎。

【来源】民间验方

方名 荔枝核方

【方药】荔枝核5粒，水180毫升。

【用法】荔枝核5粒，加入180毫升的水，煮至水量剩一半。煎煮约20分钟即可。

【功效】理气止痛。用于治疗急性睾丸炎，症见睾丸肿痛。

【来源】《补肾回春万金方》

方名 柴胡疏肝散

【方药】柴胡、黄芩、枳壳各9克，白芍12克，乌药、桃仁、小茴香、橘核、败酱草各10克，炙甘草6克。

【用法】每日1剂，水煎服。

【功效】疏肝理气，活血止痛。可有效控制睾丸炎症状。

【来源】民间验方

1.7.6 不育

方名 益肾生精汤

【方药】熟地20克，淮山药18克，枸杞子18克，茯苓15克，山萸肉12克，淫羊藿12克，丹皮10克，炙甘草10克，高丽参6克。

【用法】水煎服，1日1剂，分3次。

【功效】补肾生精，祛湿化瘀。

【来源】民间验方

治疗偏方

【方药】北沙参、白茅根、丹参各15克，干山药、炒薏苡仁各20克，石斛、茯苓、山萸肉、枸杞子各10克，陈皮6克。

【用法】将上述药物用水煎煮后去渣取汁，每日服一剂，分3次服完。

【功效】滋阴清热，健脾补肾。适合于精子活力低下，且有易疲劳、口干咽燥、五心烦热、小便黄赤、舌质红、苔薄少、脉细数等阴虚内热症状的精子活力低下患者使用。

【来源】民间验方

治疗偏方

【方药】熟地、枸杞子、肉苁蓉、菟丝子各15克，淫羊藿、党参、山萸肉、炒白术、桂枝各10克，炙甘草6克。

【用法】将上述药物用清水煎煮后去渣取汁，每日服一剂，分3次服用完。

【功效】补肾填精。温阳益气。适合精子活力低下，且有形寒肢冷、腰膝酸软、神疲乏力、小便清长、舌淡胖、苔薄白、脉沉细等肾阳不足症状的精子活力低下患者使用。

【来源】民间验方

海参粥

【方药】海参适量，糯米100克。

【用法】先将海参浸透，剖洗干净，切片煮烂，后加入糯米，煮成稀粥，调味服食。

【功效】补肾填精，适用于肾精亏损者。

【来源】民间验方

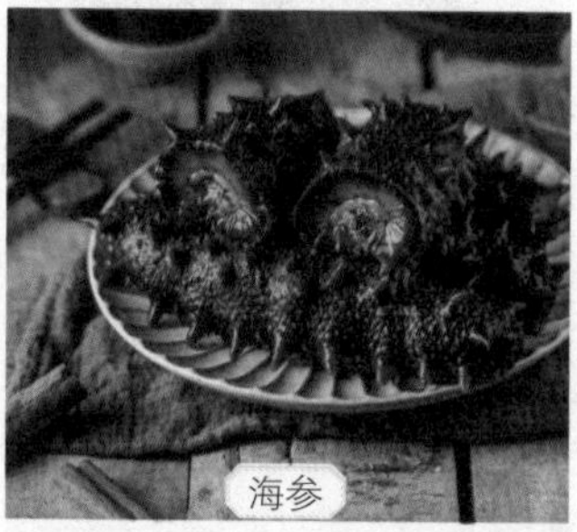

海参

治疗偏方

【方药】黄芪、丹参、蒲公英各30克，益母草20克，枸杞子、女贞子、淫羊藿、川牛膝、徐长卿、虎杖各15克，桃仁、红花各10克。

【用法】水煎分3次服，每日1剂。

【功效】补肾壮阳，本方治疗男子免疫性不育症。

治疗偏方

【方药】附子、枸杞子、菟丝子、党参各15克，补骨脂、杜仲、续断各12克，地骨皮、黄芩各10克。

【用法】水煎服，每日1剂，服10剂为1个疗程。

【功效】补肾，助阳，益精。

【来源】民间验方

鹿茸酒

【方药】鹿茸30克，枸杞子60克，白酒500毫升。

【用法】将鹿茸和枸杞子放入密封瓶中，倒入白酒，加盖密封，置阴凉干燥处，隔日摇动数下，经15日后，即可取饮。每次10毫升，每日1~2次。

【功效】补肾阳，强筋骨，通血脉。

【来源】民间验方

紫草方

【方药】紫草200克。

【用法】研为细末，每次5克，日3次，温开水或淡盐开水送服，15天为1个疗程。

【功效】清热凉血，治血精症，下腹不适，便秘尿黄，舌红苔少，脉细者。

【来源】民间验方

方名 治疗偏方

【方药】金银花30克，蒲公英、续断各15克，生地、当归各12克，知母、黄柏、赤芍、丹皮各10克，生甘草6克。

【用法】将上述药物用水煎煮后去渣取汁，每日服1剂，分3次服完。

【功效】滋阴清热，活血化瘀。适用于畸形精子过多，且有尿道灼热、小便色黄、滴沥不尽、口干口苦，或有前列腺炎或精囊炎病史等阴虚湿热症状。

【来源】民间验方

方名 治疗偏方

【方药】菟丝子、沙苑子、覆盆子各60克，枸杞子、车前子、蛇床子各45克，五味子、金樱子、制附子、楮实子各30克。

【用法】共研为细末，炼蜜为丸，每丸9克。每日服2次。

【功效】补肾生精，主治男性肾阴虚不育症。

【来源】民间验方

方名 养荣酒

【方药】人参、生地黄、白术、茯苓各30克，生黄精50克，怀牛膝、肉桂各20克，白酒1000毫升。

【用法】将以上诸药捣碎，用细纱布袋装好，扎紧口放入大的密封瓶中，倒入白酒，加盖密封，置阴凉干燥处，天天摇动，经10天后即可开封取饮。每次10毫升，每日1~2次。

【功效】补虚损，壮气力，泽肌肤。

【来源】民间验方

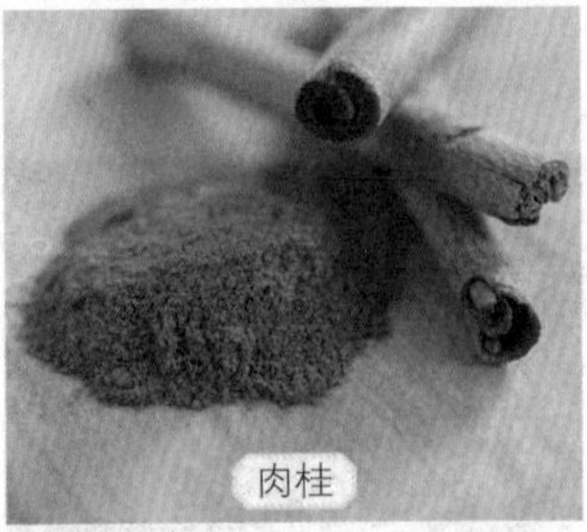

肉桂

1.7.7 其他生殖器疾病

方名 急性附睾炎治疗方

【方药】柴胡12克，黄芩12克，黄柏12克，白鲜皮20克，白茅根20克，大黄4克（另包后下），地鳖虫12克，蜈蚣2条，乳香1克，延胡索12克，荔枝核12克，生黄芪15克。

【用法】水煎服，3剂，日3服。

【分析】本方以柴胡、黄芩、黄柏、白鲜皮、白茅根、大黄疏肝清肝，清热利湿，泻下散结；土鳖、蜈蚣、乳香、延胡索、荔枝核行气化瘀，通经活络；佐以生黄芪助卫抗邪。上药合奏清肝除湿，活血化瘀，通经活络之效。

【功效】清肝除湿，活血化瘀。可治急性附睾炎。

【来源】民间验方

方名 治疗偏方

【方药】蒲公英、车前子（包煎）各20克，黄芩、黄柏、生地、泽泻、栀子各10克，龙胆草、柴胡、通草各6克，甘草5克。

【用法】水煎3次合并药液，分3次饮服。另用马齿苋、芒硝、千里光各30克，水煎外洗或湿敷患处。

【功效】清热利湿，解毒消肿。症见龟头包皮红肿、灼痛，或糜烂渗流黄水，有腥臭味，口苦心烦，小便黄赤，大便秘结。

【来源】民间验方

方名 莲子汤

【方药】新鲜莲子（莲子中央的绿色小芽芯不要剥去）15克。

【用法】水煎服，连同莲子一起服用。

【功效】清虚热，安神，治梦遗过频。

【来源】民间验方

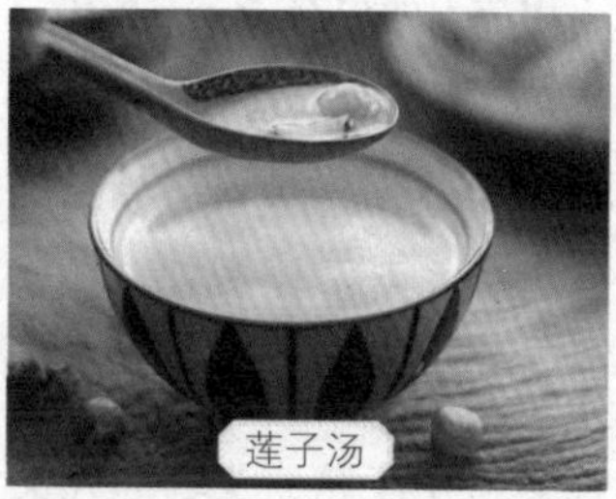
莲子汤

方名 治疗偏方

【方药】红藤20克，生地15克，车前子（包煎）、苦参、薏苡仁、牡丹皮、茯苓、泽泻、山药、山茱萸、知母、黄柏各10克。

【用法】水煎3次合并药液，分3次饮服。另用马齿苋、芒硝、千里光各30克，水煎外洗或湿敷患处。

【功效】滋阴清热，利湿消肿。症见龟头肿痛，颜色暗红，溃烂经久不愈，五心烦热，潮热盗汗，口干少苔，或苔黄少津，脉弦细数。

【来源】民间验方

方名 倒阳汤加味

【方药】玄参12克，麦冬12克，肉桂3克（后下），生地12克，石斛12克，地骨皮12克，桑葚子12克，牡蛎30克（先煎）。

【用法】水煎服，每日1剂。

【功效】滋阴清热，通络。适用于阴虚阳亢型阳强症，症见茎举不衰，性欲亢进，伴有五心烦热，咽干口燥，腰膝酸软。

【来源】民间验方

方名 治疗偏方

【方药】山药15克，金樱子肉、泽泻、地黄、茯苓、丹皮、牛膝、车前子（布包）、橘核、木通各12克，桂枝6克，制附子8克。

【用法】水煎服，每日1剂，连服5~7日为1个疗程。

【功效】滋补肝肾，主治肾虚水停性水疝。

【来源】民间验方

方名 治疗偏方

【方药】茯苓、猪苓、泽泻、山栀子、车前子（布包）各12克，木通、枳壳各10克。

【用法】水煎服，每日1剂，5~7日为1个疗程。

【功效】健脾利湿，主治湿热积液性水疝。

【来源】民间验方

方名 治疗偏方

【方药】金银花、防风各6克，黄柏3克。

【用法】以沸水冲泡，代茶饮用，直至味淡，每日1剂。

【功效】清热疏风，解毒利湿，对龟头红肿瘙痒、刺痛有效。

【来源】民间验方

方名 五倍子枯矾煎液

【方药】五倍子、枯矾各10克。

【用法】加水300毫升，煎约半小时后待温，以药液浸泡或蘸取药液湿敷患处。每日1剂，每日2~3次，每次约半小时，5~7日为1个疗程。

【功效】消炎止痛，适用于水疝。

【来源】民间验方

方名 治疗偏方

【方药】熟地、当归、白术、

菟丝子、阿胶、白芍各10克，黄芪12克，甘草6克。

【用法】水煎分3次服，每日1剂。

【功效】益气摄血，健脾补肾。适用于脾肾两虚型血精，症见血精色淡红，神疲乏力，头晕目眩，腰膝酸软，失眠多梦。

【来源】全国名老中医，广西壮族自治区人民医院中医科主任医师 张达旭

方名 阳起汤

【方药】阳起石、蛇床子、淫羊藿各10克，丹参30克。

【用法】加清水500毫升，煎至200毫升。每日1剂，分2次服用。

【功效】补肾壮阳，活血燥湿，适用于精索炎、睾丸炎后期伴有阳痿、早泄、性欲低下者。

【来源】中国性学会会员 苏全新

方名 治疗偏方

【方药】马鞭草鲜叶30克或干品20克。

【用法】加清水20毫升，捣烂取汁，将药汁涂抹于龟头，每天涂抹2~3次。

【功效】马鞭草可以活血解毒，对龟头刺痛、溃烂者效佳。

【来源】民间验方

方名 葱白蛋清方

【方药】葱白1根，鸡蛋1个。

【用法】蛋清混合葱白捣烂，取其汁敷在患处，20分钟后洗净，每日1次，持续7日。

【分析】葱白味辛辣、性温，有发汗解热、散寒通阳的功效，对皮肤真菌有一定的抑制作用。

【功效】散寒通络，适用于龟头或阴茎表面红肿。

【来源】民间验方

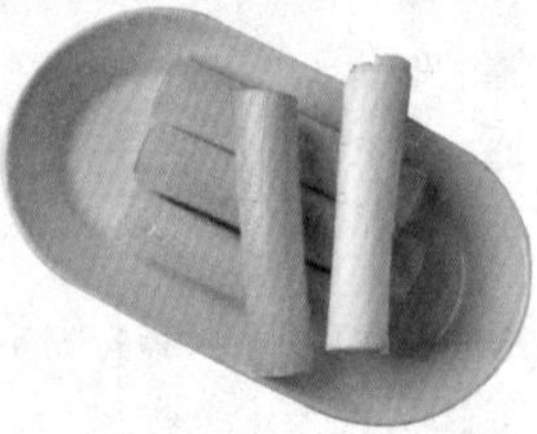

葱白

方名 治疗偏方

【方药】银花30克，红花12克，白芍20克，川楝子、元胡、甘草各15克。

【用法】每日1剂，水煎分3次服。

【分析】阴部湿者加苍术、白术、茯苓各10克。

【功效】解毒杀菌，用于治疗慢性附睾炎。

【来源】民间验方

方名 坐浴汤

【方药】芒硝100克，蛇床子、败酱草、当归各30克。

【用法】加清水2000毫升，煮沸20分钟。待水温降至40摄氏度时坐浴，每日早晚各1次，每次15分钟。

【功效】解毒除湿，活血止痛。适用于精索炎、睾丸炎各期引起的射精疼痛。

方名 包皮龟头炎外洗方

【方药】苦参30克，蛇床子20克，黄柏15克，苍术12克。

【用法】加水2000毫升煎煮30分钟，去渣后至40℃左右时，泡洗包皮龟头10~15分钟，每日1剂，每日洗2次。

【功效】燥湿清热，主治龟头炎。

【来源】民间验方

02 第二章 外科

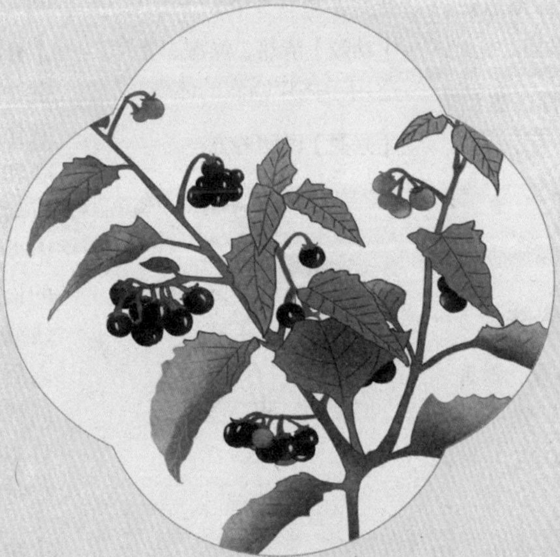

2.1.1 癣病

方名 药酒涂擦

【方药】陈皮 15 克，土茯苓 10 克，茯苓皮 10 克，皂刺 10 克，蛇舌草 10 克，连翘 10 克，地肤子 10 克，甘草 6 克。

【用法】将上药放入酒坛中浸泡，1 周后取汁涂擦患处，每日 2 次，连续 3 周。

【功效】除湿解毒，主治花斑癣。

【来源】民间验方

方名 中药浸洗

【方药】黄精 100 克，藿香、白鲜皮、地肤子、蛇床子、苦参、葱白各 50 克，明矾 25 克。

【用法】共放入瓷盆内，用食醋 1500 毫升浸泡 48 小时后即可使用。每天将患部浸入药液中 2 小时，连浸 10 天为 1 疗程，一般连用 1~2 个疗程。

【功效】解毒，消炎，止痒。主治足癣。

【来源】民间验方

方名 湿敷疗法

【方药】百部 30 克，苦参 30 克，蛇床子 10 克，地肤子 10 克，苍耳子 10 克，半边莲 10 克，甘草 6 克。

【用法】将上药水煎敷于患处，早晚各 1 次，连用 4 周。

【功效】清热，燥湿，止痒，适用于瘙痒剧烈的体癣。

【来源】民间验方

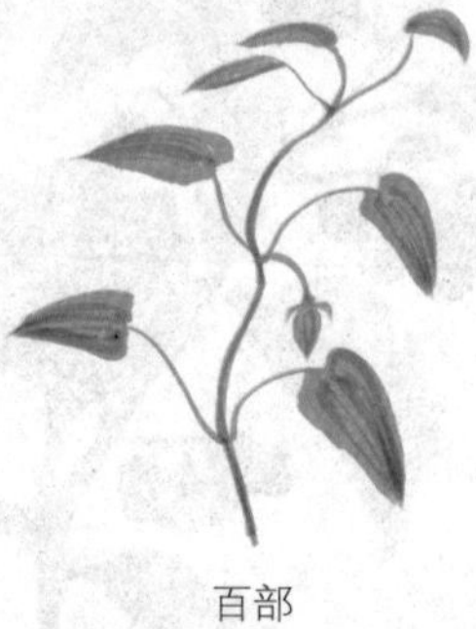

百部

方名 雄柳膏

【方药】雄黄 20 克，柳酸 10 克，氧化锌 10 克。

【用法】研细过筛，再加入已熔待温的凡士林 60 克，充分搅拌待用。使用时先剃去头发，用肥皂温水洗头，再用力擦药膏，一般要正反左右揉擦 3 分钟，药膏保持约 0.1~0.2 厘米厚，然后用油纸覆盖，纱布包扎。每日 1 次，4~7 天后开始拔去病发，务必拔得较彻底。如有广泛的糜烂面，先用消炎膏处理，待创面愈合后再用本药膏治疗。

【分析】本方中雄黄解毒杀虫，有抑杀皮肤真菌作用；氧化锌收湿生肌，能保护皮肤和减少炎症反应；柳酸能收敛杀虫。同时在临床应用中发现，本方还有不同程度的松发作用，虽效不如放射线或乙酸铊那样显著，但没有后遗症和明显的副作用，同样能达到治疗的目的。而且本疗法具有使用简便、治疗时间短而疗效佳的优点。

【功效】解毒杀虫，收敛生肌。主治头癣。

【来源】中国医学科学院皮肤病研究所 康芳芬

方名 花椒水泡脚

【方药】整花椒 10 粒左右。

【用法】放入盆中，用开水

冲泡。待水温降至40摄氏度左右，即可浸泡双脚。一周1次，连泡几周。

【分析】花椒在我国古代各种本草典籍多有收录，并被归入祛寒类的中药中，有温中散寒、燥湿止痛止痒的作用。现代研究也表明，花椒有杀菌、消毒、止痛、止痒、消肿等作用，对多种细菌，特别是皮肤表面的细菌有很好的抑制功效。因此，临床上常用于治疗湿疹、皮肤瘙痒症、神经性皮炎、脚气及外阴瘙痒等皮肤科疾病。

【功效】对足癣有很好的缓解作用，对汗脚也有治疗作用。

【来源】民间验方

方名 土槿百部酒

【方药】土槿皮、百部各30克，蛇床子、枦兰各15克。

【用法】用50%的酒精240毫升，浸泡72小时，过滤取滤液外搽患处，每日1~2次。

【功效】祛风，杀虫，止痒。主治体癣。

【来源】民间验方

方名 中药水泡洗

【方药】土茯苓30~50克，黄柏、苦参、白鲜皮、地肤子、萆薢、土槿皮、银花、蒲公英、地丁、枯矾各30克。

【用法】水煎约2000毫升，待温浸泡患足，每次30分钟，每日2次，2日1剂。

【功效】此疗法能使药效直达病所，发挥渗湿清湿热消炎作用，使感染症状较快消失，皮疹消退。

【来源】民间验方

方名 夹竹桃叶煎水

【方药】20来片夹竹桃叶（落下的黄叶也可）。

【用法】将锅中水烧开后，取夹竹桃叶入沸水中煮半个小时，待冷却至50~60度时，反复用其洗脚至水凉，每天早晚各1次，连洗数次可见效。

【分析】临床试验表明，夹竹桃叶（成分）能治疗心力衰竭、喘息咳嗽、癫痫、跌打损伤、蛇头疔、经闭、斑秃等。国外有人将夹竹桃叶作为抗菌消炎使用，称誉它是“绿色抗生素”。我国学者发现，夹竹桃叶提取物对大肠埃希氏菌、普通变形杆菌、铜绿假单胞菌、金黄色葡萄球菌等都有不同程度的抑制作用。

【功效】清热祛风止痒，主治脚癣。

【宜忌】夹竹桃叶、花均有毒，切忌入口。如对此物有过敏史者、孕妇，上方不宜使用。

【来源】民间验方

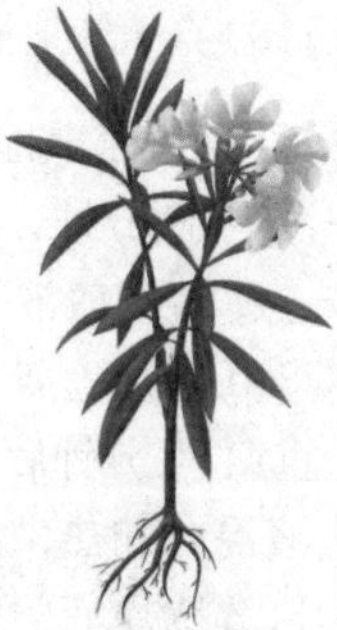

夹竹桃

方名 皂角苦参丸

【方药】白附子、何首乌、威灵仙、白蒺藜各50克，蔓荆子30克，枫子肉60克，青风藤30克，大力子50克，明天麻30克，苦参175克，皂角50克，独活50克，连翘30克，砂仁20克，川芎50克，党参20克，荆芥25克，牛膝50克，白芷60克，当归60克，全蝎50克，制草乌30克，羌活30克，防风30克，胡麻仁50克，苍术30克，杜仲30克，白花蛇20克，甘草30克，枸杞子50克。

【用法】将上药共研细粉，炼蜜为丸，10克重，每日服

3次，每次服1丸。

【功效】清热解毒,杀虫止痒。主治牛皮癣。

【来源】《医宗金鉴》

方名 紫地榆方

【方药】100克干紫地榆切碎。

【用法】上药置于蒸馏水700毫升中浸泡30分钟，再煎沸1小时，过滤出煎液，再加蒸馏水300毫升入煎过之药渣中，重煎30分钟后过滤，将两滤液混合加热，浓缩至100毫升，作为原液(100%)。使用时稀释成20%的紫地榆液。一般外涂患处，早晚各3次，15天为1个疗程。

【分析】紫地榆为蔷薇科植物的根及根茎，外用可治疗烫伤，且能显著减少创面渗出，有收敛止血作用。实验证明其不但对真菌有抑杀作用，而且对金黄色葡萄球菌及绿脓、伤寒、大肠杆菌等都有抑杀作用，主要是与它含有鞣质和多种三萜皂苷有关。可在上方中加入按同样方法制成的心不干、飞龙掌血原液各10毫升，能进一步提高疗效。

【功效】凉血，收敛，杀虫，解毒。主治手足癣。

【来源】云南省昆明医学院附属第一医院 许冰

方名 丁香酒外涂

【方药】丁香15克。

【用法】加入75%的酒精至100毫升，浸48小时后去渣。每日外擦患处3次。一般在治疗1天后症状即见消退，2日后患处有皮屑脱落，经3~5日即能治愈。

【分析】丁香又名公丁香、雄丁香，其味辛，性温，具有温中降逆、温肾助阳之功效。临床用以治疗癣症，有较好的疗效。

【功效】抑菌消炎，主治各种癣症。

【来源】《中国中医药报》

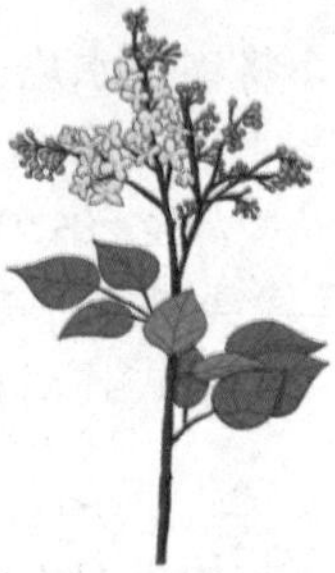

丁香

方名 黄柏苦参方

【方药】黄柏30克，苦参30克，食醋1500毫升，食盐30克，明矾60克，阿司匹林10克，苯酚20毫升。

【用法】先将黄柏、苦参加水适量煎2次，浓缩药液至300毫升待用。把其他药物加入醋中，煮沸，再加入黄柏、苦参浓缩液即可。每日泡洗1次，每次30~40分钟，12~14天为1个疗程。治疗中不需换水，每次加温至适当温度后复用。脱皮2~3次者效果更好。一般1个疗程即愈，必要时用2个疗程。

【分析】本方中食醋、明矾、苯酚具有软化角质、杀虫止痒之功效；阿司匹林遇水分解成水杨酸和醋酸而能起到抑制真菌的作用。据药理研究，黄柏、苦参(1:3)煎剂对多种皮肤真菌有抑制作用。

【功效】燥湿解毒，杀虫止痒。主治手足癣。

【来源】石油工业部第二石油机械厂医院 马守泽

2.1.2 湿疹

方名 苍术黄柏方

【方药】苍术30克，黄柏15克，蛇床子10克。

【用法】煎水取汁，待温后用纱布蘸药汁，敷于患处。每5分钟重复1次，每次15分钟，每日2~3次，连用1周为1个疗程。

【功效】清热利湿,祛风除湿。主治湿疹。

【来源】青海省中医院主任医师 伏新顺

方名 大蒜酒外涂

【方药】大蒜瓣、苦参各100克，明矾50克。

【用法】浸于1000毫升75%的酒精中（冬春季浸1个月，夏秋季浸15天），然后过滤取汁，装瓶备用。每日2次涂药液于患处，6日为1个疗程。

【功效】抗菌消炎，适用于阴囊湿疹。

【来源】民间验方

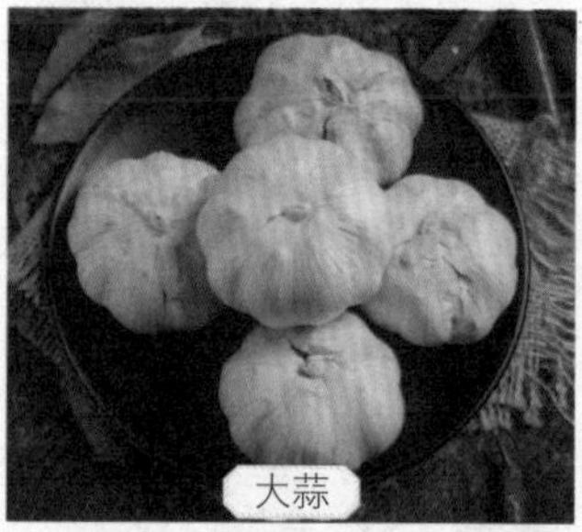
大蒜

方名 紫苏方

【方药】干紫苏叶150克。

【用法】取干紫苏叶150克，以50克在铁锅上炒干，研为细末，取100克水煎，浸洗患处。剩余部分可撒患处，每日1~2次。一般连用2~3天。

【分析】紫苏叶又名苏叶，其味辛，性温，能发表散寒，行气宽中，清热解毒。临床用以治疗阴囊湿疹，疗效颇佳。

【功效】外洗可散热止痒，收敛除湿。主治阴囊湿疹。

【来源】民间验方

方名 苦丁菊花水

【方药】苦丁5根，干菊花10朵，金银花2~3克。

【用法】煎水凉透后，用棉签擦洗患处。每天坚持涂3~5次，5天即可见效。每天坚持用蘸后剩余的药水稀释后，为婴儿洗澡，起到预防作用。洗澡水温在36℃~40℃。

【功效】清热利湿，疏风养血润燥。

【宜忌】洗澡水不宜洗患处。

【来源】民间验方

方名 熏洗外用方

【方药】黄柏、地骨皮、白鲜皮各30克，丹皮、土槿皮各15克，石榴根皮50克。

【用法】加水3公斤，煎取2公斤，药液熏洗患部30分钟，洗毕拭干搽炉甘石洗剂。每日2次，10日为1疗程。

【分析】急性期加苦参12克；合并感染加蒲公英10克；慢性期加蛇床子10克，芒硝12克。

【功效】清热燥湿，清火敛疮。主治阴囊湿疹。

【宜忌】忌食辛辣、海鲜等食物。

【来源】民间验方

方名 玉米须内服外敷

【方药】内服方药：玉米须10克，莲子50克（去心），冰糖15克。

外敷方药：玉米须250克，芝麻油适量。

【用法】内服用法：玉米须放入800毫升水中煮沸20分钟后捞出，再放莲子、冰糖，用微火炖成羹即可，每日服用2次，每次200毫升。

外敷用法：将玉米须烧成灰，研为细末，以芝麻油调成糊状，外敷患处，10天为1个疗程。

【功效】清热利胆，利尿消肿。主治夏季湿疹。

【来源】河北省香河县主治医师 马宝山

方名 吴茱萸外治

【方药】吴茱萸30克，苦参

18克，乌贼骨21克，硫黄6克。

【用法】以上诸药共研细末，香油调敷患处，隔日换药1次，3次为1个疗程。一般连用1~2个疗程即可治愈。

【功效】清热燥湿，杀虫止痒，凉血止血。主治手部湿疹。

【来源】民间验方

2.1.3 荨麻疹

方名 桂枝二越婢一汤加减

【方药】麻黄10克，桂枝10克，白芍10克，生石膏45克，生薏苡仁30克，当归15克，赤小豆10克，生白术20克，苍术10克，干姜6克，炙甘草6克，姜枣适量。

【用法】7剂水煎服。

【功效】主治荨麻疹服药后汗出偏多，但身上舒适，身痒、鼻塞明显减轻。

【来源】民间验方

方名 内服外敷方

【方药】内服方药：白术、蝉蜕、野菊花、赤小豆、茯苓、鸡内金各10克，白鲜皮、荆芥、防风、银花各6克，甘草3克。

外治方药：苍耳子、防风、地肤子、威灵仙、白矾各10克，南通蛇药片4片，高度白酒或75%酒精适量。

【用法】内服用法：水煎服，每日1剂。

外治用法：将前几味药物共研细末，加入南通蛇药片研匀备用。用时视皮疹多少，取药末加适量白酒或酒精调成稀糊状，涂于患处，每日3~4次，直至痊愈。

【功效】宣散风热，透疹止痒。主治荨麻疹。

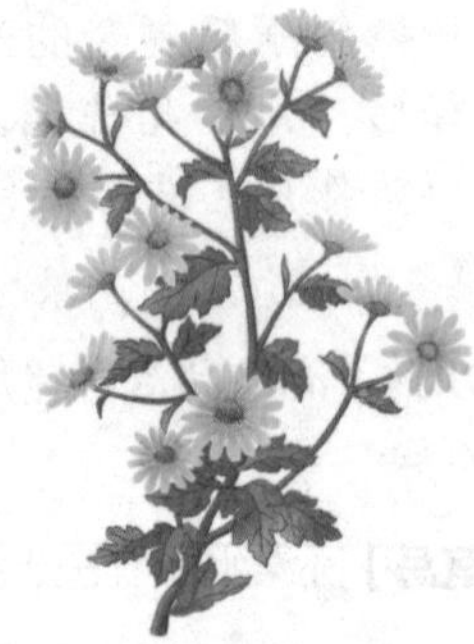

野菊花

方名 治疗偏方

【方药】金银花、连翘各10克，荆芥、防风各6克，牛蒡子（炒）、蝉蜕各4.5克，牡丹皮、黄芩各3克。

【用法】水煎3次，将煎出药液混匀，分3次饮服。

【功效】疏风清热，宣肺止痒。主治风热型荨麻疹，症见皮损发生在四肢，为散在性红色丘疹、风团，状如虫咬，瘙痒较重。

【来源】民间验方

方名 治疗偏方

【方药】赤小豆、茯苓各12克，益母草、荆芥、防风各10克，炒白术、炒枳壳、苦参、赤芍各6克，砂仁（后下）4.5克，蝉蜕3克。

【用法】水煎3次，将煎出药液混匀，分3次饮服。

【功效】清热化湿，疏风止痒。主治湿热型荨麻疹，症见皮损多发生在腰骶部位，丘疱疹、水疱较多，部分挠破糜烂，或染毒而结脓痂，自觉又痛又痒，或伴发热，便秘，食欲不振。

【来源】民间验方

方名 治疗偏方

【方药】米醋100毫升，木瓜60克，生姜9克。

【用法】共放入砂锅中煮，待醋干后，取出木瓜、生姜食用，分早晚2次吃完，7天为1个疗程。一般连用1~2个疗程可愈。

【功效】疏风散寒，祛湿止痒。主治寒性荨麻疹。

【来源】民间验方

方名 龙葵胆草外用

【方药】龙葵30克，龙胆草15克，香附15克。

【用法】水煎，湿敷患处。

【分析】龙葵有清热解毒、活血消肿之功，龙胆草有清热燥湿泻火之能。正如古人所言：龙葵能治痘风疮，遍身风痒。香附煮汁熏浴，令汗出五七度，除瘾疹，止瘙痒。

【功效】泻火息风，适用于荨麻疹肝胆热盛者。

【来源】民间验方

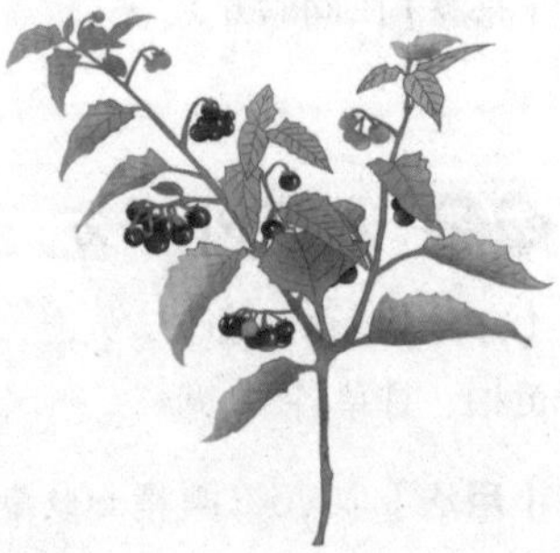

龙葵

方名 薄荷芦根饮

【方药】薄荷12克，鲜芦根30克，白糖15克。

【用法】将芦根洗净、切片，放锅中加水适量，武火烧沸，文火煎熬半小时。然后把薄荷择净，放入煎锅中，加适量水，武火急煎3分钟起锅过滤。合并芦根、薄荷药汁，最后将白糖倒入药汁中，搅匀即可。频频饮服，每次30~50毫升。

【功效】清热生津，透疹外出，适用于麻疹初期，发热咳嗽，打喷嚏流鼻涕，眼红多泪，目赤畏光，烦躁不安等。

【来源】民间验方

方名 荆防方

【方药】荆芥穗、防风、僵蚕、生甘草、紫背浮萍各5克，金银花、牛蒡子、丹皮、干地黄、黄芩各15克，蝉蜕、薄荷各5克。

【用法】水煎服，每日1剂，分2次服。

【分析】方中荆芥、防风、浮萍、蝉蜕疏风解表，生地、丹皮活血凉血，金银花、黄芩清热解毒，僵蚕疏风止痒，牛蒡子、薄荷疏散风热。

【功效】祛风、清热、活血、止痒。主治风热型荨麻疹。

【来源】《赵炳南临床经验集》

方名 银花牛蒡饮

【方药】银花50克，牛蒡子、白糖各30克。

【用法】将银花择净，与牛蒡子同放入锅中，加清水适量，文火煎约半小时，滤渣取汁，把白糖放入药汁中搅匀即成。频频饮服。

【功效】适用于荨麻疹出疹期，疹红赤，高热不退。

【来源】民间验方

方名 二仙汤

【方药】淫羊藿（又名仙灵脾）10克，仙茅10克，肉苁蓉20克，当归10克，黄柏10克，桂枝6克，白芍10克，生姜6克，大枣6克，炙甘草6克，五味子10克，（炒）莱菔子12克。

【用法】水煎，日1剂。服药7剂，风团明显减少，瘙痒减轻，大便通畅。

【功效】祛风，止痒。主治荨麻疹。

【来源】民间验方

方名 马齿苋紫草饮

【方药】马齿苋（干）、紫草根、白糖各50克。

【用法】二药洗净，放入锅中，加清水适量，文火煎约半小时，滤渣取汁后，把白糖加入药汁中，搅匀即成。频频饮服。

【功效】清热解毒，适用于荨麻疹出疹期。

【来源】民间验方

2.1.4 带状疱疹

方名 三七木瓜酒

【方药】三七15克，木瓜35克。

【用法】同时放入500毫升白酒中，加盖密封，浸泡15天皆可饮用，每天少量饮用。

【分析】带状疱疹后遗症，医学上又叫“带状疱疹后遗神经痛”，是由于带状疱疹病毒侵蚀破坏神经所致。

【功效】活血通络，行瘀止痛，对缓解疼痛有明显疗效。

【来源】民间验方

方名 辛温宣通法

【方药】柴胡20克，桂枝20克，赤白芍各20克，生姜30克，威灵仙20克，乳香、没药各6克，细辛5克，全虫粉6克。

【用法】众药几乎皆属辛芳易挥发之品，特嘱患者先把药用凉水浸泡1小时；第一煎煎10分钟，取其气；二煎要30分钟，取其味。将两次煎出的药液混匀，再分2次温服。

【分析】桂枝配芍药，宣通营卫，通行气血；柴胡配生姜，通达表里；柴桂相合，宣通内外，运转枢机，行扶正之理。与辛温通痹力强的细辛、威灵仙、全虫合用，温通经络，通阳散结，促营卫之气行，络脉之血通。

【功效】通经脉，解郁结。主治带状疱疹。

【来源】民间验方

方名 马齿苋方

【方药】鲜马齿苋50克，雄黄粉10克，独头蒜5头。

【用法】将大蒜去皮后，同其他药共捣成糊状，外用涂患处。

【功效】有燥湿止痛之功。主治带状疱疹。

【来源】民间验方

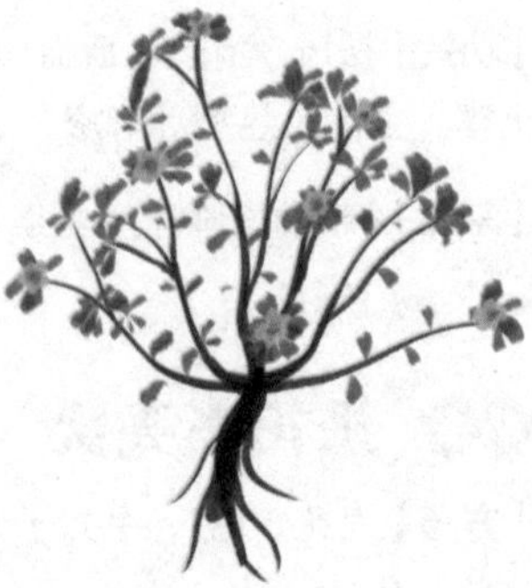

马齿苋

方名 雄黄明矾方

【方药】雄黄20克，明矾20克，柴胡10克，冰片5克，龙胆草15克。

【用法】上方除雄黄、冰片外，将其余药物加温浸泡30分钟，然后用文火煎30分钟，煎至250毫升左右滤出，然后加入雄黄、冰片粉末，充分混匀后以不烫手为度，用纱布取药液洗患处，每天2~3次，每次30分钟，药液洗后保留，下次加温再用。1周为1个疗程。

【功效】主治带状疱疹。

【来源】民间验方

方名 紫草外用方

【方药】紫草、黄芩、黄连、黄柏、甘草各20克。

【用法】取75%酒精500毫升。将中药放入酒精中浸泡，1个月后取出药液备用。用时以棉签取液涂在疱疹表面，每日3~4次，1周为1个疗程。

【功效】主治带状疱疹。

【来源】民间验方

方名 蕲冰散

【方药】蕲蛇30克，冰片20克。

【用法】研细末用麻油调为糊状涂敷患处，每日3次。

【功效】清热解毒，祛风止痛。主治带状疱疹。

【来源】民间验方

方名 番薯叶冰片方

【方药】番薯叶200克，冰片20克。

【用法】将番薯叶洗净后与冰片一起捣成叶泥，敷于患处，每天2次。

【功效】有解毒消炎、止痒除燥功效。主治带状疱疹。

【来源】民间验方

方名 老茶树叶方

【方药】老茶树叶适量。

【用法】晒干研细成粉，再以浓茶汁调涂患处，每天2~3次。

【功效】清热解毒、消肿除痂。主治带状疱疹。

【来源】民间验方

方名 益气化瘀汤

【方药】黄芪15克，丹参15克，党参12克，白术10克，白芍10克，川楝子10克，延胡索10克，制乳香10克，没药10克，当归12克，丝瓜络10克，炙甘草6克。

【用法】水煎服，每日1剂

【功效】活血，补气，化瘀止痛。主治带状疱疹后遗神经痛。

【来源】民间验方

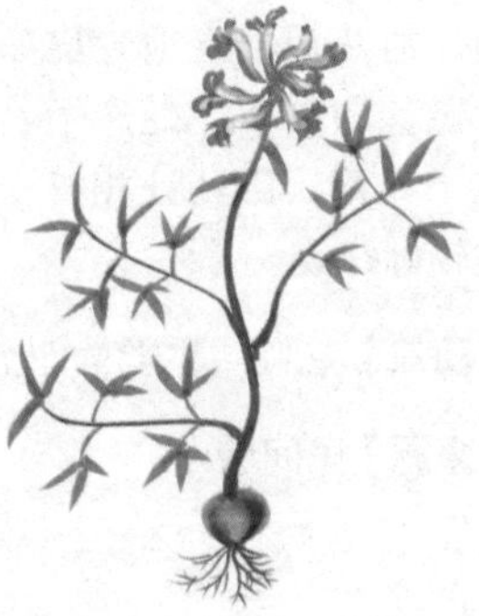

延胡索

方名 半天青方

【方药】半边莲50克，天胡荽50克，青黛3克。皮损焮红、口苦尿赤者加蚤休10克；刺痛舌暗者加刘寄奴10克。

【用法】水煎服。本方配合外用鲜半边莲、鲜天胡荽各4份，青黛1份，先将前2味药捣烂拌入青黛，外涂。

【分析】半边莲清热解毒，利尿消肿；天胡荽清热利湿，其水煎剂有抑菌作用；青黛清热，凉血，解毒，历来主治热痛发斑。

【功效】清热解毒，凉血利湿。主治带状疱疹。

【来源】湖南省洞口县中医院 刘日

方名 金挖耳方

【方药】金挖耳（又名野向日葵）适量（鲜者为佳）。

【用法】用口嚼烂后敷于患处，每日敷1次，57天显效。

【功效】清热解毒，解表，行气血。主治带状疱疹。

【来源】民间验方

方名 柴归止痛汤

【方药】柴胡15克，当归、白术、薏苡仁、防风、防己、桑枝、生地、金银花、连翘、车前子各10克，甘草5克。

【用法】水煎服，每日1剂。一般服用5天见效。

【功效】活血化瘀，散结止痛。可治疗带状疱疹。经治疗皮疹消退后，有些人的皮肤依然有针刺感、烧灼样的疼痛感，此方可减轻患者疼痛、触痛。

【来源】民间验方

2.1.5 皮肤瘙痒

方名 鬼藤煎组方

【方药】 鬼箭羽100克，忍冬藤150克，均用鲜品。

【用法】 煎取药液2000毫升。视疮之部位大小，取适量药液浸洗患处。每日1次，连用7日。

【分析】 鬼箭羽性寒，味苦。能活血散瘀，杀虫。《本草述》载："鬼箭羽，如《本经》所治，似专功于女子之血分矣。又如苏颂所述古方，更似专功于恶疰及中恶气之毒以病于血者也。"忍冬藤性寒，味甘，气平，具有清热解毒之功效，可以治疗热毒肿疡、痈疽疔疮等症。用于温病发热，热毒血痢，痈肿疮疡，风湿热痹，关节红肿热痛。二药均用鲜品，既取其气全味真，又简便廉验。

【功效】 清热解毒，疏风活络。主治各类湿疹和一些瘙痒性皮肤病。

【宜忌】 禁荤腥发物。

【来源】 民间验方

方名 清骨散加减

【方药】 银柴胡10克，胡黄连10克，秦艽9克，鳖甲12克，生地黄30克，玄参30克，知母12克，青蒿10克，地骨皮15克，石斛12克，麦冬15克，白鲜皮12克，蛇床子10克，地肤子10克。

【用法】 水煎服，日1剂。

【分析】 方中银柴胡、秦艽清退虚热；胡黄连清热退蒸；鳖甲补阴退热；麦冬滋阴养阴，清热退蒸；地骨皮凉血除蒸；白鲜皮、蛇床子、地肤子止痒，因药证相符，而收较好疗效。

【功效】 滋阴，清虚热，止痒。

【来源】 民间验方

方名 陈鹤虱煎水

【方药】 陈鹤虱30克，苦参、威灵仙、当归尾、蛇床子、狼毒各15克。

【用法】 上药煎汤熏洗（若临洗时加入猪胆汁2个，疗效更佳），每日1次，10次为1个疗程。

【功效】 清热燥湿，杀虫止痒。对皮肤瘙痒有效。

【宜忌】 外阴并发溃疡者忌用。

【来源】 山东省沂南县中医院主治医师 李祥农

方名 润燥止痒汤

【方药】 生地30克，玄参20克，丹皮12克，葛根15克，天花粉12克，黄柏15克，茯苓12克，麦冬15克，蛇床子20克，白鲜皮20克，地肤子20克，苦参15克，百部15克，蝉蜕15克，当归15克，丹参20克，甘草6克。

【用法】 水煎服。

【功效】 解毒祛湿，润燥止痒。对妇科外生殖器感染、外阴瘙痒有效。

【来源】 民间验方

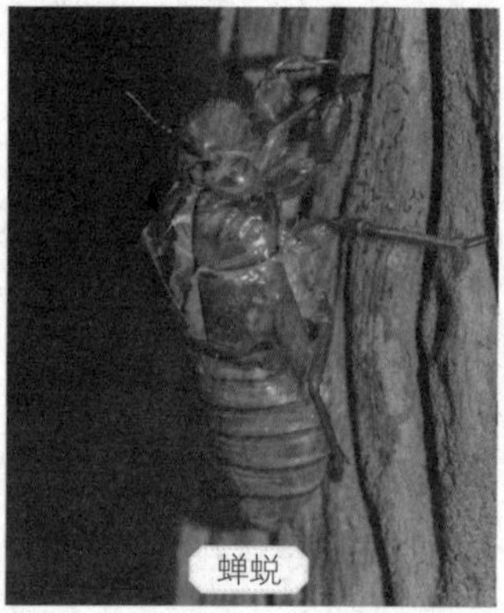

蝉蜕

方名 蛇床子外洗

【方药】 蛇床子50克，白矾6克。

【用法】 煎汤频洗。

【分析】《神农本草经》谓蛇床子"主妇人阴中肿痛，男子阳痿，湿痒……"《本草正义》云："外疡湿热痛痒，浸淫诸疮，可作汤洗，可为末敷，收效甚捷。”白矾有明显的抗阴道滴虫及抑菌作用，《本草纲目》谓之“治痈疽疔肿，恶疮……。”《千金翼方》用之“治妇人阴痒”。二药合用，治妇人阴痒有卓效。

【功效】祛风燥湿，杀虫止痒。主治外阴瘙痒。

【来源】民间验方

方名 燥湿止痒汤

【方药】苦参15克，泽泻15克，苍术12克，猪苓15克，茯苓15克，金钱草30克，海金沙30克，萹蓄15克，瞿麦15克，通草12克，蒲公英20克，蛇床子20克，黄柏15克，琥珀5克，木通12克，甘草6克。

【用法】水煎服。

【功效】解毒燥湿，养血止痒。对阴囊瘙痒有效。

【来源】民间验方

方名 凉血止痒汤

【方药】地榆30克，生地30克，丹皮12克，黄柏12克，蒲公英30克，地丁30克，败酱30克，苦参15克，蛇床子20克，黄药子12克，槐角15克，虎杖20克，川椒10克，甘草6克。

【用法】水煎服。

【功效】清热解毒，凉血止痒。主治肛周瘙痒。

【来源】民间验方

2.1.6 银屑病

方名 竹黄汤

【方药】石膏15克，竹叶15克，水牛角30克（先煎），麦冬15克，党参10克，凌霄花15克，槐花10克，黄连3克，黄芩10克，栀子10克，黄柏15克，漏芦10克，三七3克，甘草6克。

【用法】上药除水牛角，余药浸泡后水煎煮，水牛角先煎半小时，再加入浸泡药共煎，每日1剂，两煎合一，分2~3次饮尽。

【分析】方中取苦寒之水牛角清解营血分之毒热；石膏、竹叶清热泻火，清透气分之热，寓有“入营犹可透热转气”之意；三黄、栀子苦寒直折，清热解毒，清泄三焦之热邪；凌霄花、槐花凉血活血，药味取花，其性轻扬，可增透散血分热邪之力；党参、麦冬益气养阴生津；三七、漏芦活血解毒，通经脉；甘草解毒和中，调和诸药。

【功效】清热解毒，益气养阴。主治寻常型银屑病。

【宜忌】忌食辛辣等刺激性食物。

【来源】湖南省名中医，博士研究生导师 欧阳恒

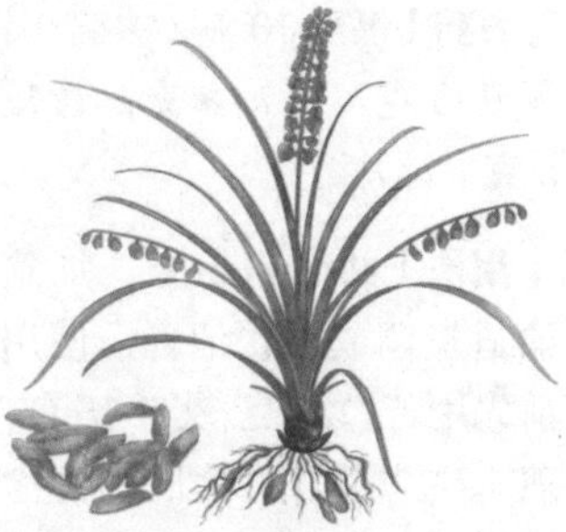

麦冬

方名 生元饮

【方药】生地15克，玄参15克，栀子15克，板蓝根15克，蒲公英10克，野菊花10克，桔梗10克，当归10克，赤芍10克，花粉10克，贝母12克，土茯苓12克，地丁12克，甘草6克。

【用法】水煎服。

【分析】银屑病多由血热内盛、复感风热、毒邪伏于血络、伤营化燥所致。生地、玄参、板蓝根、栀子凉血清热；蒲公英、地丁、野菊花清热解毒；土茯苓、贝母、桔梗解毒散结；当归、赤芍、花粉活血润燥；甘草调和诸药。

【功效】凉血解毒，清热活血。主治银屑病。

【来源】陕西省中医学院附属医院 郭仲轲

方名 巴豆方

【方药】巴豆10克（去壳），雄黄3克，黄柏8克，青黛8克，冰片5克。

【用法】共研为粉末，加猪油适量调成糊状油膏，使用前先用苦参30克,艾叶15克，煎水洗患部，再蘸取油膏涂擦患部，每日3次，10日为1个疗程。

【功效】清热燥湿，解毒疗疮。主治银屑病。

【来源】民间验方

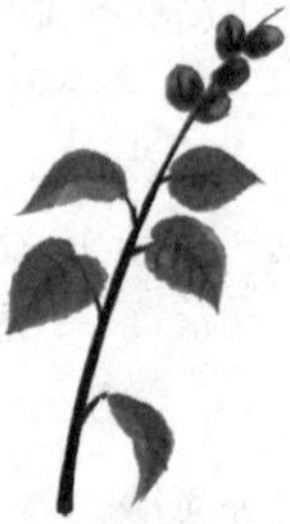

巴豆

方名 吴茱萸汤

【方药】吴茱萸50克，生姜60克，大枣40克，沙参30克。

【用法】水煎分3次服，每日1剂。

【功效】散寒解郁，温中补虚。对头部银屑病有良好疗效。

【来源】民间验方

方名 鸡血藤汤

【方药】鸡血藤30~60克，全当归9~15克，白蒺藜15~30克，夏枯草9~15克，香白芷6~10克。

【用法】水煎服。

【分析】本方以鸡血藤为主，以生血、补血、活血、破血、行血，通七孔走五脏，治风痛湿痹，疏经通络，并以当归宣通气血，使气血各有所归；以白蒺藜疏肝解郁；夏枯草软坚散结，白芷通络开窍，活血散结，使药力透达皮表。本方为补泄兼施、活血祛风之剂。

【功效】开窍散结，行血通络，养血润燥，活血祛风。主治银屑病。

【来源】山西省太原市中心医院 薛志正

方名 甘草泻心汤

【方药】生甘草18克，炙甘草12克，干姜18克，黄芩20克，黄连6克，姜半夏18克，大枣10克，麻黄6克，桑白皮10克，地骨皮10克。

【用法】水煎服，外涂可食用的香油或橄榄油。

【功效】清热燥湿，凉血解毒。主治银屑病。

【来源】民间验方

方名 复发青黛丸

【方药】青黛、白芷、焦山楂、建曲、五味子、白鲜皮、乌梅、土茯苓、草薢等份。

【用法】将上药研末泛丸，每100丸含生药6~7克，每次服100丸，每日2次，小儿酌减，30日为1个疗程。一般需服2~3月。

【分析】本方具有清热解毒、消斑化瘀、祛风止痒之功，宜用于血热风燥型银屑病进行期的治疗。对脓疱型患者本疗法亦有一定效果。

【功效】清热解毒，消斑化瘀，祛风止痒。主治银屑病。

【来源】陕西省宝鸡市渭滨医院 谢作哲

方名 治疗偏方

【方药】艾叶50克，苦参30克，路路通50克，千里光50克，明矾30克。

【用法】煎水取2000毫升，作沐浴用。外洗或沐浴方每日或隔日使用一次。

【功效】温经散寒，燥湿止痒。适用于慢性银屑病。

【来源】民间验方

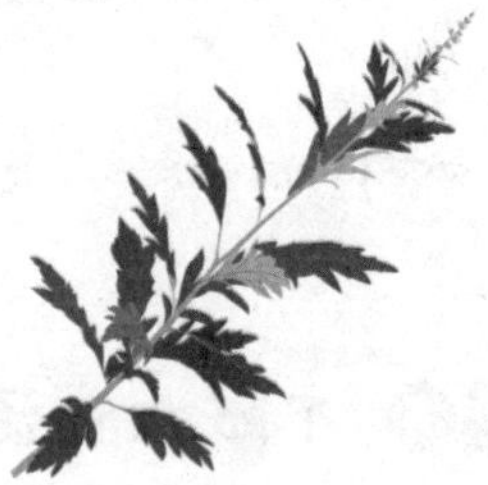

艾叶

方名 紫连汤

【方药】紫草15克，连翘9克，秦艽9克，赤芍15克，红花6克，乌梅30克，莪术9克，甘草12克，地肤子15克，生牡蛎30克。

【用法】水煎服。2个月为1个疗程。

【分析】方中连翘、甘草具有清热解毒作用；紫草、赤芍、红花具有凉血活血作用；地肤子清湿热；牡蛎、莪术、乌梅软坚；秦艽散风。

【功效】上药合用具有清热解毒、活血散风软坚的功效。主治银屑病。

【来源】交通部北京铁路二医院皮肤科

方名 克银方

【方药】生地、玄参各30克，麻仁、北豆根、苦参各10克。

【用法】水煎服。

【功效】滋阴养血润燥，清热解毒。适用于血虚风燥型银屑病，症见皮肤干燥或皮肤皲裂，皮损基底暗褐或暗紫，层层脱屑，瘙痒较重。

【来源】中国中医科学研究院广安门医院 朱仁康

方名 白癣汤

【方药】生地30克，当归15克，土茯苓25克，赤芍15克，丹参20克，地丁20克，连翘15克，玄参20克，麻仁15克，白鲜皮20克。

【用法】水煎服。

【分析】舌暗或有瘀斑加莪术、漏芦；大便秘结加苁蓉。

【功效】滋阴润燥，解毒化瘀，主治银屑病缓解期（阴虚型），症见皮损多呈斑块或蛎壳状，干燥伴皲裂，大便秘结。

【来源】辽宁省大连市第三人民医院 周鸣岐

方名 平肝活血方

【方药】乌梅30~45克，菝葜60~90克，三棱6~9克，莪术6~12克，生牡蛎30~60克，磁石30克，珍珠母15~30克，甘草3~6克。病情发展较快，皮损不断增多，鳞屑较薄，瘙痒，伴有怕热，口干，苔黄舌微红脉浮数，类似于急性泛发性者加麻黄6克，桂枝6克，荆芥6克，川芎6克，六月雪15克，生石膏60克，去乌梅、菝葜、生牡蛎、珍珠母、甘草；病情稳定，局部可见消退现象，但皮肤干燥，皮损较厚或有苔藓样变，微痒，舌淡苔薄，脉濡者加白芍9克，熟地9克，枸杞子9克，女贞子9克，旱莲草9克，平地木15克，去乌梅、菝葜、珍珠母、生草。

【用法】水煎服。贝壳、矿石类药物先煎，菝葜宜先浸泡4~6小时再煎。

【分析】银屑病是属于细胞分裂和增殖较快的疾病，运用本方治疗银屑病，是通过改善微循环达到清除皮损、抑制过度的细胞增殖而取得疗效。

【功效】活血祛瘀，平肝潜阳。主治银屑病。

【来源】上海复旦大学附属中山医院 秦万章

方名 治疗偏方

【方药】防风100克，苦参

15克，草河车15克，威灵仙15克，白茅根60克，白鲜皮20克，丹皮15克，土茯苓30克，地肤子20克，甘草10克。

【用法】水煎服。

口渴心烦加花粉、栀子；脾虚湿盛加白术、滑石；咽喉肿痛加银花、山豆根；便秘加麻仁；大便秘结、舌苔黄燥加大黄。

【功效】祛风清热，凉血解毒，主治银屑病进行期（血热型），症见皮损多呈潮红，鳞屑增多，燥灼津液，又可出现舌燥，溲赤便秘，心烦喜凉饮，舌红苔黄或薄白。

2.1.7 扁平疣

方名 红花炒田螺肉

【方药】红花10克，田螺肉200克，料酒3毫升，盐、味精各3克，植物油25毫升。

【用法】红花、田螺肉洗干净，把田螺肉切成薄片。炒锅置武火上烧热，再加入植物油，烧至六成热时，下入田螺肉、料酒，炒变色，下入红花，加入盐、味精即成。每日1次，每次吃100克。佐餐食用。

【功效】活血化瘀，凉血除疣。对扁平疣有疗效。

【来源】民间验方

方名 除疣汤

【方药】菊花20克，桑叶15克，板蓝根10克，白花蛇舌草10克，鱼腥草10克，凤尾草10克，牡蛎10克，代赭石10克，珍珠18克，甘草10克。

【用法】每日1剂，取汁分次温服。10天为1个疗程。

【功效】本方具有散风平肝、清热解毒、止痒祛疣之功。

【来源】民间验方

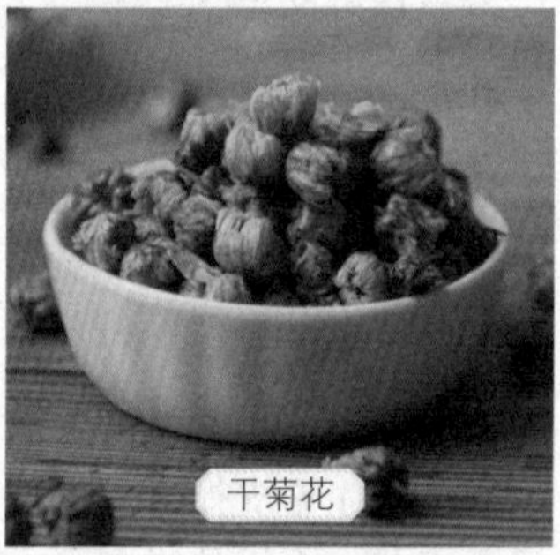
干菊花

方名 消疣汤

【方药】金银花30克，防风20克，荆芥10克，桑叶10克，大青叶10克，蝉衣10克，丹皮10克，苍耳子10克，甘草10克。

【用法】每日1剂，水煎3次，药汁混合，一半分2次口服，一半外洗。

【功效】清热解毒，抗菌消炎。对扁平疣治疗有非常好的效果。

【来源】民间验方

方名 木贼大黄汤

【方药】木贼草20克，生大黄15克，大青叶10克，野菊花10克，香附10克，紫草10克，甘草6克。

【用法】每日1剂，水煎500毫升，用纱布擦洗患部，使局部发热发红为度，每日1~2次。

【功效】活血散风，软坚化结。

【来源】民间验方

方名 薏苡仁汤

【方药】薏苡仁30~60克。

【用法】水煎服，连续服用2~4周，或连续服用至痊愈为止。小儿剂量减半。

【功效】健胃，利尿，去疣。主治扁平疣。

【来源】山东省青岛市立医院 曲魁遵等

方名 黄豆芽马齿苋汤

【方药】黄豆芽、鲜马齿苋各150克，盐、味精各3克。

【用法】黄豆芽、马齿苋洗净，马齿苋切成4厘米段。锅加入水500克，置武火上烧沸，下入黄豆芽、马齿苋，加入盐、味精即成；每天1次，每次吃黄豆芽、马齿苋150克，喝汤（忌食油类）。

【功效】祛湿，消炎，对扁平疣有较好疗效。

【来源】民间验方

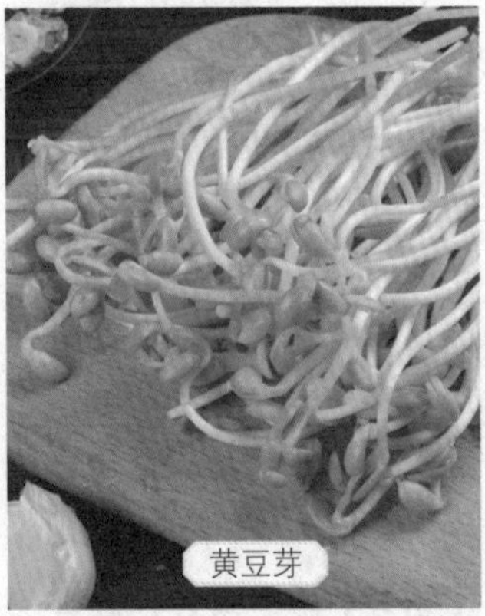
黄豆芽

方名 祛疣汤

【方药】板蓝根20克，贯众15克，细辛5克，乌梅10克，白花蛇舌草15克，半枝莲10克，蒲公英10克，土茯苓10克，甘草6克。

【用法】上方药加清水1000毫升，煎至500毫升，待药温在45度左右，先用药液洗患处，再用药液湿润毛巾湿敷患处10~25分钟，每日1次。

【功效】清热解毒，消痈散结主治扁平疣。

【来源】民间验方

方名 苦参板蓝根水煎

【方药】苦参、大青叶、板蓝根、鱼腥草各30克，桃仁、红花各10克。

【用法】每日1剂，煎汤取浓汁分2次治疗，用棉球蘸药汁反复敷搽患处，每次15~20分钟，然后取冰片、玄明粉各10克，加水调成糊状，反复搽涂患处20分钟。5日为1个疗程。

【功效】清热燥湿，杀菌止痒。主治扁平疣。

【来源】民间验方

方名 红花煮薏苡仁

【方药】红花6克，薏苡仁30克，粳米100克，白糖30克。

【用法】粳米、薏苡仁淘洗净，放入铝锅内，加水适量。铝锅置武火上烧沸，再用文火煮30分钟，加入红花、白糖搅匀即成。每日1次，吃粥150克。

【功效】活血化瘀，清热利湿。对扁平疣有疗效。

【来源】民间验方

方名 香附鸡蛋方

【方药】制香附200克，生鸡蛋1枚。

【用法】香附研为细末，分装成15份备用。生鸡蛋1枚，打碎，与1份香附搅匀；取花生油15毫升，置锅内烧热后，放入拌匀的香附鸡蛋，煎熟后调入10毫升米醋，趁热食用。每天1次，连服15天为1个疗程。

【功效】疏肝解郁，理气宽中。主治扁平疣。

【来源】民间验方

方名 鸦胆子药棒方

【方药】鸦胆子油2克，石蜡36克，凡士林18克，液状石蜡44克。

【用法】鸦胆子油提取：鸦胆子研碎后用三倍量的95%乙醇回流提取3次，过滤，合并滤液，回收乙醇即得。药棒的制备：按处方量称取石蜡、凡士林、液状石蜡置于容器中，加热熔化后定量加入鸦胆子油搅拌均匀，趁未凝固前倒入固定模中冷却即成。外用，每日2次。

【功效】清热燥湿，杀虫解毒。主治扁平疣。

【来源】湖北省武汉市第一医院 孙翠华

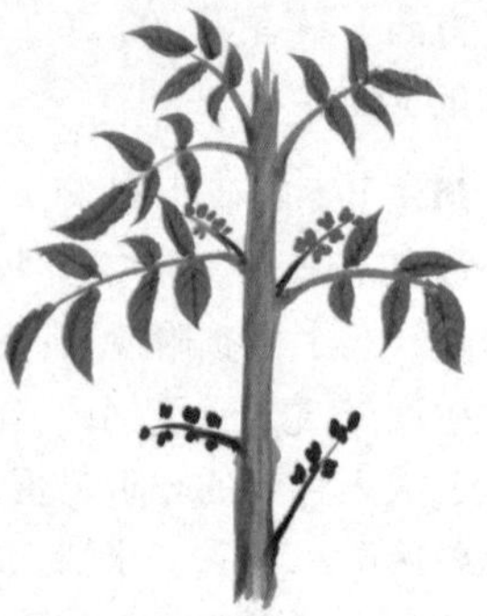

鸦胆子

方名 消疣冲剂方

【方药】桑叶15克，菊花10克，僵蚕10克，苦参10克，土茯苓10克，乌梅10克，薏苡仁10克，灵磁石（先煎）30克，甘草10克。

【用法】上方为1日量，将3日量按中药冲剂的制作工艺，浓缩成300克冲剂，装瓶备用。每日2次，每次50克，连服1个月为1个疗程。

【功效】疏肝理气，清热燥湿。对扁平疣治疗有效。

【来源】民间验方

方名 蓝酱去疣方

【方药】板蓝根30克，败酱草30克，露蜂房10克，马齿苋15克，夏枯草10克，赤芍10克，红花10克，香附12克，木贼草10克，牡蛎30克（先煎），生薏苡仁30克。皮疹颜色偏红加紫草；痒甚加白鲜皮；病程较久，皮疹深褐色加灵磁石或莪术。

【用法】水煎服。同时取其药渣局部清洗1次，每次20分钟，5周为1个疗程。

【分析】扁平疣的病因为脾湿肝郁，外感风邪，郁久化热，气血凝滞。本方治疗除清热解毒药物外，夏枯草清肝经郁热兼有软坚之功；赤芍、红花活血化瘀；香附解郁舒肝；木贼草清肝疏风；牡蛎平肝软坚；生薏苡仁健脾利湿，临床有效率83.8%。

【功效】清热解毒，活血软坚。主治扁平疣。

【来源】北京中医药大学附属第一医院 陈雅如

方名 苋酱紫蓝方

【方药】马齿苋60克，败酱草15克，紫草15克，大青叶15克（或板蓝根15克）。

【用法】水煎服。7~14剂为1个疗程。

【功效】清热利湿，凉血解毒。主治扁平疣。

【来源】中国中医科学院广安门医院 朱仁康

2.1.8 脂溢性皮炎

方名 芪白汤

【方药】黄芪20克，白术15克，防风15克，黄芩10克，僵蚕10克，蝉衣10克，牡蛎30克，大青叶30克，甘草3克。

【用法】水煎服，一日1剂，一日3次。

【分析】本方用黄芪、白术、防风益气固表，健脾化湿；用黄芩清热解毒；用僵蚕、蝉衣祛风止痒；用牡蛎重镇止痒；甘草则和诸药。

【功效】益气固表，健脾除湿，清热解毒，祛风止痒。主治脂溢性皮炎。

【来源】四川省岳池县中医 冉隆全

方名 野菊牛子汤

【方药】野菊15克，生地15克，赤石脂15克，牛蒡子

10克，丹皮10克，荆芥9克，防风9克，生米仁30克，白矾12克，甘草6克。

【用法】水煎服，一日1剂，一日3次。湿重（以水疱、糜烂为主）加苦参9克，云苓12克，滑石20克；瘙痒明显者加蝉衣6克，僵蚕9克，白鲜皮15克；头面部症状显著者加羌活6克，蔓荆子12克，薄荷6克；油腻性痂皮明显者加苍白术各12克，山楂15克。

【分析】本方用野菊祛风清热利湿；用生地、丹皮凉血清热；用牛蒡、薏苡仁加强清热利湿作用；防风、荆芥祛风止痒；明矾收敛。一般治愈病例服药均在30剂以下，平均18剂，效果尚满意。

【功效】凉血清热，祛风利湿。主治湿性脂溢性皮炎。

【来源】陕西省洛南县中医医院 张君喜

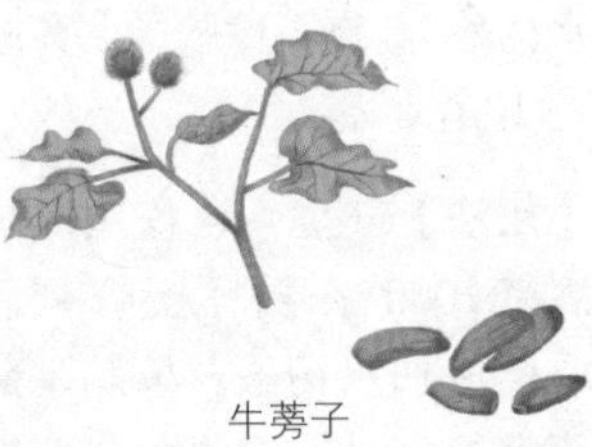
牛蒡子

方名 猪胆汁外洗方

【方药】猪胆1只。

【用法】将胆汁倒入半盆温水中，搅拌后洗患处，把油脂状鳞屑清除干净，再用清水清洁1次，每日1次。

【分析】本方用于湿性脂溢性皮炎。猪胆汁具有清热解毒、祛油脂、止痒利湿作用。

【功效】清热解毒，利湿去脂。主治小儿脂溢性皮炎。

【来源】广东省中山市大冲卫生院 林华简

方名 新清胃散

【方药】黄连5克，黄芩20克，连翘15克，蒲公英15克，知母15克，丹皮15克，生地15克，当归20克，升麻10克，白芷15克，石膏30克，甘草20克。

【用法】水煎服，每日3次，每次服150毫升。一般常合外用药，取地榆、黄芩、甘草、艾叶、丹皮、连翘各20克，水煎冷敷，日敷3次，每次30分钟。

【分析】方中黄连、黄芩、连翘、蒲公英、石膏、知母清热泻火除湿；以丹皮、生地凉血活血；当归养血和血；升麻散火解毒；配合外洗，共奏疏风清热之功。

【功效】清热除湿，疏风止痒。主治头面部脂溢性皮炎。

【来源】辽宁中医学院附属医院 姜耀武

方名 大黄冰片方

【方药】生大黄100克，冰片20克，食醋250克。

【用法】上药混合密封瓶中浸泡7天。待变成深棕色后方可应用，如大黄研末放入瓶中则更佳。每日外涂3次。

【分析】治疗时先用酒精消毒患处，再涂本方。有汁液外溢者先用清热收敛之品治疗，然后再用本方。用药后皮肤有轻度刺激，几分钟后便消失。

【功效】清热解毒化湿。主治脂溢性皮炎。

【宜忌】忌食辛辣刺激的食品，注意保持皮肤清洁，禁用碱性强的化妆品。

【来源】贵州省黔南州中医院 文明昌

2.1.9 神经性皮炎

方名 绿豆百合薏苡仁粥

【方药】薏苡仁50克，绿豆25克，鲜百合100克。

【用法】将百合掰成瓣，去内膜，绿豆、薏苡仁加水煮至五成熟后加入百合，用文火熬粥，加白糖调味。每日1~2次。

【功效】养阴清热，除湿解毒。对神经性皮炎有效。

【来源】民间验方

方名 双叶水煎

【方药】陈茶叶25克，艾叶25克，老姜50克，紫皮大蒜头2个。

【用法】将大蒜捣碎，老姜切片与茶叶、艾叶共煎5分钟后，加食盐少许，趁热先熏后洗患部。每日2次。

【功效】温经散寒，祛湿止痒。主治神经性皮炎。

【来源】民间验方

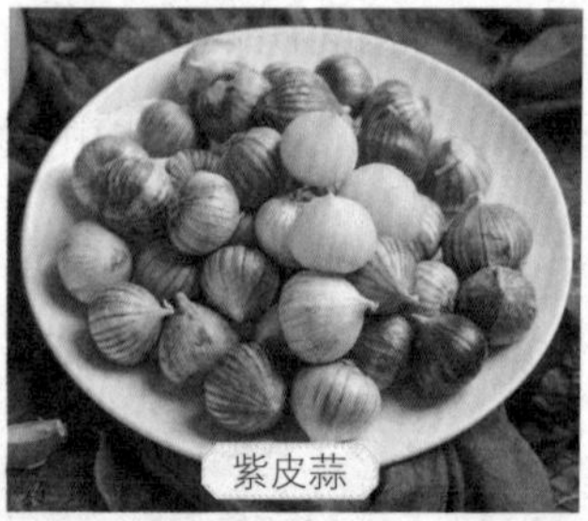

紫皮蒜

方名 蟾酥液外用方

【方药】蟾蜍一只。

【用法】自蟾蜍皮肤腺体取材，精制而成溶液。先用梅花针在皮损处捶打后再涂蟾酥液，每日2次。有时用药后局部红肿，停药后即消失。

【功效】解毒消肿，止痛。主治神经性皮炎。

【宜忌】蟾酥有毒，慎勿内用，注意不可入眼，孕妇禁用。

【来源】中国人民解放军第九四医院 蒋勇华

方名 土槿皮泡醋方

【方药】土槿皮24克，雄黄12克，乌梅24克，米醋300毫升。

【用法】将土槿皮、雄黄、乌梅共入米醋中浸泡2周后，滤醋装深色瓶中密封备用。使用时以棉签蘸药液少许外涂患部。每日2次。

【功效】祛风除湿，杀虫止痒。主治神经性皮炎。

【来源】民间验方

方名 首乌饮

【方药】首乌15克，丹皮8克，生地12克，熟地10克，当归10克，红花3克，地肤子5克，白蒺藜5克，僵蚕5克，玄参5克，甘草5克。

【用法】水煎服。瘙痒剧烈、病变扩散、食欲不振者加苍术或焦术；四肢倦怠、消化不良、脉浮虚者加白术；瘙痒过甚、烦躁、睡眠不佳者加蛇床子、地骨皮。

【功效】祛风凉血，健脾利湿。主治神经性皮炎。

【来源】大连市神经性皮炎研究组 孙迅

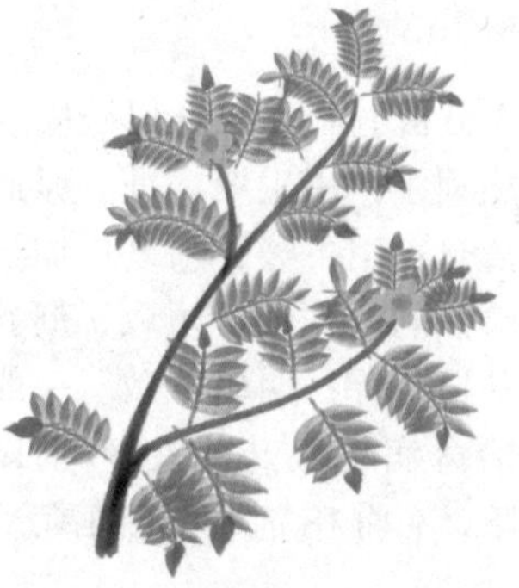

蒺藜

方名 斑蝥酊

【方药】斑蝥、蜈蚣各10克。水杨酸30克，樟脑、薄荷脑各10克。

【用法】斑蝥、蜈蚣用75%酒精1000毫升，浸泡1周后取药液加水杨酸、樟脑、薄荷脑溶解，用棉棒蘸药液外涂皮损处，每天1~2次。

【功效】破血逐瘀，消炎止痒。主治神经性皮炎。

【宜忌】治疗期间避免辛辣、

酒等刺激性食物，避免局部搔抓、摩擦等刺激。解除精神紧张、焦虑，保持心情舒畅，保证充足的休息和睡眠。

【来源】民间验方

2.1.10 雀斑

方名 胡萝卜汁

【方药】鲜胡萝卜适量。

【用法】将鲜胡萝卜切碎挤汁，取10~30毫升，每日早晚洗完脸后涂抹，待干后洗净。此外，每日喝1杯胡萝卜汁。

【功效】可美白肌肤。

【来源】民间验方

方名 桃花瓜仁蜜膏

【方药】桃花、冬瓜仁各等份，蜂蜜适量。

【用法】将桃花阴干，研成细粉，冬瓜子去壳，研末，加入蜂蜜调匀，夜晚以此蜜敷面，每晨起洗净，每天1次。

【功效】本方理气活血，润养祛斑，对雀斑有效。

【来源】民间验方

方名 西红柿汁

【方药】西红柿适量。

【用法】每日喝1杯西红柿汁或经常吃西红柿，对防治雀斑有较好的作用。

【分析】西红柿中含丰富的维生素C，被誉为“维生素C的仓库”。维生素C可抑制皮肤内酪氨酸酶的活性，有效减少黑色素的形成，从而使皮肤白嫩，黑斑消退。

【功效】美容养颜，治疗雀斑。

【来源】民间验方

方名 鲜姜酊

【方药】鲜姜50克。

【用法】加入50%酒精500毫升，浸泡15天，外搽患处，每天4~5次。搽药半月后即可见效。

【功效】淡斑，祛斑。主治雀斑。

【来源】民间验方

方名 檀香汁

【方药】白檀香、浆水适量。

【用法】将白檀香捣磨成汁，浆水制法：将煮熟的小米，浸泡在冰水中五六天，至生出白色泡沫时，滤出备用。每晚用温浆水洗脸，毛巾擦干，然后在雀斑局部涂上檀香汁，第二天晨起擦去。

【功效】保湿补水，柔软肌肤。主治雀斑。

【来源】民间验方

方名 柠檬冰糖汁

【方药】柠檬汁和冰糖适量。

【用法】将新鲜柠檬榨成汁，加冰糖适量饮用。

【分析】柠檬中含有丰富的维生素C，100克柠檬汁中含维生素C可高达50毫克。此外还含有钙、磷、铁和B族维生素等。

【功效】常饮柠檬汁，可以白嫩皮肤，防止皮肤血管老化，消除面部色素斑，还具有预防动脉硬化的作用。

【来源】民间验方

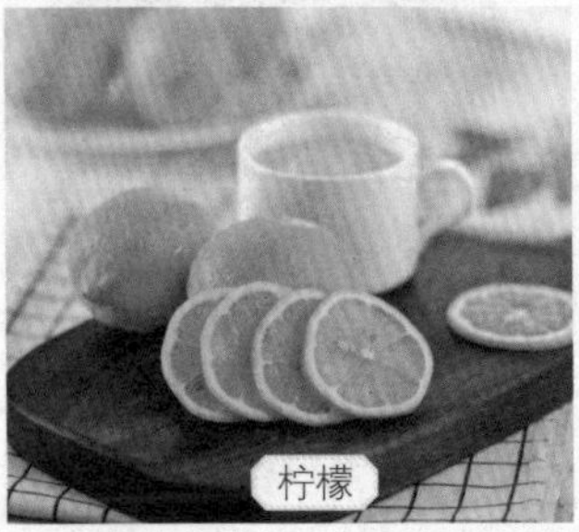
柠檬

方名 苍耳子方

【方药】苍耳子若干。

【用法】将苍耳子做成粉，洗净，焙干，研成细粉，装瓶备用。每次饭后服3克，米汤送下，每日3次。

【功效】清热解毒,祛风散邪。适用于因风邪袭面、气血失和而致的雀斑。

【来源】民间验方

方名 西红柿油汁

【方药】西红柿若干，甘油一匙。

【用法】西红柿榨汁，加甘油一匙，用其混合液洗脸，每日2~3次，每次洗10分钟，再用清水洗净。

【功效】长期使用，可使雀斑逐渐变淡。

【来源】民间验方

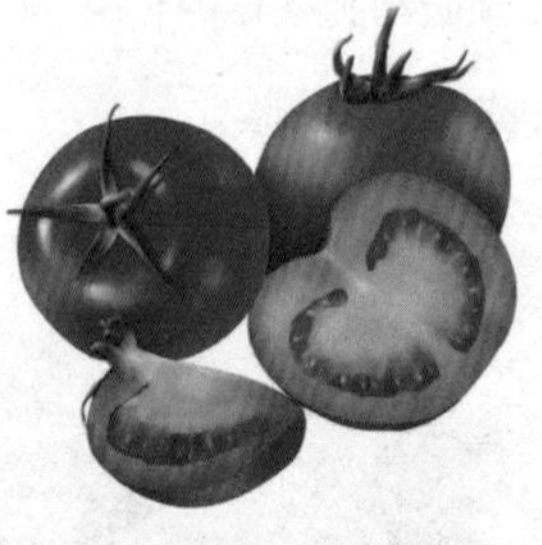

西红柿

方名 黑牵牛方

【方药】黑牵牛米适量，鸡蛋清适量。

【用法】将二者调匀，备用，在临睡前将调好的黑牵牛粉，涂抹在脸上，晨起洗去。

【功效】祛风除湿，通经解毒。本方既可除雀斑，又能养护皮肤。

【来源】民间验方

方名 旋覆花方

【方药】旋覆花若干。

【用法】将旋覆花拣去杂物，去除梗叶，筛净泥土，研成细粉备用，用时洗脸。

【功效】本方适用于雀斑，亦可使皮肤润泽、驻颜。

【来源】民间验方

方名 芹菜根方

【方药】鲜芹菜根60克。

【用法】切碎，用水浸泡24小时，过滤后取汁洗脸，每日早、晚各洗1次。

【功效】淡斑，排毒。主治雀斑。

【来源】民间验方

方名 冬瓜藤方

【方药】冬瓜藤若干。

【用法】冬瓜藤熬水，用来擦脸、洗澡，可使皮肤滋润，消除雀斑。

【功效】通络，解毒，淡斑。对消除雀斑有效。

【来源】民间验方

方名 祛斑液

【方药】羊胆、猪胰、细辛各等份。

【用法】用竹签将猪胰的血丝、筋膜挑去，羊胆划破，倒入锅内加入适量水和入猪胰、细辛。煎三沸后，滤渣取液，储瓶备用。每晚涂搽面部，次日清晨用浆水洗面。

【功效】祛风清火、润肤除皱、治疗雀斑。

【来源】《外台秘要方》

方名 金盏花叶汁

【方药】金盏花叶适量。

【用法】将金盏花叶捣烂，取汁擦涂脸部，既可消除雀斑，又能清爽和洁白皮肤。

【功效】护肤除斑。

【来源】民间验方

方名 蒲公英方

【方药】蒲公英一把。

【用法】倒入一茶杯开水，冷却后过滤，然后以蒲公英花水早晚洗脸，可使面部清洁，少患皮炎。

【功效】抑菌消炎，对雀斑有效。

【来源】民间验方

2.1.11 其他斑

方名 桑叶方

【方药】干桑叶500克。

【用法】干桑叶经隔水蒸煮消毒，去除杂物，干燥处理后备用。每日15克，沸水浸泡后作茶饮用。连服1个月为1个疗程。服用半个月后，即有明显疗效，可见斑块部分消退，或色素变浅。

【分析】桑叶味苦、甘，性寒，具有疏散风热、平肝明目、清肺润燥、凉血止血之功效。临床用以治疗黄褐斑，有较好疗效。

【功效】消除黄褐斑。

【来源】民间验方

方名 鸡蛋杏仁糊

【方药】甜杏仁适量。

【用法】去皮捣成泥状，与鸡蛋清适量调匀，涂于患处，10~15分钟后用温水洗净。隔日1次。

【功效】美白淡斑，紧致肌肤。祛老年斑。

【来源】民间验方

方名 生姜方

【方药】生姜适量，蜂蜜少许。

【用法】把姜洗净切成片或丝，加入沸水冲泡10分钟，再加一汤匙蜂蜜搅匀，每天饮用一杯，可明显减轻老年斑。也可将姜切碎，拌上精盐、味精、辣椒油等调料，长期食用。

【分析】生姜中含有多种活性成分，其中的姜辣素有很强的对抗脂褐素的作用。

【功效】美白，淡斑。对减少老年斑有效。

【来源】民间验方

方名 三白三叶方

【方药】白芷12克，白茯苓15克，白僵蚕13克，艾叶30克，侧柏叶25克，桉树叶40克。

【用法】将上药用水冲洗干净后，剪碎，放入大砂罐内，加水适量，用文火煎煮5~6小时后滤出药液再煮至稀糊状，然后装入消毒大口瓶内备用。搽药之前，先用温热毛巾敷面部5~10分钟（忌揉搓）后，用消毒棉球蘸以上药液涂抹于病变部位。每日临睡前涂一次，5~10天开始见效。

【功效】美白，抗炎。主治黄褐斑。

【宜忌】治疗期间忌用任何化妆品；脸部避免阳光曝晒；忌饮酒及辛辣刺激、鱼、虾、羊肉、牛肉、鸭肉等食物。

【来源】民间验方

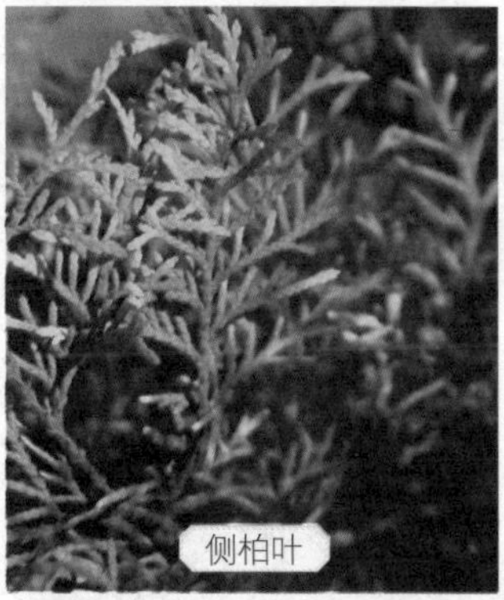

侧柏叶

方名 香米炒鸡蛋

【方药】明水香米500克，红花10克，冬笋、香菇、豌豆适量，鸡蛋2个，盐少许。

【用法】红花去杂质用煎煮法提取200毫升浓汁。香米用水洗净，加红花汁和水煮至半生捞出再蒸熟。冬笋、香菇切小丁，鸡蛋加盐炒熟剁成小丁。锅上灶油烧至六成热下冬笋、香菇、豌豆、盐，翻炒2次，放鸡蛋和米饭炒匀即成。

【分析】红花有活血、润燥、止痛、散肿、通经之功效。

【功效】此饭适用于妇女，有养血、活血、调经、养颜祛斑的功效。

【来源】民间验方

方名 灯心草方

【方药】灯心草一小撮，硼砂少许。

【用法】同放入碗中，加少许水，入锅蒸约20分钟，趁热用灯心草搅和硼砂揉搽患处。每日1~2次，1周后见效。

【功效】祛湿解毒,杀菌美肤。主治汗斑。

【来源】民间验方

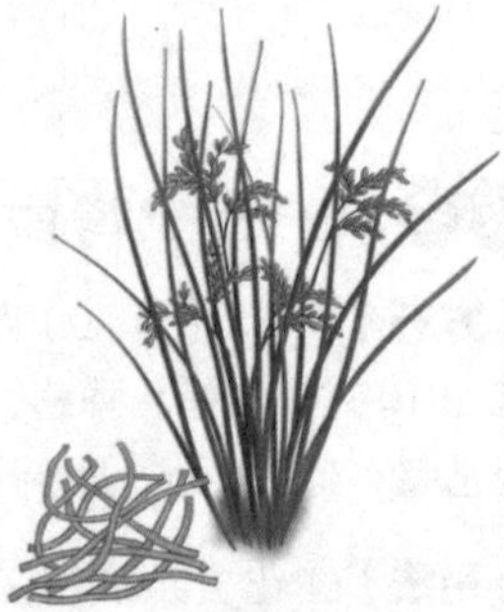

灯心草

方名 黄瓜硼砂方

【方药】黄瓜100克，硼砂10克。

【用法】将黄瓜剖开，去瓤切成块，与硼砂一道加水用武火煎沸，再改用文火煎20分钟，取其汤汁，外搽患处。每日3次，3日为1个疗程。

【功效】清热解毒,抑菌消炎。主治汗斑。

【来源】民间验方

方名 山楂橘皮外涂

【方药】山楂、橘皮各适量。

【用法】加水用文火煎煮至糊状，待凉后与蜂蜜适量共调，温水洗脸后涂抹患部，留置30分钟，再用温水洗净。

【功效】美白，淡斑。主治黄褐斑。

【来源】民间验方

2.1.12 痤疮

方名 赤小豆方

【方药】赤小豆20克，麻黄、细辛、红花各3克，银花10克，泽泻、车前子各8克，茯苓、神曲各15克，甘草6克。

【用法】水煎，代茶分多次频频饮服，每日1剂。并用药液洗患处，早晚各1次。

【功效】解毒、排脓、消疮，主治痤疮。

【来源】民间验方

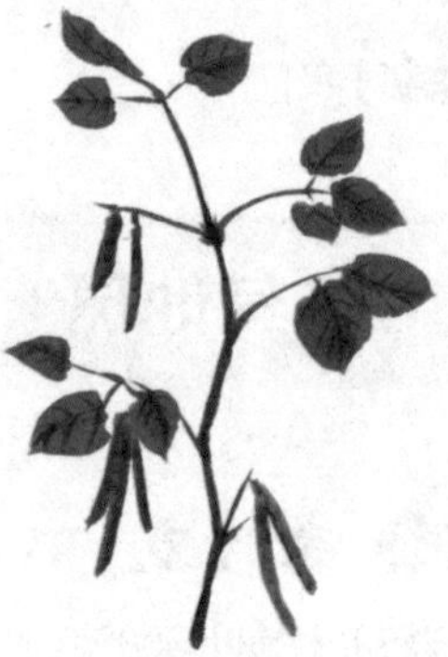

赤小豆

方名 三七大黄膏

【方药】三七片20粒，大黄6克，冰片2克。

【用法】诸药择净，共研细末，加凡士林适量调为膏状，外涂于患处，每日3次，连续7~10天。

【功效】清热解毒，消肿散结。适用于囊肿型痤疮。

【来源】民间验方

方名 硫黄软膏

【方药】蒲黄粉、大黄粉各5克，硫黄软膏适量。

【用法】将诸药择净，调匀备用。患处用温水洗净后，直接将药膏涂抹于患处，每天抹3~4次，连续抹7~10天。

【功效】清热解毒，消肿散结。适用于痤疮。

【来源】民间验方

方名 白果仁涂搽

【方药】去壳鲜白果适量。

【用法】将白果用消毒刀片横切出平面，先用温水洗净患处后频频涂搽患处，再切去白果用过的部分，按痤疮多少每次用1~2粒白果仁涂擦即可。每晚睡前涂搽1次，无生白果时可将白果打成粉和水涂敷，或加醋涂敷。皮肤过敏者则不宜加醋，最好是醋和水各兑半。以减少对皮肤的刺激，加醋应3~5天用1次。

【功效】解毒排脓，主治痤疮。

【来源】民间验方

方名 丹栀逍遥散加减

【方药】柴胡10克，当归10克，白芍12克，白术12克，茯苓15克，丹皮12克，栀子6克，炙甘草6克。

【用法】水煎服，每日1剂，分早晚两次服用。

【功效】疏肝解郁，调理冲任。主治女子月经期痤疮。

【来源】民间验方

方名 龙胆草马齿苋方

【方药】龙胆草30克，马齿苋30克。

【用法】加水700毫升，用武火煎煮至500毫升滤出药液，用纱布外敷患处，每日2次。

【功效】清热解毒,消炎杀菌。主治痤疮。

【来源】民间验方

方名 硫黄生大黄

【方药】硫黄30克，生大黄30克。

【用法】共研为细末，用温水调成糊状外涂抹患处。每日2次。

【功效】清热燥湿，解毒杀菌。主治痤疮。

【来源】民间验方

方名 消痤汤

【方药】土茯苓12克，白术10克，黄芩10克，栀子10克，薏苡仁30克，白芷10克，苦参10克，白鲜皮12克，滑石10克。

【用法】水煎服，日1剂。有脓疱者加金银花20克，紫花地丁20克；大便秘结者加大黄10克；皮损色红者加丹皮12克。

【分析】土茯苓味甘淡性平，可清热除湿并治湿热疮毒；白术味甘苦性温，可健脾燥湿；黄芩苦寒，可清热燥湿；栀子苦寒，有泄热利湿的功效；薏苡仁甘淡微寒，具清热祛湿的功效；白芷性温芳香，功可解毒疗疮；苦参味苦性寒，功可清热燥湿，所含的苦参碱对多种细菌有杀灭作用；白鲜皮味苦性寒，为祛湿热之佳品；滑石味甘性寒，祛湿敛疮为其所长；金银花味甘性寒，具清热解毒之良效；紫花地丁味苦性寒，可抗菌消炎，清热解毒。

【功效】清湿热祛皮脂、解毒疗疮，使炎性丘疹、脓疱、结节消退。主治痤疮。

【宜忌】治疗期间或愈后一段时期，忌食辛辣油腻之物。

【来源】民间验方

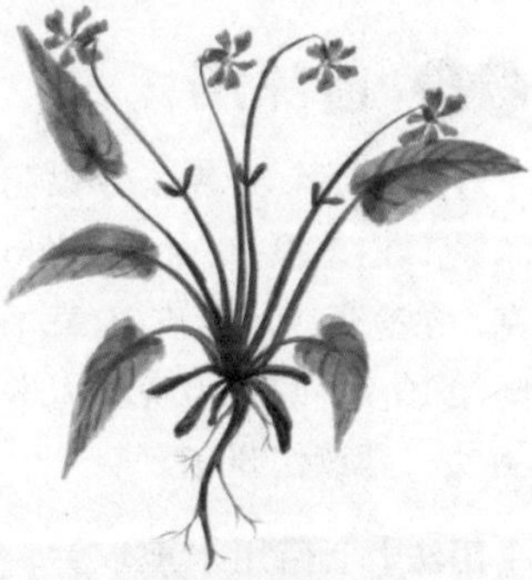

紫花地丁

方名 银翘饮

【方药】金银花、连翘各10克。

【用法】加水适量，煮沸约5分钟，连渣装满一暖水瓶，当茶饮用1天，连服10剂为1个疗程。

【分析】金银花与连翘，二药皆轻清宣散，既能解表热，又能泄里热而解毒。金银花偏散表热，疏解肺胃热邪，而且由于其味甘，所以对脾胃损伤不大，而炒过之后又能凉血，可以用于治疗热毒血痢等症；而连翘清热解毒，主要能够清泻心火和散上焦的热，并且有消肿散结的作用，因此常用于治疗疮、痈、疽、疡、结核等症，无论有无热毒，均可应用。

【功效】清热解毒，消痈散结。主治痤疮。

【来源】民间验方

方名 茵陈粥

【方药】茵陈30克，金银花20克，白茅根20克，红花5克，党参15克，陈皮10克，佩兰10克，薄荷6克，大米30克，薏苡仁30克。

【用法】上药用水煎取汁，入大米、薏苡仁，煮成粥加白糖适量即可，每日1剂。

【分析】方中薏苡仁、党参、陈皮健脾除湿，茵陈清热除湿，金银花清热解毒，佩兰芳香除中焦湿气，薄荷辛凉解表，白茅根凉血利尿，红花活血除瘀，一清一健，一解一利。共去湿邪之毒。

【功效】清热燥湿，主治顽固青春痘。

【来源】民间验方

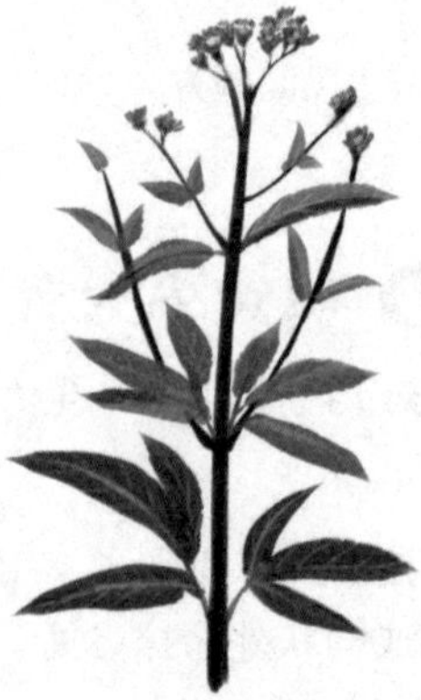

佩兰

方名 鲜藕汁

【方药】鲜藕适量。

【用法】洗净去皮，榨汁，每次服2匙，每日服3次。可根据个人口味调入冰糖。

【分析】中医认为藕性寒，味甘。生用具有凉血、散瘀之功，治热病等。鲜藕汁不仅对于治疗血热引起的月经先期或崩漏等月经病有很大的帮助，对脸部长痘痘的女性也是不错选择。

【功效】消炎，美肤，抗氧化。主治痤疮。

【来源】民间验方

方名 野菊花方

【方药】野菊花50克。

【用法】野菊花50克煎水成200毫升溶液，将溶液冷却后放入冰箱的冷冻室里冻成许多小冰块备用（一般的冰箱都配有做小冰块的模具）。然后，每天洗过脸后，再用一块冰块涂擦面部，每次涂擦10分钟左右，每日2次。坚持一周即可见效，如果能长期坚持便可控制痤疮的复发。

【功效】清热、解毒、杀菌，主治痤疮。

【来源】民间验方

2.1.13 冻疮

方名 治疗偏方

【方药】生黄柏30克，花椒15克，桂皮15克。

【用法】水煎趁热熏洗，每日2次，每日1剂，连用1周。

【功效】温经散寒，止痛止痒。主治冻疮破溃症状。

【来源】民间验方

方名 十滴水

【方药】十滴水适量。

【用法】将冻疮患处用温水浸泡洗净后，用干净的棉球或纱布蘸上十滴水，反复涂搽患处至发热，早晚各1次，一般三五天即可见效。冻疮初期使用效果更佳。对已形成溃疡或继发感染者，用十滴水的稀释液（相当于原液的2‰）浸湿纱布敷，每天2次，每次20~30分钟，也有很好的收敛作用。

【分析】十滴水由大黄、干姜、丁香、辣椒、樟脑、薄荷等中药组成。其中大黄逐瘀通络，能抑制多种细菌。干姜、丁香味辛性温，能温经行气、散寒通络，促进血液循环。辣椒味辛性热，能刺激皮肤，使血管扩张，促进血液流向体表，使热量向体表传导。樟脑消肿止痛，除湿止痒，还有局麻作用。薄荷有消炎、镇痛、止痒作用。

【功效】温通经络，消炎止痒。对冻疮有很好的效果。

【来源】民间验方

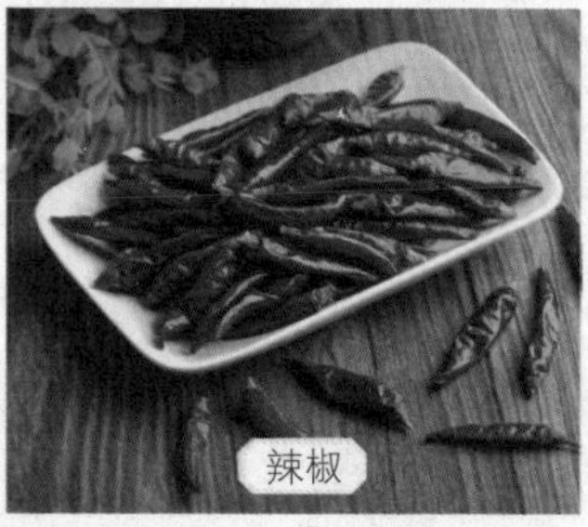
辣椒

方名 萝卜方

【方药】萝卜若干。

【用法】将萝卜切厚片，用火烘软烘热，贴于患处，凉后继续烘热，至患处有发痒感觉，每日1~2次；或将萝卜切厚片，煮熟后，趁热贴敷患处，凉后更换，每日2次。

【功效】行气活血，主治冻疮。

【来源】民间验方

方名 大蒜方

【方药】大蒜瓣适量。

【用法】大蒜瓣去皮，入锅内蒸熟，在患处来回涂搽搓揉，直至蒜瓣搓碎揉烂不能再用为止，每日3~4次；或把蒜瓣捣泥，用火烤温热后，均匀涂于患处，纱布固定，每日换药1次，连用3~4天。

【功效】散瘀消肿，促进血液循环。主治冻疮。

【来源】民间验方

方名 生姜方

【方药】鲜生姜适量。

【用法】将生姜在火上烤热后随即切薄片，来回涂搽患处，至发热为止，每日2~3次；也可将鲜姜捣汁，加热熬成糊状，凉后涂于患处，每日2次。

【功效】消肿止痒，主治冻疮。

【来源】民间验方

方名 外搽妙方

【方药】当归、肉桂各6克，红花、花椒、干姜各50克，樟脑、细辛各15克，酒精1000毫升。

【用法】将上述药入酒精内浸泡1周后备用。外搽，早晚各1次。

【功效】活血化瘀，温经散寒，消肿止痛。适用于冻疮初起未破溃者。

【来源】民间验方

方名 生甘草方

【方药】生甘草适量。

【用法】生甘草研末，备用。睡前用沸水半盆，加入生甘草粉两汤匙，搅匀或煮沸数分钟，待水温适宜时，将冻疮患处在药水中浸泡20分钟，此法连续3天，冻疮即可痊愈。入冬时用此方，可预防冻疮的发生。

【功效】消肿，止痛，止痒。主治冻疮。

【来源】民间验方

方名 老姜泡脚

【方药】老姜半斤，白酒适量。

【用法】老姜榨汁，白酒适量，再加入适量热水泡脚。每次泡半小时左右，其间水凉了要及时添加热水，一般泡3~5次可见效，亦可预防冻疮来年复发。

【功效】祛风散寒，主治冻疮。

【来源】民间验方

方名 柚子皮熬水泡脚

【方药】切成小块状的柚子皮300克，干辣椒2克。

【用法】柚子皮加清水1000毫升和干辣椒一并熬煮15分钟，将水倒入盆中，用毛巾蘸水热敷冻伤处，待水温适度后将手或脚放入盆中浸泡（皮肤破损不宜），若水温凉了可再添加热水，每次泡15分钟，此法可坚持多次。

【分析】柚子皮性温，味苦辛，有散寒理气、活血化瘀、温通经络、消肿止痛等功效。

【功效】促进血液循环，增强体质，对防治冻疮也很有效。

【来源】民间验方

方名 红花桃仁水

【方药】桃仁10克，红花6克，干红辣椒25克（小儿酌减）。

【用法】水煎弃渣取汁，汁入木盆，先熏蒸患处，待水温降至38~43℃时泡洗冻疮处，每次泡30分钟，早、晚各1次。

【功效】活血化瘀，消肿止痛。本方适用于预防冻疮，治疗1~2度冻疮，一般用药2~5次，局部红肿、热、痒、刺痛感觉消失，且不留瘢痕。

【来源】湖南省新化县煤炭二处医院主任医师 李典云

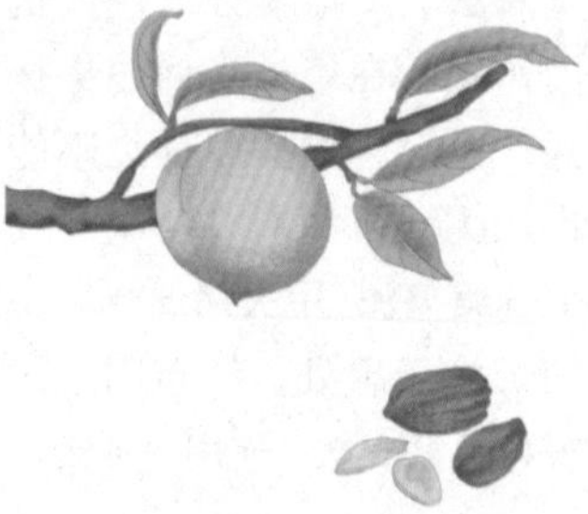

桃仁

2.1.14 生发养发

方名 斑秃中药方

【方药】1. 何首乌15克，桑葚子10克，白术10克，枸杞子10克，当归10克，黄芪10克。

2. 茯苓1000克，女贞子500克，白术500克，丹参30克。

【用法】1. 取每日1剂，水煎取汁分次温服。

2. 取上药研细末，每次服10克，白开水冲服，每日3次，1个月为1个疗程。

【功效】滋肝补肾，补益精血。主治斑秃。

【来源】民间验方

方名 生发酊

【方药】骨碎补（即槲蕨的干燥根茎）30克，闹羊花（即黄杜鹃）15克，赤霉素200毫克，75%酒精1000毫升。

【用法】将骨碎补、闹羊花研末，浸入酒精内，3天后加入赤霉素，并多次摇晃混匀。使用时用棉签蘸药液涂抹皮损处，每天4~6次。一般来说，患者涂药后，局部会微有痒感，第2周开始皮损处可出现新的毛发。

【分析】赤霉素是一种植物生长激素，可协助其他药物促进毛发再生，且无刺激性；闹羊花有镇痛、祛风祛毒、除湿之功效。

【功效】祛风通络，和血生发。主治斑秃。

【宜忌】酒精过敏者禁用，

使用时局部皮肤有疼痛或烧灼感须停药。

【来源】民间验方

方名 侧柏芝麻煎水

【方药】侧柏叶60克，黑芝麻30克。

【用法】将上药用75%酒精500毫升浸泡7~10天后，以生姜切片蘸药酒，反复用力涂擦，直至患处皮肤发红为止，每日2次。

【功效】解毒，抑菌，生发。主治斑秃。

【来源】民间验方

方名 鲜姜半夏方

【方药】鲜姜30克，生半夏（研末）15克。

【用法】先将生姜切片擦患处，然后用生半夏细末调香油涂擦患部，每日数次。

【功效】消肿散结，促进血液循环。连续使用，有刺激生发之效。

【来源】民间验方

方名 治疗验方

【方药】藜芦、蛇床子、黄柏、百部、五倍子各5克，斑蝥3克。

【用法】上药用95%的酒精100克浸泡10天，用棉签蘸药液涂患处，每日1~2次。

【分析】一般涂药后会出现红斑、水泡。出现水泡者效果较好，但应暂停药。等新皮长好后，再继续治疗。水泡干燥结痂，脱落后，局部瘙痒，毛发逐渐长出。

【功效】杀菌生发，主治斑秃。

【来源】民间验方

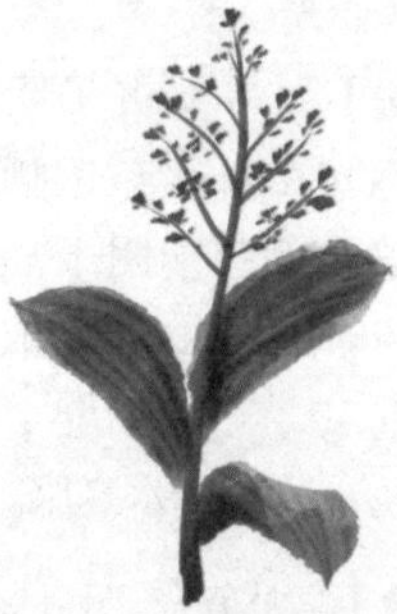

藜芦

方名 杜仲羊肉生发汤

【方药】杜仲15克，核桃仁15克，何首乌30克，玉米粒90克，羊肉250克，生姜3片，红枣5枚，盐少许。

【用法】上料洗净加水炖煮两三小时即可。

【功效】温经散寒，补肾壮阳。有生发和乌发的功效。

【来源】民间验方

方名 黑豆柠檬片

【方药】黑豆50克，柠檬5片。

【用法】把黑豆煮熟软，加入柠檬片，再稍煮，即成。每日或隔日食用1次。

【功效】益气补肾，健美肌肤。具有养发、护发、美容的功效。

【来源】民间验方

方名 首乌核桃猪脑饮

【方药】制首乌20克，核桃仁20克，猪脑100克，调料适量。

【用法】首乌加水煎20分钟后去渣取汁，用汁炖核桃仁与猪脑，并加调料。猪脑熟即可。隔日食用1次。

【功效】滋肝肾，益精血。具有护发、美发功效。

【来源】民间验方

方名 核桃芝麻糊

【方药】核桃仁500克，黑芝麻500克。

【用法】将二料炒熟捣成细末，混合均匀。每天早、晚各取2匙，用温开水加糖或蜂蜜冲食。

【功效】补肾益气，具有养发、乌发的功效。

【来源】民间验方

方名 黑芝麻粥

【方药】黑芝麻30克，粳米60克。

【用法】将黑芝麻淘洗干净，晒干后炒熟研碎，用时与粳米兑水煮粥即可。

【功效】补益肝肾，滋润五脏，乌发。对由于肝肾不足所引起的身体虚弱、津枯便结、须发早白、未老先衰等均宜。

【来源】民间验方

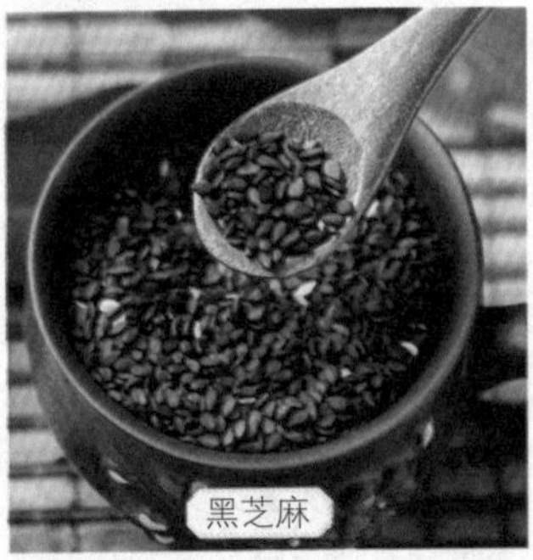

方名 乌发丸

【方药】生地黄60克，熟地黄60克，丹参60克，侧柏叶60克，旱莲草30克，桑叶30克，女贞子30克，黑芝麻60克，制首乌60克。

【用法】将以上诸药研制成蜜丸，每丸9克，每日服3丸，一般连服3个月至半年左右，可望见效。

【功效】补血养阴，生发乌发。主治少白头。

【来源】民间验方

方名 乌发蜜丸方

【方药】女贞子520克，旱莲草、桑葚子各300克。

【用法】先将女贞子阴干，再用酒浸1日，蒸透晒干，旱莲草、桑葚子阴干，将上三味药碾成细末，炼蜜成丸，每丸重10克。每日早、晚各服1丸，淡盐开水送服。

【功效】滋补肝肾，明目乌发。主治少白发。

【来源】民间验方

方名 仙人粥

【方药】何首乌30~60克，红枣5枚，红糖10克，粳米60克。

【用法】先将何首乌放入小砂锅内，煎取汁液，去渣后放入淘洗干净的粳米和红枣，加水适量煮粥，粥熟后加入红糖即成。每天1剂，分2次食用，连食7~10天为1个疗程，间隔5天再进行下1个疗程。

【功效】此粥有养血益肝、固精补肾、乌须发之功，适用于须发早白和头发枯黄的人。

【来源】民间验方

方名 羊骨粥

【方药】羊胫骨1~2根，红枣、桂圆各10枚，糯米100~150克。

【用法】羊胫骨捣碎，加红枣、桂圆、糯米，加水适量，煮粥食用。可从当年冬至吃到来年立春。

【功效】此粥有温肾补血的功效，适用于脱发兼肾虚腰酸、轻度贫血者。

【来源】民间验方

方名 首乌芝麻甜饮

【方药】何首乌500克，芝麻50克，蜂蜜50克。

【用法】把何首乌放于蒸锅内蒸半小时，使何首乌变软。再把蒸软的何首乌放到锅里煎一小时，直至何首乌的汁溶于水中。将50克芝麻炒熟，放于盛有何首乌的锅内煮10分钟，放凉后再放入50克蜂蜜，将所有材料搅匀后即可。装入密封饭盒内，放在冰箱里保存，当作冷饮来吃。

【功效】补益精血，护发养发。主治少年白发。

【来源】《医药养生保健报》

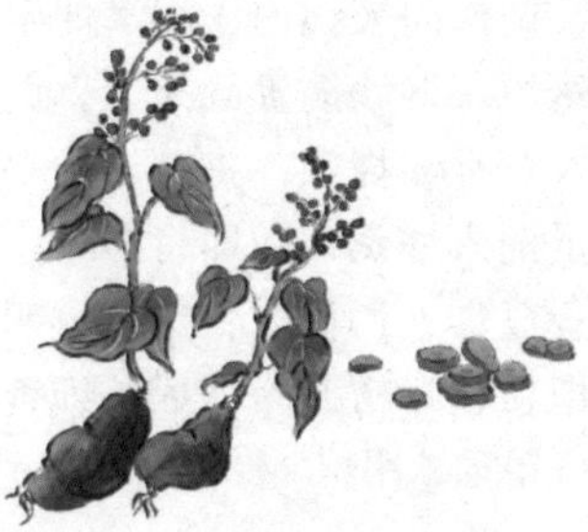

何首乌

方名 黑豆雪梨乌发

【方药】黑豆30克，雪梨1~2个。

【用法】将梨切片，加适量水与黑豆一起放锅内，武火煮开后，改文火煨至烂熟。吃梨喝汤，每天2次，连用15~30天。

【功效】滋补肺肾，为乌发佳品。

【来源】民间验方

方名 山药酥

【方药】鲜山药500克，炒黑芝麻20克，白糖50克，植物油适量。

【用法】鲜山药去皮，切成菱角块，入锅内，用六成热的植物油炸至外硬中间软，浮面时捞出。炒锅置文火上烧热，用油滑锅，放入白糖，加水少许，炼至糖汁成米黄色，随即推入山药块，并不停地翻炒，使山药外面包上一层糖浆，直至包牢，然后撒上炒香的黑芝麻即成。随意服食。

【分析】黑芝麻又名黑脂麻、油麻。性味甘，平。入肝、肾经。能补肝肾，润五脏。《本经》："主伤中虚羸，补五内，益气力，长肌肉，填脑髓。"黑芝麻还能滑肠，所以消化不良者忌食。此外，黑芝麻还具有补肝肾、乌须发之功效，适用于中老年人用于护发、黑发。山药能健脾补肺，养肾益精。以上二药配伍，性质平和，适合长期服食，有一定健脾养颜之功。

【功效】补脾胃，乌须发，美容颜。适合脾胃虚弱、容颜渐衰的人士服食。

【宜忌】便溏者慎食。

【来源】民间验方

方名 蜜蛋油

【方药】1茶匙蜂蜜，1个生鸡蛋黄，1茶匙植物油或蓖麻油，两茶匙洗发水，适量葱头汁。

【用法】上药混合兑在一起搅匀，涂抹在头皮上，戴上塑料薄膜帽子，不断地用温毛巾热敷帽子上部。过一两个小时之后，再用洗发水洗干净头发。

【功效】滋养毛囊，促进头发生长。坚持一段时间，头发稀疏的情况会有所改善。

【来源】民间验方

方名 杞子核桃猪肾汤

【方药】猪肾2个，核桃肉30克，首乌20克，枸杞子、生地各15克，生姜3片。

【用法】枸杞子、首乌、生地洗净，核桃肉用开水烫去衣。猪肾洗净，切开去白脂膜，切片，下油起锅用姜片略炒。把全部中药放入锅内，加清水适量煮沸后，文火煲2小时。最后加入猪肾片，煮5分钟后，加盐少许调味，饮汤吃猪肾。每天1料。

【功效】补肾填精，乌须黑发。适用于须发早白，腰膝酸软，筋骨无力，头晕耳鸣等。

【来源】《医药星期三》

方名 首乌肝片

【方药】何首乌 60 克，枸杞子 15 克，生猪肝 200 克，黄瓜 200 克，油、盐、味精适量。

【用法】将何首乌粉碎为粉末，加水 300 克熬至约 100 克的浓汁，放入猪肝片泡 2~4 小时；黄瓜切片。锅内放油至五六成热时，放入肝片过油，下葱、姜末爆香出味，倒入黄瓜片、盐、味精、少许首乌浓汁、猪肝片、发好的枸杞子，快速翻炒 3~5 分钟即成。每周宜服用 2~3 次。

【功效】补肝、祛风、益精、养肾。对头发干枯、早白、早脱均有效。

【来源】民间验方

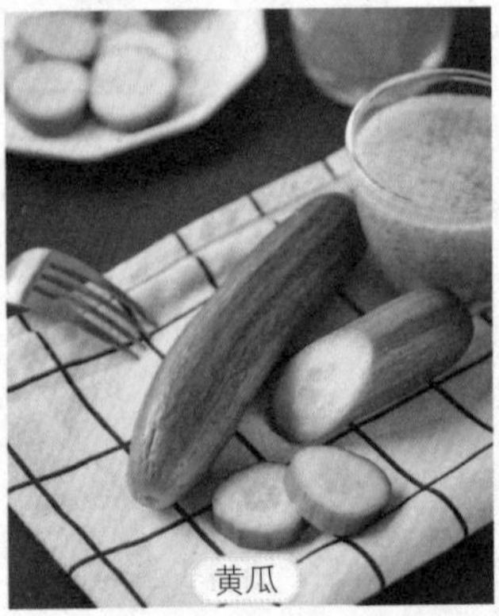
黄瓜

方名 核桃炖猪脑

【方药】淮山 30 克，核桃仁 20 克，猪脑 1 副，食盐少许。

【用法】将猪脑挑去筋膜，洗净后放碗中，淮山、核桃仁捣成细末，撒于猪脑上，加适量水及食盐，放锅内隔水炖至猪脑熟透即可。

【功效】补肾健脑，适用于产后肾亏虚而引起的脱发。

【来源】民间验方

方名 枣肉煲鸡蛋

【方药】山萸肉、红枣各 15 克，首乌 50 克，带壳鸡蛋 2 枚。

【用法】将鸡蛋洗净，加水适量煎煮，待蛋熟透后去壳，放入药汁中再煮 20 分钟，加入红糖。随意食用。

【功效】补肝肾，益精血。适用于产后肝肾不足、精血亏虚所致大量脱发。

【来源】民间验方

方名 海带薏苡仁汤

【方药】薏苡仁、海带各 30 克，鸡蛋 3 个，盐 2 克，味精、胡椒粉各 1 克，花生油 25 毫升。

【用法】将海带洗净，切成条；薏苡仁洗净，浸透；鸡蛋磕入碗中，搅匀。将海带、薏苡仁同入锅内，加水炖至熟烂，将炒锅置武火上，放入花生油烧热，将搅匀的鸡蛋倒入炒熟，随即将海带、薏苡仁连汤倒入，加盐、胡椒粉、味精调味即成。佐餐或单独饮用。

【功效】健脾利湿。海带含有丰富的碘，有乌发作用。

【宜忌】脾胃虚弱者慎食。

【来源】民间验方

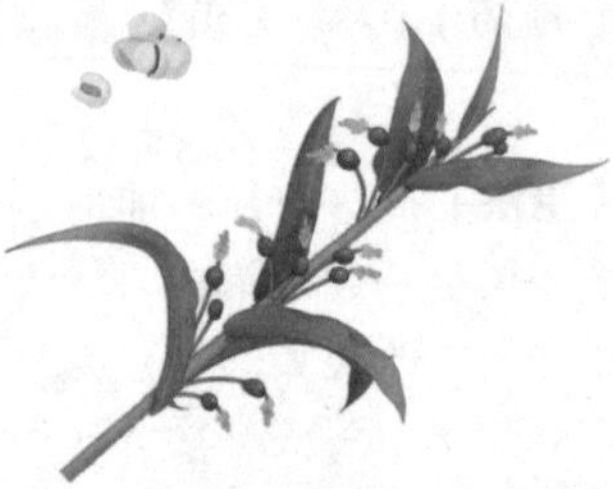
薏苡仁

02 骨伤科

2.2.1 颈椎病

方名 全蝎蜈蚣方

【方药】全蝎10克，蜈蚣2条，鹿衔草、川芎、当归、自然铜、乌梢蛇各15克。

【用法】将药加水煎2次，取药汁混合，每日饮服2次。

【功效】熄风止痉，解毒散结，通络止痛。适用于颈椎病。

【来源】《江西中医药》1990年第21期

方名 姜葱羊肉汤

【方药】羊肉100克，大葱30克，生姜15克，大枣5枚，红醋30克。

【用法】所有原料加水适量，做汤1碗，日食1次。

【功效】益气，散寒，通络。适用于经络痹阻型颈椎病。

【来源】民间验方

方名 白芍血藤方

【方药】白芍30克，木瓜13克，鸡血藤15克，葛根、甘草各10克。

【用法】水煎去渣，每日1剂，日分2次服。

【功效】驱寒散风，通络止痛。对颈椎病有效。

【来源】《当代中国名医高效验方1000首》

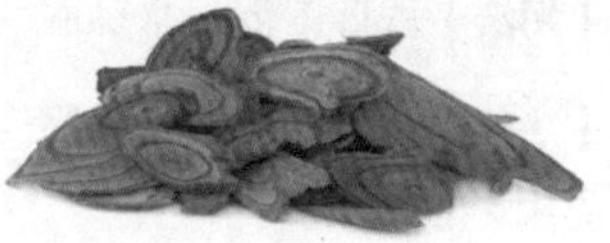

鸡血藤

方名 桑枝煲鸡

【方药】老桑枝60克，母鸡1只（约1000克），食盐少许。

【用法】鸡洗净，切块，与老桑枝同放锅内，加适量水煲汤，调味，饮汤食鸡肉。

【分析】老桑枝，性凉，味淡涩。具有去骨火、退热、清肝、明目的功效。主治风湿骨痛。

【功效】补肾精，通经络。适用于神经根型颈椎病。

【来源】民间验方

方名 威灵苁蓉汤

【方药】威灵仙、肉苁蓉、熟地、青风藤、丹参各15克。

【用法】每日1剂，煎2遍和匀，日分2次服。

【功效】主治颈椎、腰椎及足跟骨质增生、老年骨关节炎疼痛等。

【来源】民间验方

方名 川乌粥

【方药】生川乌12克，香米50克，姜汁适量，蜂蜜50克。

【用法】慢火熬熟，下姜汁1茶匙，蜂蜜3大匙，搅匀，空腹啜服。

【功效】散寒通痹，适用于经络痹阻型颈椎病。

【来源】民间验方

方名 白芍甘草汤

【方药】白芍30克，甘草15克，酸枣仁、牡蛎各10克，威灵仙、元胡各12克。

【用法】将药加水煎煮2次，

取药汁混合，每日分2次饮服。

【功效】柔肝解痉，和营止痛。对颈椎病有效。

【来源】《中医骨伤科杂志》1987年第3期

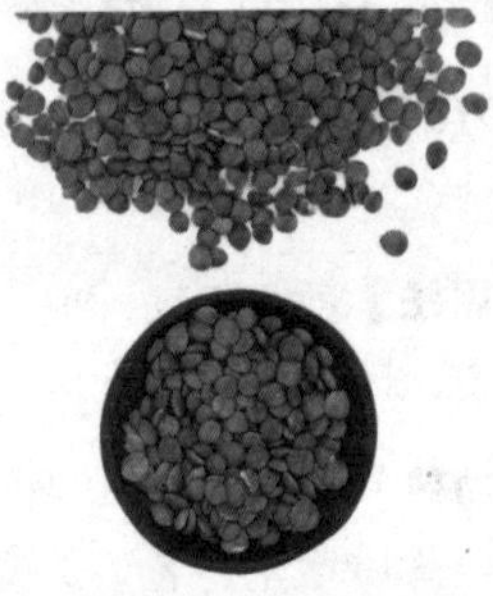

酸枣仁

方名 参芪龙眼粥

【方药】党参、黄芪、桂圆肉、枸杞子各20克，粳米50克。

【用法】将原料洗净，党参、黄芪切碎先煎取汁，加水适量煮沸，加入桂圆肉、枸杞子及粳米，文火煮成粥，加适量白糖即可。

【功效】补气养血。适用于气血亏虚型颈椎病。

【来源】民间验方

方名 苍术白芍汤

【方药】苍术、炒白芍、茯苓各20克，川芎15克，桔梗、干姜、厚朴、甘草各10克。

【用法】制成合剂，每次30毫升，每日3次，2周为1个疗程。

【功效】祛风散寒，活血行气。适用于颈椎病。

【来源】《北京中医学院学报》1986年第9期

方名 葛根灵仙汤

【方药】葛根25克，威灵仙、鸡血藤各15克，白芍15~30克，甘草6克，炙蜈蚣2条（研水冲服）或全蝎8克。

【用法】每日1剂，水煎服。

【功效】活血化瘀，疏通经络。适用于颈椎病。

【来源】《陕西中医》1987年第8期

2.2.2 落枕

方名 葛根菊花煎

【方药】葛根30克，菊花15克，生白芍24克，柴胡12克，生甘草9克，红糖30克。

【用法】水煎取药液再加红糖调服，一次服下，服药后卧床休息1小时出微汗。每日1剂，一般服药2~4次即愈。

【功效】解肌散邪，清热解毒。能有效缓解落枕症状。

【来源】民间验方

方名 葛根桂枝荆芥汤

【方药】葛根10克，桂枝、荆芥（后下）各6克。

【用法】加水煎煮2次，取药汁混合，分2次服用，每日1剂，连续3日。

【分析】葛根特别善于缓解颈项强直、肌肉痉挛，可促进头颈部血液循环，并有一定的降压作用。桂枝性温，可祛寒止痛，温通经脉，并能制约葛根偏凉的药性。荆芥性温，有发散风寒的功效。

【功效】解肌发表，生津舒筋。可缓解落枕后脖子强直、肌肉僵硬、活动受阻的症状。

【来源】民间验方

方名 药枕疗法

【方药】葛根100克，独活、羌活、防风、苏木各30克，威灵仙60克，晚蚕沙200克。

【用法】上药共打碎，加晚蚕沙掺匀，用白酒炒热，装入布袋内，枕于颈项部疼痛处。

【功效】祛风散寒，除湿止痛。能有效缓解落枕疼痛。

【来源】民间验方

方名 抚摸疗法

【用法】让患者正坐，术者立于一侧，先用双手从患者头顶分别向左右抚摸，到耳尖为止；再用双手从两鬓角向后抚摸，到耳尖为止；然后用双手从两耳尖开始，沿耳前向颌角方向抚摸；最后用双手从两太阳穴开始，沿耳尖、耳后、颈部方向抚摸，到冈上肌为止。抚摸时手法要轻软柔和，遇到痛点时，轻揉按压10余下，以增强效果。

【功效】通经活络，能有效缓解落枕疼痛。

【来源】民间验方

方名 伸筋草方

【方药】伸筋草、海桐皮、秦艽、当归、独活、钩藤各10克，红花、乳香、没药各6克。

【用法】水煎，乘热洗患处，每日数次。

【分析】伸筋草，味苦，辛温，入肝经。具有祛风散寒、除湿消肿、舒筋活络的功效，用于风寒湿痹，筋脉拘挛疼痛。外用治跌打扭伤肿痛。中医认为本品辛散、苦燥、温通，能祛风湿，入肝尤善通经络。

【功效】祛风除湿，通络活血。用于落枕不太严重者。

【来源】民间验方

2.2.3 肩周炎

方名 白芍桃仁粥

【方药】白芍20克，桃仁15克，粳米60克。

【用法】先将白芍水煎取液，约500毫升；再把桃仁去皮尖，捣烂如泥，加水研汁，去渣，用二味汁液同粳米煮为稀粥，即可食用。

【功效】养血化瘀、通络止痛。适用于肩周炎晚期瘀血阻络者。

【来源】民间验方

方名 肩凝汤

【方药】当归、丹参各30克，桂枝15克，透骨草30克，羌活18克，生地30克，香附15克。

【用法】水煎服，每日1剂，日服2次。

【分析】方中当归、丹参、生地养血活血，散瘀止痛；桂枝上行肩臂，可舒筋脉挛急，利关节壅滞；配羌活、透骨草以通络祛风寒湿邪；香附乃血中之气药，可行气活血，诸药配伍，肩凝可除。

【功效】活血通络，祛风解凝。主治肩周炎。

【来源】《中国中医秘方大全》

方名 生山楂甘草汤

【方药】生山楂50克，桑葚50克，桑枝25克，乌梅25克，白芍20克，伸筋草20克，醋制元胡20克，姜黄15克，桂枝15克，威灵仙15克，醋制香附15克，甘草10克。

【用法】水煎温服，3日2剂，1个月为1个疗程。

【功效】舒筋通络，祛瘀行痹止痛，滑利关节。主治肩周炎。

【来源】民间验方

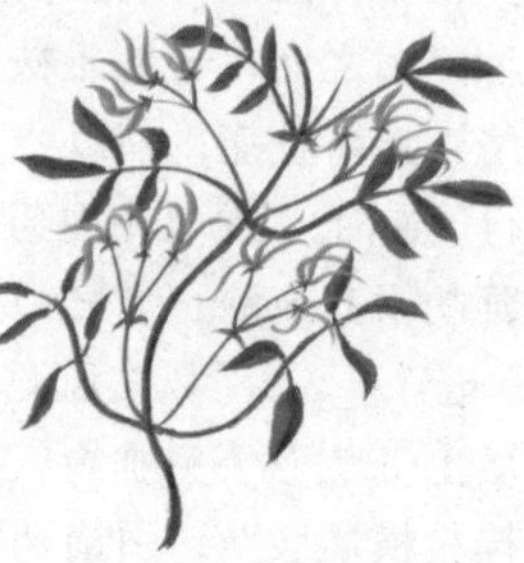

威灵仙

方名 桑枝鸡汤

【方药】老桑枝60克，薏苡仁10克，老母鸡1只，盐少许。

【用法】将桑枝切成小段，与鸡共煮至烂熟汤浓即成，加盐调味，饮汤吃肉。

【功效】祛风湿、通经络、补气血。适用于肩周炎慢性期而体虚风湿阻络者。

【来源】民间验方

方名 温经通络汤

【方药】制川乌、丹参、生香附、透骨草、延胡索各15克，桂枝、干地龙、寻骨风、片姜黄各9克。

【用法】水煎服，每日1剂，日服2次。

【分析】方用制川乌温经散寒，祛风湿，与痹证尤宜；配用桂枝温经散寒，通络止痛；丹参、延胡索活血化瘀，通络止痛，且延胡索为血中气药，尤善治一身上下内外各种疼痛之症；干地龙祛风通络，活络止痛；辅以生香附行气通滞，又为气中血药，合延胡索其通滞止痛之力尤著；透骨草、寻骨风祛风湿，通络止痛；片姜黄破血行气，合桂枝横通肢节，引诸药直达病所。

【功效】温经散寒，祛风湿，活血通络止痛。

【来源】《临床验方集》

方名 加味逍遥散

【方药】柴胡、当归、炒白芍、云苓、秦艽、黄芩、制附片、陈皮、法半夏各9克，甘草、白芥子各6克。

【用法】水煎服，每日1剂，日服2次，白酒为引。

【功效】祛风除痰，温经止痛，舒肝和脾。治疗肩周炎。

【来源】《中国中医秘方大全》

方名 追骨风酒

【方药】追骨风30克，酒60克。

【用法】追骨风入酒内浸泡5日。分数次内服。

【分析】追骨风味苦，性凉。具有清热、解毒、活血、止痛的作用。主治骨折，创伤出血，肿痛。

【功效】活血化瘀，治跌打损伤。

【来源】民间验方

方名 熏洗验方

【方药】鬼箭羽15克，桂枝、红花、木瓜各9克，蚕沙15克，黄酒250克。

【用法】上药水浸15分钟，再加半面盆水，黄酒250克煎汁，熏洗肩关节痛处，待药汁冷后，不要倒掉，将原药汁再加水适量煎汁，再熏洗患处。每剂可连用3天，每天熏洗2次，共6次，再用第2剂，用法同前。

【功效】祛风散寒，活血化瘀，通经和络，主治风湿痹痛。

【来源】《中国当代中医名人志》

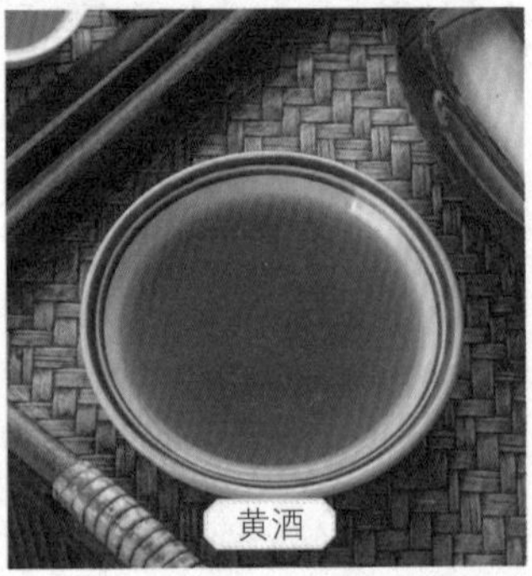
黄酒

方名 三七藕蛋橘络羹

【方药】三七粉3克，鸡蛋2只，鲜藕汁50毫升，橘络1克，食盐、猪油各少许。

【用法】鲜藕汁加水适量，煮沸后将三七粉、生鸡蛋（打破后）冲入鲜藕汁内搅匀，放入橘络、食盐及油煮沸2分钟即可。每日1剂，分2次服完，连服15日。

【功效】行气通络，活血定痛。适用于肩关节局部肌肉突然剧痛，如针刺刀割，部位不移，按之痛甚，关节受限或局部肿胀等症状。一般急性期均可用。

【来源】民间验方

2.2.4 腰椎间盘突出

方名 天灸通脉散

【方药】独活、牛膝、没药、鸡血藤各100克，辣椒200克，75%酒精1000毫升。

【用法】上药用酒精浸泡3天后拣出辣椒，晒干后研碎为粉备用。用时将药粉敷于患者腰部，患者会感觉到热力逐渐透入，并沿着患侧经络逐渐下移，达于足底。

【功效】适用于治疗腰椎间盘突出。

【来源】民间验方

方名 核归丸

【方药】核桃仁210克，黑芝麻210克，杜仲60克，川续断30克，木瓜30克，菟丝子60克，当归60克。

【用法】除核桃仁、黑芝麻外，余药均晒干，研磨过筛备用。将黑芝麻于碾槽内碾碎，再放入核桃仁一起碾至手摸无颗粒时，与过筛的药粉一起倒入盆中，以炼蜜250毫升，分数次加入盆内搅拌，制丸，每丸7克。每日服2次，每次服1丸，黄酒20毫升送服。连服100丸为1个疗程。

【分析】川续断，味苦，辛，性微温；归肝、肾经，具有补肝肾、强筋骨、活血散瘀、生肌止痛等功效。主治腰背酸痛，肢节痿痹，跌扑创伤，损筋折骨，胎动漏红，血崩，遗精，带下，痈疽疮肿等。

【功效】补肾活血、理气止痛。

方名 三七猪脚筋汤

【方药】猪脚筋200克，精瘦肉50克，三七15克，大枣4个。

【用法】猪脚筋焯沸水，同精瘦肉捞入砂锅，加三七（打碎），大枣4个，加水共煎沸后改小火煮1~2小时。饮汤吃肉，每日1剂。

【功效】活血定痛，强筋壮骨。主治气滞血瘀、肾气亏虚型腰椎间盘突出症。

【来源】民间验方

方名 壮督通络汤

【方药】巴戟天12克，熟地15克，骨碎补15克，炒杜仲15克，怀牛膝15克，秦艽12克，土鳖虫6克，乳香12克，没药12克，当归15克，白芍15克，威灵仙12克，寻骨风15克，鸡血藤20克，甘草10克。

【用法】水煎服，日1剂。

【功效】补肾壮督，活血通络。

【来源】民间验方

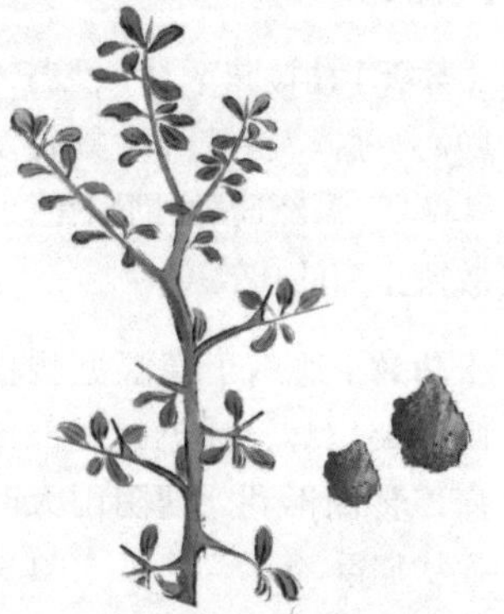

没药

方名 乌头酒

【方药】生川乌、生草乌、生杜仲、忍冬藤、当归、五加皮、海风藤各35克，乌梅2个，白酒1500毫升，冰糖100克，红糖100克。

【用法】前8味水煎2小时，取药液加入冰糖、红糖，待溶化后再加入白酒即成。早晚各服1次，每次10~20毫升。

【功效】温经散寒，通络止痛。缓解腰椎间盘突出疼痛。

【来源】民间验方

方名 双乌桂枝粉

【方药】生川乌、生草乌各30克，桂枝15克。

【用法】共为细末，炒至变黄色，加少量白酒，将上药共分5等份。每早服一份，连服5天。

【分析】桂枝味辛甘，性温，归心、肺、膀胱经。具有发汗解肌、温经通脉、助阳化气、散寒止痛的功效。

【功效】适用于寒湿型腰椎间盘突出症，症见腰腿部冷痛，转侧不利，遇阴雨天时症状加重。

【来源】民间验方

方名 乌梢蛇酒

【方药】乌梢蛇10克，乳香15克，没药15克，当归20克，川芎15克，独活15克，木瓜15克，川芎6克，牛膝6克，杜仲12克，松节12克，五加皮12克，麝香1克。

【用法】以上药物泡酒，泡1月后早晚各口服10毫升。口服期间，每天用此药酒外擦腰、臀及双下肢。使得皮肤微微发热为止。用药期间，同时配合腰背肌功能锻炼。

【分析】乌梢蛇，性味甘，平。归肝经。具有祛风、通络、止痉的功效。

【功效】活血祛瘀，理气止疼。适用于风湿顽痹，麻木拘挛，中风口眼歪斜，半身不遂，抽搐痉挛，破伤风，麻风疥癣，瘰疬恶疮。

【来源】民间验方

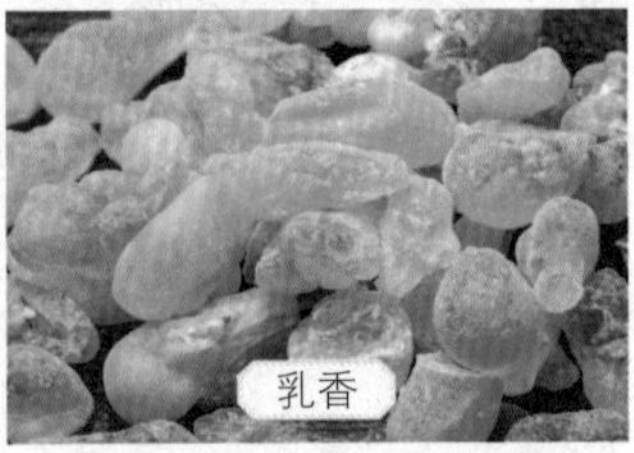

乳香

方名 川乌骨草药枕

【方药】炙川乌10克，红花30克，补骨脂20克，乳香、没药各20克，透骨草40克，细辛10克，桂枝10克，淫羊藿10克，延胡索30克，伸筋草30克，秦艽15克，苍术15克，甘草15克。

【用法】上药装入布袋，用醋浸湿诸药，放入蒸锅蒸40分钟，然后置于腰部热敷，每日2次。

【功效】透穴温阳通痹，舒筋活血止痛。

方名 白矾外敷法

【方药】白矾250克，米醋1000克。

【用法】上药混合放入砂锅，用文火煮化后取出，待温度适中，外敷患处，每日2次，每次25~30分钟，15日为1个疗程。局部外敷时避免烫伤患处。

【分析】白矾味酸寒，性专收涩，能消痰，燥湿，解毒医疮。现代医学药理研究，白矾的成分为含水硫酸钾铝，外用其稀薄液能消炎，收敛防腐；醋味酸苦温，散瘀血，消痈肿，强筋骨，破血运，除坚积，两药合用能温中散寒通脉，外敷浸透肌肤能扩张血管，改善微循环，使局部皮肤产生温热现象，祛除寒凝，通痹止痛，直达病灶部位，加快局部血液循环，消除炎症，从而中断骨刺病理循环，达到治疗效果。

【功效】有效缓解腰椎间盘突出疼痛。

【来源】民间验方

方名 血藤母鸡方

【方药】鸡血藤250克，川牛膝、桑寄生各100克，老母鸡一只(重1000~1500克)。

【用法】药物布包，母鸡去

毛及内脏，同煮至母鸡肉脱骨为度，食肉喝汤，连食3~7只鸡。

【功效】补肾强腰，活血止痛，适用于肾虚型腰椎间盘突出症。

【来源】民间验方

方名 乌梢蜈蚣粉

【方药】乌梢蛇12克，蜈蚣10克，全蝎5克，细辛6克。

【用法】上药共研极细末后，分成8包，首日上、下午各服1包，继之每日1包。一周为1个疗程。

【功效】搜风通络、除痹止痛，适用于血瘀型腰椎间盘突出症，症见腰腿部疼痛，痛有定处，活动不利。

【来源】民间验方

2.2.5 痛风

方名 葡萄粥

【方药】葡萄40克，粳米80克，清水、白糖适量。

【用法】诸药放入锅中加清水慢煮，熬到黏稠即可。早晚各服一次。

【分析】葡萄，性平，味甘酸，入肺、脾、肾经，有补气血、益肝肾、生津液、强筋骨、止咳除烦、通利小便的功效。主治气血虚弱、肺虚咳嗽、心悸盗汗、风湿痹痛、淋症、浮肿等症状。

【功效】补肝肾，益血气。

【来源】民间验方

方名 薏苡仁粥

【方药】赤小豆50克，薏苡仁50克。

【用法】放入沸水，熬粥即可。温而服之每天1次。

【功效】起到利尿的作用，可以促进尿酸的排除，也可以降低尿酸在体内的含量。

【来源】民间验方

方名 木瓜粥

【方药】木瓜1个，粳米100克。

【用法】木瓜切碎慢煮半小时取汁，然后用木瓜汁加入粳米，粥煮稀即可。也可放入适量的白糖调味，适当即可。每日3次，热服。

【功效】健胃，舒活筋骨。

【来源】民间验方

方名 玉米须煮丝瓜络

【方药】玉米须30~50克，丝瓜络30~50克。

【用法】把它们放入水中，用冷水浸泡半小时，然后煮20~30分钟，可以代茶饮。

【分析】玉米须有降压利尿的作用，丝瓜络有治疗关节疼痛的作用，这两药合在一起有改善肾功能的作用。

【功效】利湿通淋，活血通络。主治高尿酸血症。

【来源】民间验方

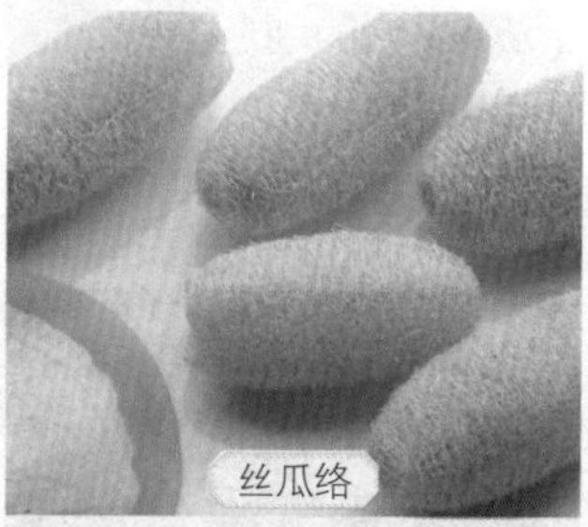
丝瓜络

方名 虎刺汁

【方药】虎刺鲜根或花（干根）适量。

【用法】煎汁用酒冲服。

【分析】虎刺，味甘，性平，无毒。能祛风利湿，活血消肿，治痛风，风湿痹痛。

【功效】清热通络。

【来源】《浙江民间草药》

方名 风之消

【方药】黑蚁20克，黄芪15克，冬虫夏草10克，灵芝30克。

【用法】水煎服，每日3次，一个月即可见效，严重者需一个半月。

【分析】黑蚁含有人体所需营养成分达20余种，含有16种微量元素，其中每1000克含锌190毫克。黑蚁具有抗炎、镇痛、抗风湿、解毒、镇静、平喘、护肝等药理作用，对阴虚、阳虚、血虚及气血双亏均可适用。

【功效】养肝护肝，补肾强精。适用于痛风。

【来源】民间验方

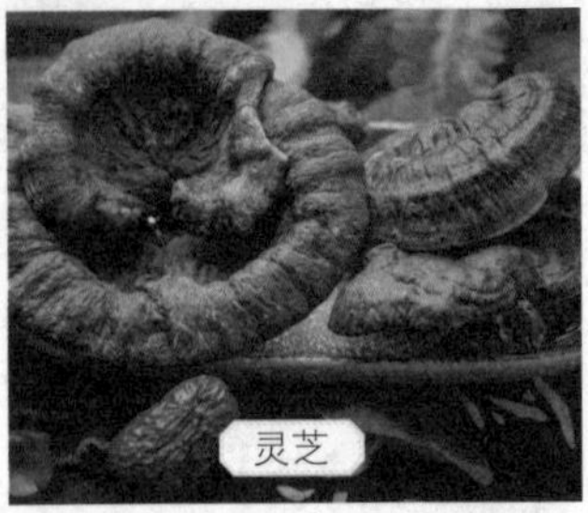

方名 萝卜汤

【方药】萝卜250克，植物油50克，柏子仁30克。

【用法】萝卜洗净切块，加植物油同煸，继加柏子仁、水500毫升，同煮至熟，加盐少量。食萝卜及汤。

【功效】纠正嘌呤代谢紊乱，调节尿酸。

【来源】民间验方

方名 四妙勇安汤

【方药】土茯苓、玄参、薏苡仁各30克，归尾、银花、忍冬藤各15克，延胡索、莱菔子、生甘草各10克。

【用法】水煎服，每日1剂，15天为1个疗程。

【分析】方中的土茯苓、玄参、薏苡仁为主药，土茯苓能解毒，除湿，利关节；元参滋阴，降火，解毒；薏苡仁清热利湿，再辅以其他诸药，起到清热解毒、利湿泄浊、化瘀通络的作用。

【功效】适用于痛风治疗。

【来源】民间验方

方名 土鳖酒

【方药】地龙、土鳖虫各100克，白酒2斤，白糖1斤。

【用法】用酒化开白糖，用纱布将药包起来放入糖酒中，置砂锅或坛子上蒸，煮沸后再蒸半小时。每服一小杯，每日服3次。

【分析】土鳖虫性味咸，寒，有小毒；归肝经，具有破瘀血、续筋骨的功效。用于筋骨折伤，瘀血经闭，癥瘕痞块。

【功效】通络、利尿，调节血脂。适用于痛风病的治疗。

【来源】民间验方

方名 白茅杨树茶

【方药】鲜白茅根60克，小叶杨树嫩枝30克，鳖甲粉20克。

【用法】先把白茅根和小叶杨树枝洗干净，然后放在500毫升水中，熬上半小时，剩下差不多一半水的时候，把药汁倒出来，再加入500毫升水，熬成剩下一半水。然后把两次熬好的药汁混到一块，喝的时候把鳖甲粉冲入其中，每天早晚各一次。

【分析】白茅根能够凉血止血，清热解毒。《本草正义》上说："白茅根，寒凉而味甚甘，能清血分之热，而不伤干燥，又不黏腻，故凉血而不虑其积瘀"。凉血又不伤干燥、不黏腻，这正是治痛风的好药！小叶杨树的嫩枝，能促进微循环障碍后血流和微循环的恢复，并且使血液的"浓""黏""凝""聚"性下降。还具有抗炎镇痛作用，并且维持的时间比较长。鳖甲具有滋阴清热、潜阳熄风、强筋健骨、软坚散结的功效，能够散瘀血，消脾肿。

【功效】凉血止血，清热解毒。

【来源】河南中医学院第一附属医院教授 高清顺 何世桢

方名 祛风通络粉

【方药】白茯苓、莲子、芡实各150克，炒杏仁100克，薏苡仁200克。

【用法】低温焙熟磨成粉，每日早晚各取50克，以开水冲调成糊，加入白糖、蜂蜜调味。

【功效】补肾气，祛风湿，通经络。

【来源】民间验方

2.2.6 骨质疏松

方名 黄豆猪骨汤

【方药】鲜猪骨250克，黄豆100克。

【用法】黄豆提前用水泡6~8小时；将鲜猪骨洗净，切断，置水中烧开，去除血污；然后将猪骨放入砂锅内，加生姜20克，黄酒200克，食盐适量，加水1000毫升，经煮沸后，用文火煮至骨烂，放入黄豆继续煮至豆烂，即可食用。每日1次，每次200毫升，每周1剂。

【分析】鲜猪骨含天然钙质、骨胶原等，对骨骼生长有补充作用。大豆中含有的异黄酮是一类雌激素物质，而雌激素是女性体内重要的性激素，它在血液中低于正常水平时，会使女性的生殖功能和性功能都受到影响，还会使心脏失去保护作用。另外黄豆含皂角苷、钙、铁、磷等，有促进骨骼生长和补充骨中所需的营养的作用。

【功效】健脾养血，强筋健骨。此汤有较好的预防骨骼老化、骨质疏松的作用。

【来源】民间验方

方名 桑葚牛骨汤

【方药】桑葚25克，牛骨250~500克。

【用法】将桑葚洗净，加酒、糖少许蒸制。另将牛骨置锅中，水煮，开锅后撇去浮沫，加姜、葱再煮。见牛骨发白时，表明牛骨的钙、磷、骨胶等已溶解到汤中，随即捞出牛骨，加入已蒸制的桑葚，开锅后再去浮沫，调味后即可饮用。

【分析】桑葚补肝益肾；牛骨含有丰富的钙质和胶原蛋白，能促进骨骼生长。

【功效】滋阴补血，益肾强筋，适用于骨质疏松症、围绝经期综合征等。

【来源】民间验方

方名 海带菠菜汤

【方药】海带50克，菠菜200克，黄豆30克，精盐、味精、麻油各适量。

【用法】海带洗净切丝加水300毫升，煮15分钟，下入泡发好的黄豆煮沸后，再将洗净的菠菜切段放锅内，同煮10分钟，加入精盐、味精，淋入麻油，趁热食菜喝汤。

【功效】增强体质，促进钙吸收。适用于骨质疏松症及高血压、高脂血症。

【来源】民间验方

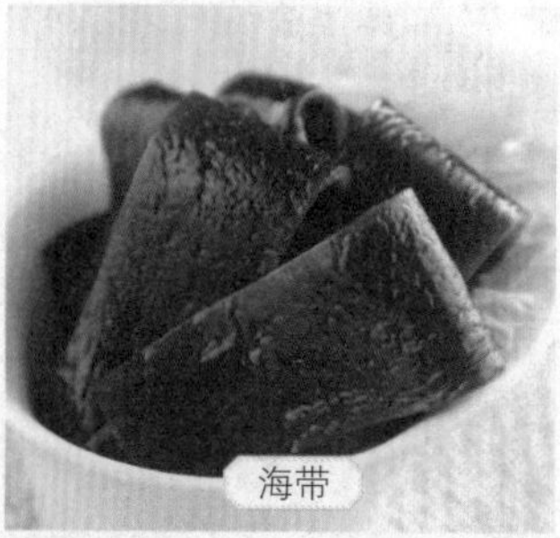
海带

方名 虾皮豆腐汤

【方药】虾皮50克，嫩豆腐200克。

【用法】虾皮洗净后泡发，嫩豆腐切成小方块；加葱花、姜末及料酒，油锅内煸香后加水烧汤。

【分析】虾皮，素有“钙的仓库”美称。小孩、孕妇及中老年人都可以常吃点虾皮补钙，以防缺钙导致骨质疏松。虾皮的另一大特点是矿物质数量、种类丰富，除了含有陆生、淡水生物缺少的碘、铁、磷等元素含量也很丰富，每100克虾皮钙和磷的含量分别为991毫克和582毫克。虾皮还含有一种重要的营养物质——虾青素，虾青素是迄今为止发现的最强的一种抗氧化剂，又叫“超级维生素E”，虾皮越红虾青素含量越高。豆腐含钙量也较高，常食此汤对缺钙的骨质疏松症有效。

【功效】补钙，防治骨质疏松。

【来源】民间验方

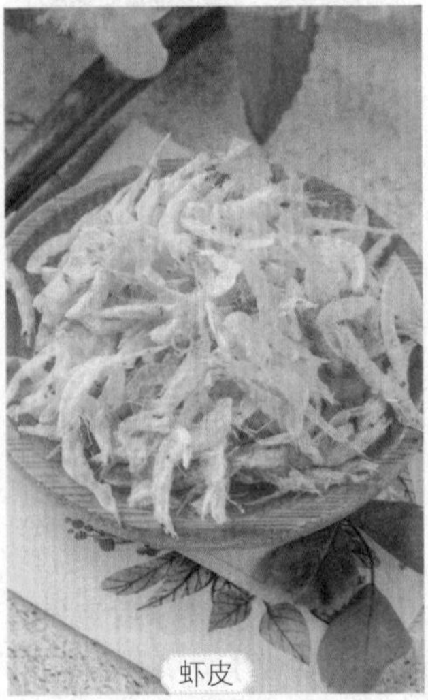

虾皮

方名 桃酥豆泥

【方药】扁豆150克，黑芝麻25克，核桃仁5克，白糖适量。

【用法】将扁豆入沸水煮30分钟后去外皮，再将豆仁蒸烂熟，取水捣成泥。炒香芝麻，研末待用。油热后将扁豆泥翻炒至水分将尽，放入白糖炒匀，再放入芝麻、核桃仁炒匀即可。

【功效】健脾益肾，防治骨质疏松。

【来源】民间验方

方名 芝麻核桃仁方

【方药】黑芝麻250克，核桃仁250克，白砂糖50克。

【用法】将黑芝麻拣去杂质，晒干，炒熟，与核桃仁同研为细末，加入白糖，拌匀后装瓶备用。每日2次，每次25克，温开水调服。

【功效】滋补肾阴，防治骨质疏松。

【来源】民间验方

方名 鲫鱼汤

【方药】活鲫鱼1条，葱末、姜末、料酒、盐适量。

【用法】鲫鱼去鳞、内脏，加调料，稍腌片刻，加水煮至汤白鱼烂，分次食用。

【功效】健脾和胃，适用于老年骨质疏松、糖尿病等。

【来源】民间验方

方名 羊骨羊腰汤

【方药】新鲜羊骨500克，羊腰（羊肾）2只，料酒、葱花、姜末、精盐、味精、五香粉、麻油等适量。

【用法】鲜羊骨洗净，用刀背砸断备用。将羊腰洗净，去除臊腺及筋膜，斜切成羊腰片，与羊骨同放入砂锅内，加水足量，上火烧沸，撇去浮沫，烹入料酒，加葱花、姜末，改用小火煮90分钟。待羊骨汤汁浓稠时加味精、五香粉、精盐拌匀，淋入麻油即成。佐餐当汤，随意服食。

【功效】对肾阳虚型骨质疏松症尤为适宜。

【来源】民间验方

方名 鸡脚枣参汤

【方药】鸡脚10只，红枣7颗，高丽片7片。

【用法】首先将鸡脚洗净（土鸡为佳），将鸡脚于开水中汆烫后，在砧板上用刀背拍破骨头，连同红枣与高丽参，放入海碗或不锈钢锅中，加水淹过所有材料，放在电饭锅中慢慢炖，炖至鸡脚烂透为止，随即将浮油捞去，趁热吃肉喝汤，一帖药可分两天吃，刚开始每周至少吃三帖，一个月后，每周吃一帖即可。对于胆固醇太高者，可以不吃肉。

【功效】本方对双脚无力、软骨磨损不良于行者有神效。

【来源】民间验方

方名 海参荷包

【方药】海参3条，猪瘦肉200克，虾米10克，鸡蛋2个，豆笋50克，鸡汤500克，姜、葱、酒、糖盐、味精、麻油适量。

【用法】海参水发，去内脏洗净，切成两截，猪肉、虾米剁成泥加盐塞入海参腔内，鸡蛋摊成皮切丝，豆笋洗净泡发。炒锅入油烧热爆姜、葱白至香味，下海参稍煎熟，入酒、糖、盐、豆笋、蛋丝、鸡汤煮10分钟，再放蛋丝、葱花、味精，出锅浇上麻油。

【功效】滋阴补肾，对骨质疏松有好的疗效。

【来源】民间验方

方名 桑葚枸杞饭

【方药】桑葚子、枸杞子各30克，大米80克，白糖20克。

【用法】将桑葚子、枸杞子、大米淘洗干净放入锅中，加水适量并加白糖，文火煎煮，焖成米饭，当主食食用。

【分析】桑葚子、枸杞子滋补肝肾，大米和胃。

【功效】补肾益精，养肝明目。适用于肝肾阴虚型骨质疏松。

【来源】民间验方

2.2.7 腰酸背痛

方名 续断杜仲煲猪尾

【方药】续断20克，杜仲30克，猪尾1~2条。

【用法】将猪尾去毛洗净，与续断、杜仲同置瓦锅内，加水适量，旺火煮熟，调味后饮汤吃肉。

【功效】滋阴补肾。主治肾虚腰部酸痛，阳痿，遗精，慢性腰损伤，腰腿痛等。

【来源】民间验方

方名 杜仲炖羊肾

【方药】杜仲、补骨脂各12克，羊腰子、公羊睾丸各1对。

【用法】将羊腰子从两侧切开，去筋膜，羊睾丸用食盐抹擦，并用温水洗净，然后将各用料同置炖盅内，加清水适量，隔水炖3小时左右，调味食用。

【功效】补肾益肝，强筋健骨，暖丹田，壮元气。对命门火不足所致的元阳不振、腰膝酸痛、遗精泄泻、小便频数等，均有良好疗效。

【来源】民间验方

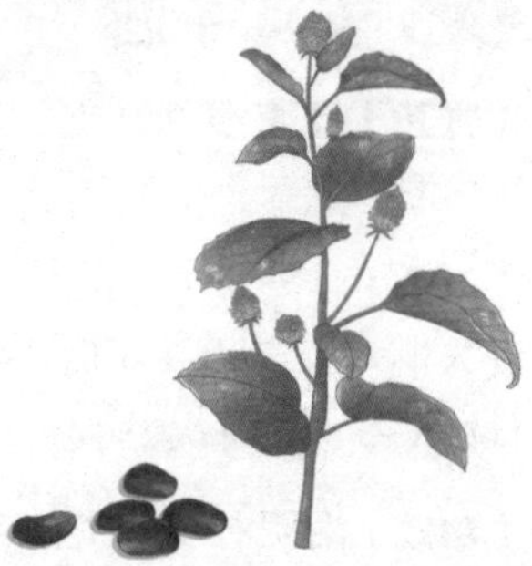

补骨脂

方名 川乌外敷

【方药】川乌15克，附子1克，透骨草20克。

【用法】共碾为粗末，加食盐250克，用醋拌炒热后布包熨患处。

【功效】祛风除湿，散寒止痛。治风湿腰痛。

【来源】民间验方

方名 茴香炖猪腰

【方药】茴香10克，猪腰子1副，食盐少许。

【用法】将猪腰剖开洗净，去筋膜，纳入茴香和食盐，放瓦盅内加清水适量，隔水炖熟服食。

【功效】温肾，散寒，止痛。适用于肾虚腰痛，慢性腰肌劳损，老人虚寒腰痛等疾患。

【来源】民间验方

方名 女贞子酒

【方药】女贞子250克，低度白酒500克。

【用法】将女贞子洗净后，放入酒中，浸泡3~4周，每日饮1~2次，每次一小盅。

【功效】滋阴补肾，养肝明目。适用于老年腰痛偏阴虚者。

【来源】民间验方

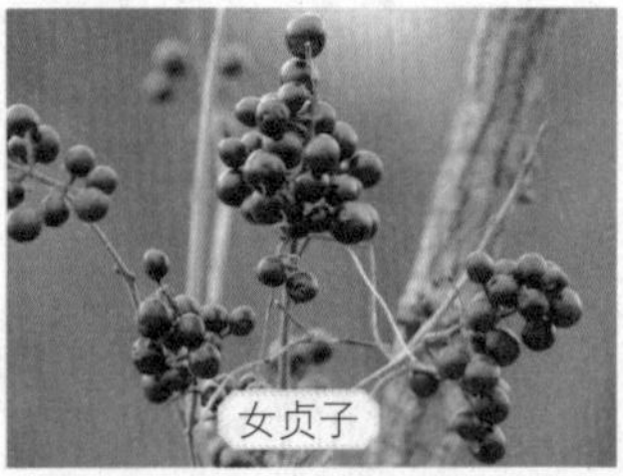
女贞子

方名 滚动操

【用法】抱膝而坐，自然抻拉脊背。在晚上临睡前或早晨起床时，保持抱膝而坐的姿势2~3分钟，可使有慢性腰背痛的人症状缓解。锻炼者亦可仰卧于床上，尽量屈膝屈髋，用双手指交叉抱住双膝于胸前，使腰椎呈屈曲状。家人用一手掌托住锻炼者双足底部，另一手掌托住锻炼者颈背部，在双手用力的同时，叮嘱锻炼者配合用力，做前后滚动10~30次，然后用力屈伸下肢3~5次。每日这样锻炼2~3次。

【功效】锻炼背部肌肉，缓解腰部酸痛等不适。

【来源】民间验方

方名 杜仲炖猪腰

【方药】威灵仙15克，杜仲20克，猪腰子一对。

【用法】将猪腰子剖开去血膜，再把药物碾碎后放入腰子内包紧。煮熟后去药渣，加作料吃腰子并喝汤。

【功效】补肝肾，强筋骨。治腰肌劳损。

【来源】民间验方

方名 “点头哈腰”操

【用法】正立、分步、挺膝，双手五指交叉，屈低头颈、弯腰，双手抵地方向；再直立，弯腰，双手抵地，反复8组4次。

【分析】脊柱伸肌群不仅有伸直脊柱的功能，还有支撑躯干的负重功能。因长期坐位，易损伤，且背部肌肉也容易因姿势不正或受风寒而损伤逐步出现肌肉劳损，继发椎间隙变窄、后关节腔变窄，因肌肉支撑力减弱而压力升高，椎间盘、关节软骨受高张压而变性退化，椎骨排列紊乱、旋转、侧弯，椎曲改变而刺激或卡压脊髓、神经，出现腰腿痛。

【功效】锻炼伸肌群为主，维护脊柱的支撑力。双手抵地方向时，如能抵地更好，不能抵地尽量下弯，但双膝不能屈曲。

【来源】民间验方

方名 杜仲枸杞酒

【方药】炒杜仲15克，枸杞子25克，白酒350~500毫升。

【用法】上药浸泡于白酒中，密封，置避光处保存10~15日即可。每次取泡好的药酒10~25毫升，佐餐饮用，每日1~2次。

【功效】强腰膝，壮筋骨，补肝肾。对慢性腰痛、腿痛有良效。

【来源】民间验方

方名 大蒜焖羊肉

【方药】大蒜 50~100 克，羊肉 250 克。

【用法】将羊肉洗净，切块，大蒜去皮，加水适量，烛火煮至烂熟，调味后食用。

【功效】暖腰膝，补肾气。适用于脾肾虚弱之腰酸、肢冷、神疲等。

【来源】民间验方

方名 老桑枝炖鸡

【方药】老桑枝 60 克，母鸡 1 只约 500 克。

【用法】将鸡去毛及内脏，洗净，桑枝洗净切段，共入砂锅炖汤。

【功效】补肾经，通经络。适用于老年腰痛偏阳虚者。

【来源】民间验方

方名 土鳖虫方

【方药】新鲜土鳖虫 8~10 只。

【用法】土鳖虫洗净后加少许冷开水捣烂，绞汁去渣，用黄酒冲服。每日 2 次。干品减半，研细末，用黄酒冲服。

【功效】祛风除湿，活血通络。治疗急性腰扭伤。

【来源】民间验方

2.2.8 跌打损伤

方名 茜草根大黄外敷方

【方药】茜草根 200 克，大黄 100 克。

【用法】上药研为粗末，布包后水煮 20 分钟，先洗，温后敷局部，冷后可再次加热使用，用药 3~8 天。

【功效】活血化瘀，抗菌消炎。主治跌打软组织损伤。

【来源】民间验方

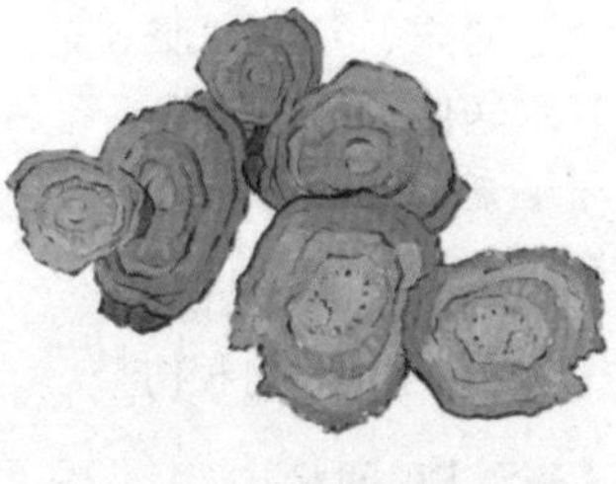

大黄

方名 八厘散

【方药】苏木面 3 克，半两钱 3 克，自然铜（醋淬 7 次）9 克，乳香 9 克，没药 9 克，血竭 9 克，麝香 0.03 克，红花 3 克，丁香 1.5 克，番木鳖（油炸，去毛）3 克。

【用法】共为细末，黄酒温服，每次服 3 克，每天服 2次。

【功效】活血通经，散瘀止痛。治疗跌打损伤及脑外伤后遗症。

【宜忌】忌生冷发物、猪头肉、茶水、糠米粥。

【来源】《医宗金鉴》

方名 热醋外敷

【方药】醋 100 毫升。

【用法】取醋 100 毫升放入铁勺内煮 2~3 沸后加食用碱少许，两沸后，用纱布蘸上液外敷扭伤部位 5 分钟，每日 3 次。

【功效】化瘀止痛，活血消肿。治疗急性手足扭伤在 3 天以内红肿疼痛甚者有良效。

【来源】民间验方

方名 鹅不食草方

【方药】鹅不食草适量，红糖 50 克，黄酒 300~400 毫升。

【用法】研成粉末，成人每次用 6~9 克（小儿减半），以黄酒 300~400 毫升（不饮酒者用酒水各半），红糖 50 克，同煮，取汁分次温服。

【功效】化瘀止痛。适用于跌伤、打伤、挫伤、扭伤等引起的疼痛。

【来源】民间验方

方名 猕猴桃根方

【方药】 猕猴桃根60克。

【用法】 猕猴桃根水煎服，同时用树根白皮拌酒捣烂，加热后外敷患处。

【功效】 活血消肿，适用于跌打损伤。

【来源】 民间验方

方名 鸡血藤丹参汤

【方药】 细辛10克，丹参20克，制大黄5克，桃仁10克，红花5克，牛膝10克，鸡血藤30克。

【用法】 水煎服，日1剂。并配合外用药物。

【功效】 活血化瘀，止痛消肿，适用于跌打损伤面积较大、伤情较重、疼痛较剧者。内服方药，可帮助化瘀血，消肿痛。

【来源】 党向阳

方名 泽兰四根酒

【方药】 山姜根15克，大血藤根30克，茜草根15克，牛膝根9克，泽兰9克，白酒500克。

【用法】 将诸药浸入白酒中3~7天，每次饮服30~50毫升。

【功效】 活血化瘀，利水消肿。主治跌打损伤。

【来源】 民间验方

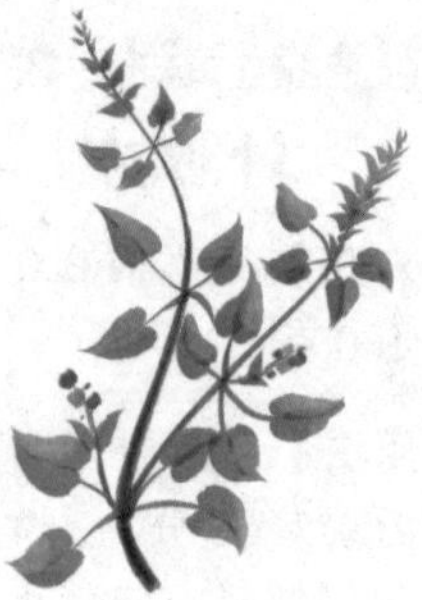

茜草

方名 秋海棠根方

【方药】 秋海棠根适量。

【用法】 取秋海棠根适量，晒干研末，每次饮服6克，开水送服；另用鲜根适量，甜酒糟少许，捣烂外敷于伤处。

【功效】 主治跌打损伤。

【来源】 民间验方

方名 鲜地耳草方

【方药】 鲜地耳草适量，白酒、黄酒适量。

【用法】 取鲜地耳草适量，白酒少许，捣烂后外敷；另外用地耳草30克，黄酒适量，水煎服。

【功效】 主治跌打损伤。

【来源】 民间验方

方名 二白二黄散

【方药】 天花粉、香白芷各100克，片姜黄、川大黄各200克，即得二白二黄散。

【用法】 烘干粉碎，过80目筛，入瓶防潮备用。

【分析】 方中天花粉（栝楼根）清热解毒，活血祛瘀，消肿排脓；香白芷燥湿止痒，消肿排脓；片姜黄活血行气，通络止痛，临床常用于血瘀气滞诸证，以及风湿、跌打损伤及颈、肩、腰、腿、关节风湿痹证疼痛，是通脉疗伤、除湿止痛之常用药；大黄有凉血止血、清热解毒、活血祛瘀、清泻湿热之功，四药合用，相得益彰。

【功效】 祛瘀止血，消肿止痛。主治跌打损伤，软组织肌肤损伤，瘀血青肿，颈、肩、腰、腿诸关节痛，皮肤疮疖，疔疱疹毒，红肿热痛。

【来源】 民间验方

2.2.9 骨质增生

方名 白芍葛根丸

【方药】 白芍50克，木瓜12克，鸡血藤15克，威灵仙15克，葛根18克，杜仲15克，怀牛膝12克。

【用法】此为1个疗程（约5天）剂量，上药制成药丸或药末，每日3次，每次约9克，白开水送服。连服5至10个疗程即可。

【功效】舒筋活络，缓急止痛。主治腰颈椎骨质增生。

【来源】民间验方

方名 川芎陈醋糊

【方药】川芎末6~9克，老陈醋适量，药用凡士林少许。

【用法】将药末加老陈醋调成糊状，然后混入少许药用凡士林调匀。随即将配好的药膏涂抹在患者增生部位，涂好后盖上一层塑料纸再贴上纱布，用宽胶布将纱布四周固封。2天换药1次，10次为1个疗程。使用时不宜过早揭去贴敷药物，除个别有刺痒、起密集丘疹可揭去敷药外，敷后应保持1天不掉落，否则会影响疗效。对颈椎及脚跟骨质增生症疗效更佳。

【功效】活血通络，主治骨质增生。

【来源】民间验方

方名 骨质增生经验方

【方药】白芍30克，木瓜、甘草各12克，鸡血藤、威灵仙各15克。

【用法】水煎服，每日1剂。

【分析】颈椎增生加葛根12克；胸椎增生加狗脊12克；腰椎增生加杜仲、怀牛膝各12克。（亦适用于膝关节以下关节病）。此方重用白芍，若效果不显可逐渐将其增至60克。若腹泻，可加炒白术15克，茯苓12克。

【功效】通经络，健筋骨，止痹痛。主治骨质增生。

【来源】民间验方

方名 树结方

【方药】桑树结、杏树结、樱桃树结各15克。

【用法】每日1剂，水煎，分2次服。一般服用10~15剂。

【功效】祛风通络，主治骨质增生。

【来源】《民族医药报》

方名 中药熏洗方

【方药】伸筋草、透骨草、木瓜、鸡血藤各30克，威灵仙、海桐皮、五加皮、当归各20克，三棱、莪术、川芎、生川乌、生草乌、川牛膝各10克。

【用法】上药加水适量，煮沸10分钟后倒入盆中。随即往药液中加入食醋、白酒各20毫升左右。裸露患膝，先让药物蒸汽熏蒸，待药液温度降到患者能耐受时，用毛巾浸药液烫洗患处。每次治疗时间40分钟左右，每日1次，每剂药可重复使用3~5次。通常10次为一疗程。随症加减，灵活运用，不必拘泥。

【分析】现代药理研究表明，通过蒸汽的渗透作用使药物直达病所，发挥药物和物理温热共同作用，改善局部血液循环，降低骨内压，提高自由基清除剂活性，保护关节软骨等，从而达到治疗目的。本方选用能经皮肤吸收，又能对骨刺起治疗作用的药物，采用中药熏洗疗法，通过增加药物吸收度、改善局部血液循环等，获得明显治疗效果。

【功效】祛风散寒，温经通，活血化瘀，补益肝肾。

【来源】民间验方

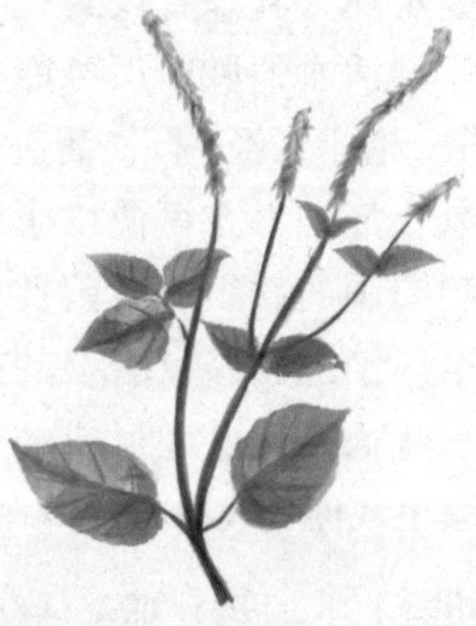

牛膝

方名 银环蛇方

【方药】银环蛇4条，威灵仙72克，当归、土鳖虫、血竭、透骨草、防风各36克。

【用法】共研细末，过筛。日服2次，每次3克，开水送服。

【功效】行气活血，散瘀止痛。主治骨质增生。

【来源】民间验方

方名 骨刺丸

【方药】熟地、骨碎补、炙马钱子、鸡血藤、肉苁蓉各60克，汉三七、乳香、没药、川芎各30克。

【用法】研末，炼蜜为丸，每丸重6克，早晚各1丸，3个月为1个疗程。

【分析】方中熟地、苁蓉补肾填精助阳；骨碎补健骨止痛；马钱子散血热，消肿痛；鸡血藤、汉三七活血通经，消肿定痛；乳香合没药行气止痛，活血消肿；川芎能升能散，通十二经，行气活血，散风止痛。本方可使增生的骨刺周围的软组织无菌性炎症迅速消退，修复磨损的关节软骨面，使已经形成的骨刺缩小或停止发展。

【功效】补益肝肾，通经活络，消肿止痛。主治骨质增生症。

【来源】陕西省中医药研究院附属医院外科 边全禄

方名 川乌散外敷方

【方药】生川乌30克，此为1足跟用量。

【用法】将川乌研末加白酒（以粮食酒为好）调成糊状，晚上睡觉前用温水将脚洗净，把药平摊在足跟疼痛处，外以塑料纸包好，用药期间不做剧烈活动。病去即停，不可久用。

【功效】温经止痛，主治足跟骨质增生。

【来源】民间验方

2.2.10 骨折

方名 熏洗治疗方

【方药】伸筋草、鸡血藤、海桐皮、红花、当归、苏木、川椒、威灵仙各50克。

【用法】水煎取液，药温低于50℃，熏洗患足，每次30分钟，日1~2次，10日为1个疗程。

【分析】骨痂形成缓慢加杜仲、续断、骨碎补、土鳖虫；疼痛麻木甚加肉桂、玄胡、防风、生半夏；肿胀甚加泽兰、大黄、路路通；关节屈伸不利加宽筋藤、海风藤、牛膝、木瓜；遇寒加重加生川乌、生草乌、天南星。

【功效】温经散寒，活血化瘀。主治骨折后期踝关节功能障碍。

【来源】民间验方

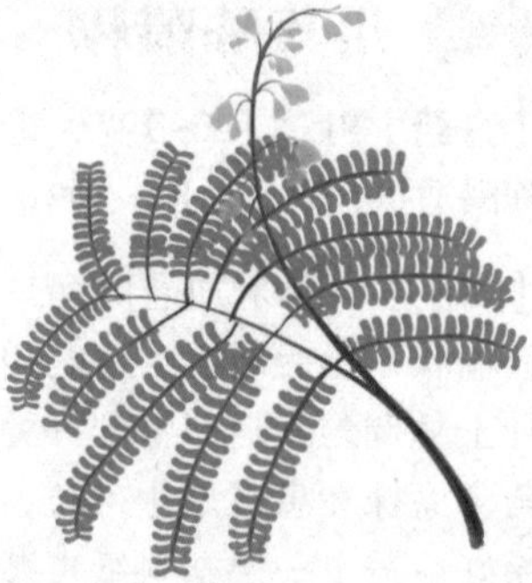

苏木

方名 田七生地方

【方药】田七10克，生地30克。

【用法】上药共捣烂，混合均匀备用。用时先以生理盐水将骨折伤口及周围尽量清洗干净，清除坏死组织，再将备好的药物敷于伤口及周围，覆盖纱布，然后行正骨整复手法，隔3日换药1次。

【功效】活血止血，化瘀定痛。主治开放性骨折。

【来源】民间验方

方名 续骨猪排汤

【方药】猪排骨200克，肉苁蓉12克，续断12克，生姜5片，食盐适量。

【用法】将洗净的猪排骨块放沸水中氽出血水，再换清水，其他食材同入锅，用小火炖至肉烂熟即可，喝骨汤吃肉。

【分析】骨折后3~8周，此时患者从生理及精神上对骨折后的境况都有所适应，肿胀逐渐消退，疼痛明显减轻，但是瘀肿虽消而未尽，骨尚未连接，患者食欲及胃肠功能均有所恢复。饮食上应由清淡转为适当的高营养，以满足骨痂生长的需要，多吃一些骨头汤，鸡、鱼类以及动物肝脏，以补充更多的维生素A、D，钙及蛋白质。适当多吃一些青椒、番茄等维生素C含量丰富的蔬果，以促进骨痂生长和伤口愈合。

【功效】促进接骨续筋、骨痂生长和伤口愈合。作为骨折中期药膳。

【来源】民间验方

方名 枸杞猪腰汤

【方药】枸杞若干，猪腰一对。

【用法】猪腰去筋膜洗净，切成中等大小的块，加清水小火炖，快熟时加入枸杞子，以及适量食盐、小茴香粉等。

【功效】壮筋骨，养气血，补肝肾。作为骨折后期药膳。

【来源】李元芳

方名 芪枣粥

【方药】黄芪15克，大枣10枚，大米50克。

【用法】黄芪先煎，去渣取药汁，用药汁煮粥（汁不够可加水），快熟时加入大枣同煮，米熟烂即可食用，每日1次。

【功效】益气养血，骨折初期膳食补充。

【来源】民间验方

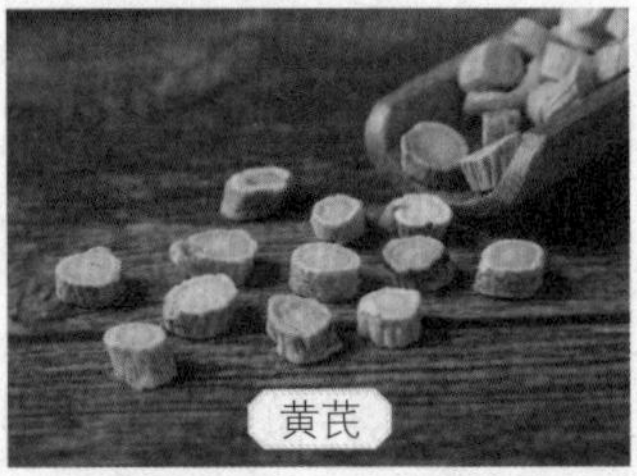

黄芪

方名 续断汤

【方药】归尾10克，土鳖虫6克，泽兰6克，乳香30克，没药30克，自然铜15克，延胡索5克，桃仁6克，丹参6克，骨碎补15克，苏子10克，续断10克，桑枝15克。

【用法】水煎服，一日1剂，分3次服用。

【分析】骨折延迟愈合的患者，临床上常见骨折部位瘀肿不化，扪之硬结，或肌肤清冷，晦暗等症，故常处以散瘀化结、温经通络之法。本方在活血散瘀、化结消肿、通络止痛的药物中，追加骨碎补、续断等和营接骨之药，乃攻中寓和之意，以免克伐机体正气；再辅以桑枝，可通络止痛。

【功效】活血定痛，舒筋通络。主治骨折延迟愈合，骨折部位红肿硬结或皮肤晦暗清冷者。

【来源】河北省蔚县中医院外科 王庆仁

方名 肢伤三方

【方药】当归、白芍、续断、骨碎补、威灵仙、川木瓜、天花粉各12克，黄芪、熟地各15克，自然铜、土鳖虫各9克。

【用法】水煎服。

【分析】如肌肉萎缩，骨折断端痛势绵绵，可用桂枝、威灵仙、防风、五加皮、细辛、荆芥、乳香、没药研细末，置热水中熏洗患肢。

【功效】和营接骨。主治骨折久不愈合，断端隐痛，关节活动不利，肢体清冷。

【来源】广东省广州中医学院附属医院 彭汉士

方名 坚骨壮筋汤

【方药】全当归9克，大熟地9克，白芍9克，川芎9克，党参6克，黄芪6克，续断9克，补骨脂9克，淫羊藿9克，秦艽5克，桑葚子9克，鸡血藤9克，陈皮5克。

【用法】水煎服。

【分析】在骨折后期应用补益肝肾诸药，可弥补骨折断端的供血不足，促进筋骨生长。

【功效】补肝肾，健筋骨。主治骨折后期。

【来源】上海市卢湾区中心医院 陈志文

方名 胸宁汤

【方药】苏子10克，苏梗10克，桃仁10克，杏仁10克，冬瓜子30克，九香虫15克，川续断12克，白芍12克，陈皮10克，生军（后下）10克，生甘草3克。

【用法】水煎服。

【分析】疼痛较甚者加制乳香、制没药、土鳖虫，或用官桂末、沉香末、田七末各2克分次吞服；胸腔积液加仙鹤草、茜草、蒲黄、五灵脂等，或视体质采用逐水利尿法；骨折中期可加强接骨续筋之力，后期则主要以补养气血、强化筋骨为主。

【功效】宣肺理气，活血散瘀，止咳化痰。主治肋骨骨折导致的胸闷、郁滞、呼吸不畅。

【来源】江苏省兴化市中医院 赵家宏

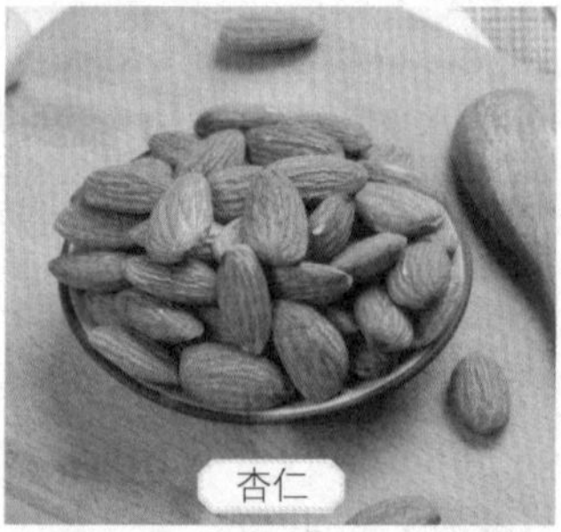
杏仁

方名 和营续骨汤

【方药】当归9克，土鳖虫9克，骨碎补9克，续断9克，牛膝6克，杜仲9克，鸡血藤9克，赤白芍各4.5克，川芎4.5克，红花4.5克，陈皮4.5克，自然铜（煅）12克，接骨木6克。

【用法】水煎服。

【分析】骨折中期，此时瘀血虽消而未尽，断骨始接未牢固，应加强去瘀生新、和营续骨的能力，方中去瘀药与接骨续筋药相互并存，一攻一补，深刻体现了陈氏“跌打损伤，皆瘀血在内而不散也，血不活则瘀不能去，瘀不去则折不能续”的观点。

【功效】活血理气，接骨续筋。适用于骨折中期（断端初步连接）。

【来源】上海市卢湾区中心医院 陈志文

方名 老年骨折中期药膳

【方药】母鸡1只，当归20克，炙黄芪60克，调料适量。

【用法】将归芪布包，母鸡去毛杂，洗净，放入沸水锅内氽透，取出；再放入凉水内冲洗干净，沥净水分；纳归芪于鸡腹中，放盆内摆上葱、姜，加鸡清汤、黄酒、胡椒粉等，用湿棉纸将盆口封严，上笼蒸约两小时取出（如将鸡放入锅内，文火煨炖，即成归芪炖鸡）。去棉纸及葱、姜、黄芪等，加味精、食盐调味服食。

【功效】气血双补，适用于老年骨折中期。

【来源】民间偏方

方名 活血定痛汤

【方药】桑枝20克，归尾15

克，丹皮10克，赤芍10克，桃仁10克，泽兰10克，红花5克，乳香5克，甘草5克。

【用法】水煎服。

【分析】如骨折肿退瘀化，可给予行气活血、接骨续筋之药，如续断、土鳖虫、花粉、骨碎补、桑寄生、五爪龙、防风等；若骨折断端已初步连接，可用牛大力、鸡血藤、千斤拔、杜仲、熟地、首乌、宽筋藤等药以补肝肾，强筋骨。

【功效】活血化瘀，消肿止痛。主治骨折初期瘀血凝滞，积聚不散。

【来源】广东省江门市中医院 周思宪

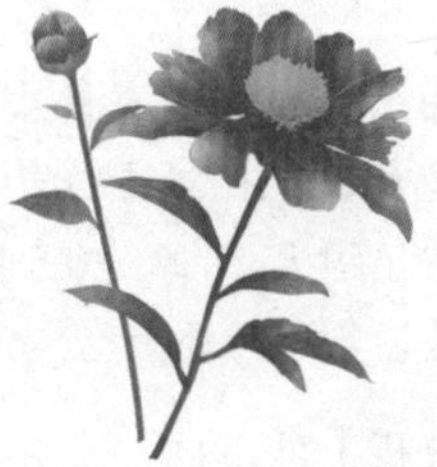

赤芍

方名 复方血竭酊

【方药】红花、羌活、白芷、五加皮各45克，钩藤、官桂、甘松、乳香、没药、血竭各30克，田七、荜茇、丁香各15克，蟾酥9克。

【用法】上药蟾酥1味，用95%酒精4000毫升浸泡1月，然后用纱布滤去药渣。蟾酥液拌于其他药液中即成。用时以外擦皮肤生热为度。

【功效】舒筋和络，温通血脉。主治骨折后期患肢酸楚，关节活动不便。

【来源】江苏省南京中医药大学附属医院 周福贻

2.2.11 足跟痛

方名 酸乌梅

【方药】乌梅若干。

【用法】取乌梅适量去核加入醋少许捣烂，再加入少许盐，搅匀，涂敷在患足处，用纱布盖好胶布固定。每天敷1次，连用一段时间，有效果。

【功效】软化骨刺，改善血液循环。缓解足跟痛。

【来源】民间验方

方名 川芎粉

【方药】川芎45克。

【用法】上药研成细末，分成3份，装入小布袋内缝好。将药袋装入鞋里，直接与患足痛处接触，每次用1袋，3袋交替使用，换下药袋晒干仍可用。

【功效】活血行气，散风止痛。

【来源】民间验方

方名 大黄独活方

【方药】大黄、黄柏、威灵仙、独活、牛膝、透骨草各30克，芒硝5克，陈醋250克。

【用法】上方前六味药物用纱布包好，加冷水约3000毫升，煎开约半小时后取出药包，把药液倒入盆内，加入芒硝、醋搅匀。熏洗时，先以热气熏蒸，并用毛巾蘸药交替热敷痛处，待水温降至50~60℃时，将患足浸入盆内浸洗。若水温下降可加温再洗，每次洗约1小时。每日1~2次。

【功效】活血祛瘀，软坚散结，除湿通络。主治各种原因引起的跟痛症。

方名 熟地山药方

【方药】熟地12克，山药25克，山萸肉12克，桑寄生12克，牛膝9克，木瓜12克，白芍25克，甘草10克。

【用法】每日1剂，水煎服。15日为1个疗程。

【功效】补益肝肾，强筋健骨，主治老年人足跟痛（肝肾精血亏损）。

【来源】民间验方

方名 三生散

【方药】生南星、生半夏、生草乌、细辛各等份，鸡蛋清适量。

【用法】先将前4味药研为极细粉末后,装入瓶内备用，用时，以鸡蛋清调药粉成糊状，外涂患处，卧床休息。每日换药1次。另可用黑膏药或凡士林等,在火上烤化，掺入药粉适量调匀，趁热贴患处，外用绷带或者胶布固定。3~5天换药1次。

【功效】温化寒痰，燥湿散结。主治足跟痛。

【来源】民间验方

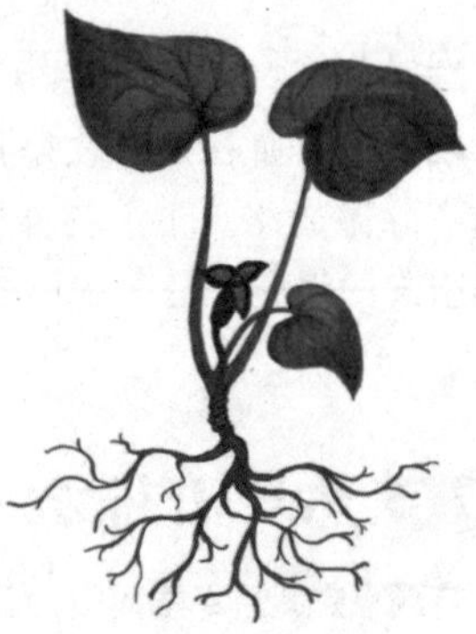

细辛

方名 艾叶冰片方

【方药】海桐皮、透骨草各30克，艾叶、炙川乌、炙草乌、威灵仙、川牛膝、川柏、三棱、莪术各20克，红花、肉桂、冰片各15克。。

【用法】上药（除冰片外）放入较大容器内，加水浸没半小时至1小时，再加水适量，煮沸后再煮15~20分钟，去渣留汤。加入冰片搅匀，趁热将患足置于盆上熏蒸，待药汤降温适度，放入患足外洗，时间超过半小时。每日1次，每剂用2次，10次为1个疗程。

【功效】活血化瘀，温经除湿。主治各种原因引起的足跟痛。

【来源】民间验方

方名 仙人掌外敷

【方药】仙人掌适量。

【用法】刮去仙人掌两面毛刺，然后剖成两半，用剖开的一面敷于患足痛处，外用胶布固定，敷12小时后再换半片。冬天可将剖开一面烘热再敷患处,一般宜晚上敷，治疗期间宜穿布底鞋，适量活动，使气血经脉畅通。

【分析】仙人掌,性寒，味苦、涩，入心、肺、胃三经。以全株入药（刺除外）。

【功效】行气活血、清热解毒，舒筋活络，散瘀消肿。

【来源】民间验方

方名 枸杞韭菜粥

【方药】枸杞10克，韭菜30克（洗净切段），大米50克。

【用法】大米先熬粥，快熟时加入韭菜段和枸杞，再煮一二沸即可，每日1次，7天为1个疗程。

【功效】补益肝肾，强筋壮骨。适用于肝肾不足型足跟痛，主要表现为局部困痛，行走则疼痛加剧，伴头目眩晕、腰膝酸软、肢软乏力等。

【来源】民间验方

方名 消瘀止痛散

【方药】当归20克，川芎、乳香、没药、栀子各15克。

【用法】上药研末备用。用时将药放在白纸上，药粉面积按足跟大小,厚约0.5厘米，加热后敷于患处。

【分析】足跟痛一症，由肾精不足而致，由瘀血阻络而成,本方中当归、川芎、乳香、没药均为活血消瘀、通经活络之药；栀子一味，有凉血散瘀、消肿止痛之功效。

【功效】活血消瘀，通经止痛。主治瘀血阻络所致的足跟痛。

【功效】中医骨伤科函授学院 白忠仁

2.2.12 风湿性关节炎

方名 樱桃酒

【方药】鲜樱桃 500 克，白酒 1000 毫升。

【用法】樱桃洗净置坛中，加白酒浸泡，密封，每 2~3 日摇动 1 次，15 天即成。每日早晚各饮 10 毫升樱桃酒，吃樱桃 8~10 枚。

【功效】祛风胜湿，活血止痛。适用于风湿腰腿疼痛、屈伸不利者。

【来源】民间验方

方名 玄参麦冬茶

【方药】玄参、麦冬各 8 克。

【用法】与茶叶少许和匀，开水泡 10 分钟后，饮用。

【功效】滋阴凉血，除烦降火。可用于老年性风湿性关节炎，口干、心烦者。

方名 樱桃酱

【方药】樱桃 500 克，白糖、柠檬汁各适量。

【用法】选用个大、味酸甜的樱桃，洗净后先将樱桃去核儿；将果肉和白糖一起放入锅内，加 800 毫升水，用旺火将其煮沸后转中火煮，撇去浮沫再煮；煮至黏稠状时，加入柠檬汁，略煮一会儿，离火，晾凉即成。

【功效】补中益气，生津止渴。适用于风湿腰膝疼痛、四肢麻木、烦热等症。

【来源】民间验方

方名 樱桃汁

【方药】樱桃 100 克，凉开水 1 杯。

【用法】樱桃洗净后去核儿，放入榨汁机中加凉开水榨成樱桃汁，倒出饮用（可加适量白糖调味）。

【功效】温补脾肾，利水渗湿。此汁适用于风湿性关节炎四肢关节屈伸不利者。

【来源】民间验方

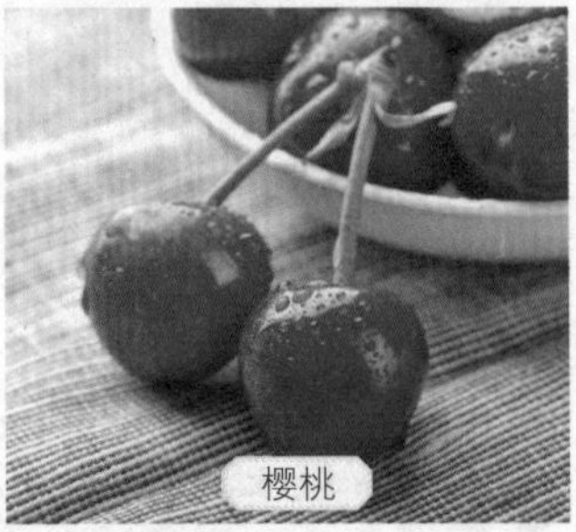

樱桃

方名 红芸豆粥

【方药】红芸豆、薏苡仁、冰糖各 50 克。

【用法】放入高压锅内，加入足量的水，大火烧开后，用小火煮焖 15 分钟食用。每日 1 次，长期坚持，效果更好。

【分析】红芸豆富含的花色苷和皂苷，可降低关节局部炎性组织的含量，花色苷和皂苷通过抑制炎性组织的合成或释放，可起到消炎、缓解疼痛的效果。

【功效】益气补血，健脾利水。有效缓解风湿疼痛。

【来源】民间验方

方名 牛膝五加皮热敷

【方药】牛膝、五加皮、当归各 30 克。

【用法】共同捣碎，加入生盐 250 克，炒热，装入布口袋摊敷患处，药冷后再炒热继续敷。隔天换药 1 次，疗效颇佳。

【功效】祛风除湿，活血止痛。治风湿腰痛。

【来源】民间验方

方名 酒烧鸡蛋

【方药】红皮鸡蛋 3 枚，50 度以上的白酒适量。

【用法】将 3 枚红皮鸡蛋洗净擦干，放入瓷盘，再倒入

50度以上的白酒适量（以不浸没鸡蛋为宜）。盘底先加热一会儿，再点燃白酒，至火自灭。然后将鸡蛋和残酒一同吃完，上床蒙头发汗（晚上），轻者1次，重者3次。

【功效】活血通络，祛风散寒。缓解风湿痛。

【来源】江西省彭泽县中医院 刘国应

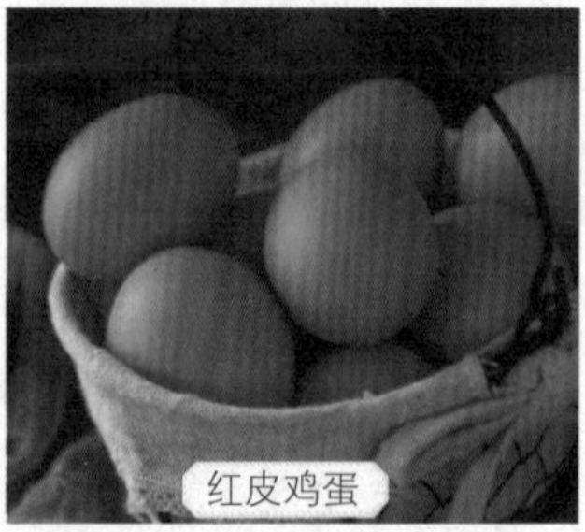

红皮鸡蛋

方名 朝天椒泡酒

【方药】朝天椒50克，60度白酒1000毫升。

【用法】朝天椒洗净，用白酒浸泡，放置10天以上（时间越长越好）。用时首先要将患部洗净，然后用棉签蘸药酒反复擦拭，晚间睡觉前和早晨起床后各擦1次。1周时间即可见效。

【分析】朝天椒具有刺激消化道黏膜、增强食欲和帮助消化之功能，食后可扩张血管，改善血液循环，不仅能抵御风寒，预防伤风感冒，还具有祛风除湿、防冻伤等功效。因此，用朝天椒泡酒对风寒湿痹有一定治疗效果。

【功效】祛风，散寒，除湿，清热以及舒经通络。

方名 宽筋藤方

【方药】宽筋藤100克，蒂达（藏药）50克，诃子肉100克，余甘子（去核）80克。

【用法】共研成粗粉，过筛混匀，每次服5克，水煎，日服3次。

【分析】宽筋藤又名勒哲、松根藤、大接筋藤，其性凉，味微苦，入肝、脾二经。《宝库》载："勒哲味甘、苦、辛，功效治风热，除时疫热，效缓，能调和和合紊乱，治衰老病、风湿病。"

【功效】舒筋活络、祛风止痛，用于治疗风湿痹痛、坐骨神经痛、腰肌劳损、跌打损伤等症。

【来源】民间验方

方名 桂枝芍药知母汤

【方药】桂枝8克，白芍30克，制附子5克，生地20克，炙甘草6克，桑枝15克，地龙、知母、羌活、独活、红花各10克，威灵仙、秦艽、当归各12克，鸡血藤30克。

【用法】7剂，水煎服，日1剂。

【分析】方中桂枝、附子温经散寒，宣阳通痹；知母、生地清热养阴，以除内热，兼防温热化燥伤阴；当归、红花、鸡血藤、地龙、桑枝养血活血，通络除痹；羌活、独活、秦艽、威灵仙散寒除湿，舒经活血通络，尚能补益肝肾。

【功效】散寒祛湿，活血通痹。适用于风湿性关节炎，症见每逢阴雨天气，全身关节活动受限，僵硬不舒，沉重无力。

【来源】民间验方

方名 五加皮酒

【方药】五加皮、当归、牛膝各50克，高粱白酒100克。

【用法】五加皮、当归、牛膝洗净后晾干，装入罐中，倒入白酒，加盖密封，浸泡7天后即可。日服1~2次，每次30~50毫升。

【功效】强筋壮骨，祛风湿，补肝肾。

方名 白花蛇酒

【方药】白花蛇1条，糯米

1000 克，酒曲适量。

【用法】将白花蛇酒润，去皮骨，取肉，装入纱布袋内备用后，再将糯米淘净，蒸熟备用。然后把酒曲放入缸底，置蛇肉于酒曲上，把糯米饭置于蛇肉上，用棉絮盖紧，冬天 7 天取酒。最后将蛇肉晒干，研为末。取肉末 5 分为 1 包。用法是日服 1~2 次，每次 10~30 毫升酒送服蛇肉末。

【功效】祛风除湿，通痹止痛。适用于风湿瘫痪或肢体偏枯不用，骨节疼痛等症。

【来源】民间验方

2.2.13 其他关节疾病

方名 牛膝酒糟

【方药】牛膝 500 克，糯米 1000 克，甜酒曲适量。

【用法】先将牛膝洗净，同放入砂锅中，加适量水煮 2~3 次，取部分药汁浸糯米，另一部分药汁于糯米煮熟后，拌和甜酒曲，于温暖处发酵为酒糟。每日 1 次，每次取酒糟 30 克煮食。

【功效】强筋壮骨，通血舒经。主治腰膝关节痛。

方名 黄连解毒汤合五神汤

【方药】黄连 9 克，黄芩 6 克，黄柏 6 克，栀子 9 克，茯苓 12 克，金银花 15 克，牛膝 10 克，车前子 12 克，紫花地丁 15 克。

【用法】水煎服，每日 1 剂，分 3 次服用。暑湿重者加佩兰、薏苡仁、六一散等；热毒余邪重者加生地黄、牡丹皮；蓄瘀化热者加桃仁、红花、丹参、三七等。

【功效】清热解毒，利湿化瘀。治疗初期化脓性关节炎。

【来源】《骨伤科疾病中西医诊疗技术》

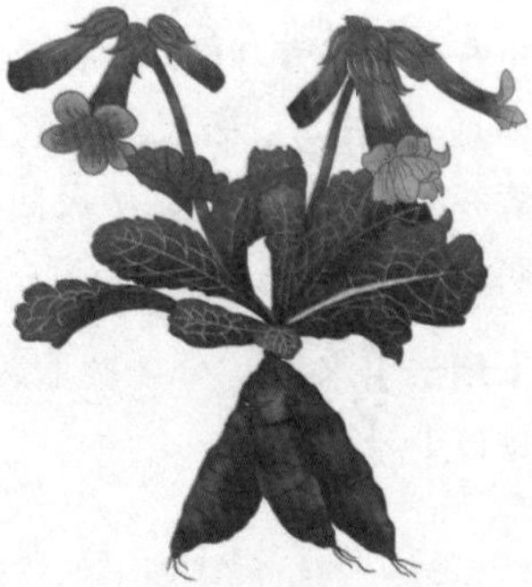

地黄

方名 桑葚桑枝酒

【方药】新鲜桑葚 500 克，新鲜桑枝 100 克，红糖 500 克，白酒 1000 克。

【用法】将桑枝洗净、切断，与桑葚、红糖同入酒中浸泡，1 个月后可饮。随量饮用，以不醉为度。

【功效】利血脉，祛风湿，利水消肿。缓解关节不适。

【来源】民间验方

方名 金银菊花茶

【方药】茶叶 5 克研末，金银花 5 克，菊花 6 克。

【用法】开水冲泡，每日多次饮用。

【功效】散风清热，平肝泻火。适用于关节疼痛、发热、发红者。

【来源】民间验方

方名 麻黄杏仁薏苡甘草汤

【方药】麻黄 7 克，甘草 14 克，薏苡仁 7 克，杏仁 3 克，川牛膝、海桐皮各 10 克。

【用法】制 5 剂，水煎，1 日 1 剂，分 2 次冲服。

【分析】方中麻黄辛温发汗，透邪外出，杏仁“疏利开通”（《长沙药解》），助麻黄开腠理，祛风湿；薏苡仁渗湿健脾除痹，《本经》谓其“主筋急拘挛……风湿痹”；炙甘草甘缓，扶中健脾，且缓和麻黄峻烈之性；川牛膝活血通经，又引药下行；海桐皮“主顽痹腿膝疼痛”（《海药本草》）。诸药合用，紧扣本病“汗出当风受寒，风湿困滞肌肉关节”之病机，故疗效可靠。

【功效】辛散透邪，祛风除湿。

【来源】《金匮要略》

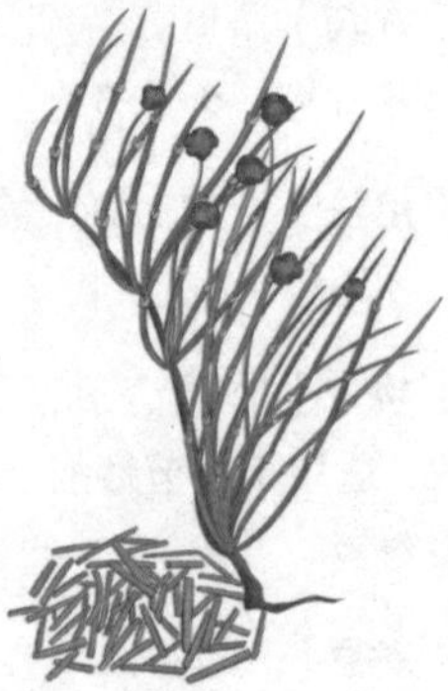

麻黄

方名 五味消毒饮合黄连解毒汤

【方药】金银花20克，野菊花15克，蒲公英15克，紫花地丁15克，紫背天葵子15克，黄连9克，黄芩6克，黄柏6克，栀子9克。

【用法】水煎服，每日1剂，分3次服用。

【分析】湿热重者加薏苡仁、茯苓、泽泻、车前子；热毒内盛症见高热神昏，甚或谵妄属危候，上方加水牛角、生地黄、牡丹皮。

【功效】清热解毒，凉血利湿。治疗酿脓期化脓性关节炎。

【来源】《骨伤科疾病中西医诊疗技术》

方名 治疗偏方

【方药】石膏30克（先煎1小时），知母、糯米、桂枝、黄芩、龙胆草、苍术、威灵仙、寒水石各10克，炙甘草9克。

【用法】水煎，分3次服，每日1剂。

【功效】清热消肿，消痹止痛。治疗热型关节炎，症见关节红肿热痛，得凉稍舒，伴发热口干。

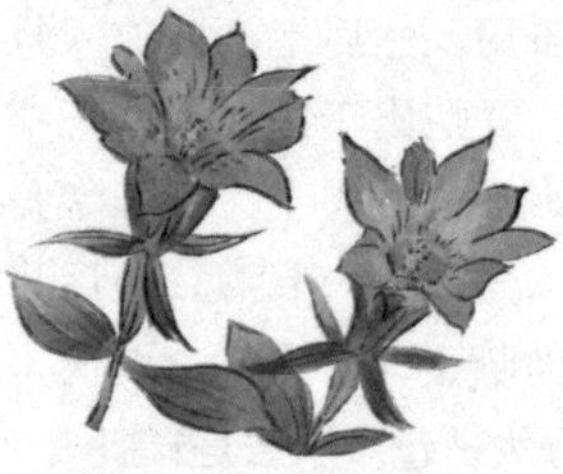

龙胆草

方名 托里消毒散

【方药】人参、川芎、白芍、生黄芪、当归、白术、茯苓、金银花各3克，白芷、甘草、皂角刺、桔梗各1.5克。

【用法】制成散剂冲服，或按病情酌定剂量，水煎服，每日1剂。

【功效】清热解毒，益气养血。治疗溃脓期化脓性关节炎。

03 第三章 妇科

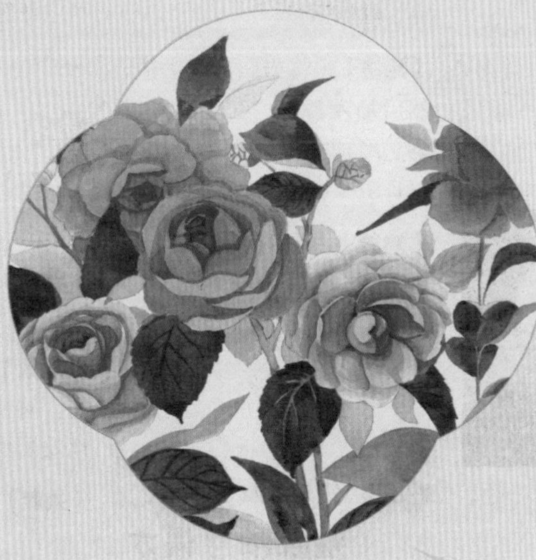

妇科

3.1 痛经

方名 乌豆蛋酒汤

【方药】乌豆（黑豆）60克，鸡蛋2个，黄酒或米酒100毫升。

【用法】将乌豆与鸡蛋加水同煮，待鸡蛋熟后去壳，再放回锅中，加入黄酒或米酒，稍煮片刻即可。

【功效】调中、下气、止痛。适用于妇女气血虚弱型痛经，并有和血润肤功效。

【来源】民间验方

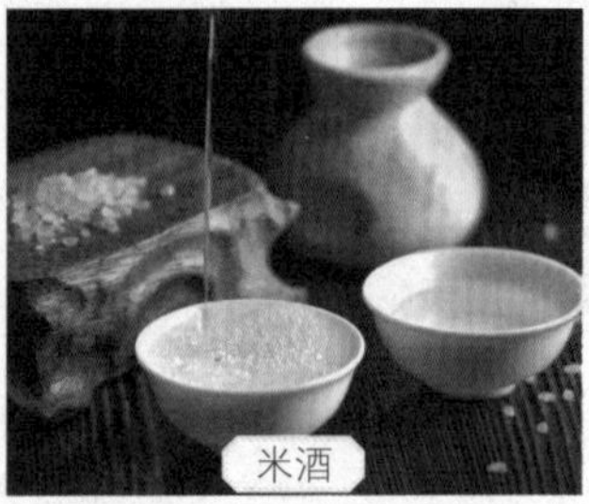

方名 姜艾薏苡仁粥

【方药】干姜、艾叶各10克，薏苡仁30克。

【用法】将前两味水煎取汁，用薏苡仁煮粥至八成熟，入药汁同煮至熟。

【功效】具有温经、化瘀、散寒、除湿及润肤功效。适用于寒湿凝滞型痛经。

【来源】民间验方

方名 当归粥

【方药】当归10克，粳米50克，红糖适量。

【用法】先将当归煎汁去渣，然后加入粳米、红糖共煮成粥。经前3~5天开始服用。每日1~2次，温热服。

【功效】本品行气养血，活血止痛。适用于气血虚弱型痛经、经血量少、色淡质稀。

【来源】民间验方

方名 气滞血瘀型痛经治疗偏方

【方药】柴胡、白芍、丹参、山药各12克，茯苓15克，香附、当归、郁金、莪术各10克，枳壳9克，川芎、甘草各6克。

【用法】水煎，分3次服，每日1剂。

【分析】疏肝理气，化瘀止痛。

【功效】适用于气滞血瘀型痛经，症见经期腹痛，或前或后，经前乳胀，经量中等，有瘀块，色暗红，舌质淡、边有瘀点，舌苔薄白，脉细弦。

【来源】全国名老中医、广西壮族自治区人民医院中医科主任医师 张达旭

方名 月枣汤

【方药】月季花10克，大枣12克。

【用法】水煎后加适量蜂蜜调服。

【功效】活血调经，行气止痛。对经期潮热有很好的食疗效果。

【来源】民间验方

方名 速效救心丸妙用

【方药】速效救心丸适量。

【用法】疼痛发作时，取本品2~4粒舌下含服，再取本品5粒研为细末，置于伤湿

止痛膏中央，外贴关元、气海穴，固定，每日1换，一般用药5~20分钟疼痛可止。为预防痛经，可于每次月经来潮前3天，取本品3~5粒研为细末，置于伤湿止痛膏中央，外贴关元、气海穴，每日一换，至月经来潮后停用，连续使用2~3个月经周期即可。

【功效】芳香温通，活血化瘀，通络止痛。

【来源】民间验方

方名 玄胡益母草煮鸡蛋

【方药】玄胡20克，益母草50克，鸡蛋2个。

【用法】将以上3味加水同煮，待鸡蛋熟后去壳，再放回锅中煮20分钟左右即可饮汤，吃鸡蛋。

【功效】通经、止痛经、补血、悦色、润肤美容。

【来源】民间验方

方名 月季花汤

【方药】月季花50克。

【用法】洗净，加水150毫升，文火煎至100毫升，去渣取汁，加冰糖30克、黄酒10克，溶化调匀服用。

【功效】活血化瘀，适用于月经不调、痛经等症。

【来源】民间验方

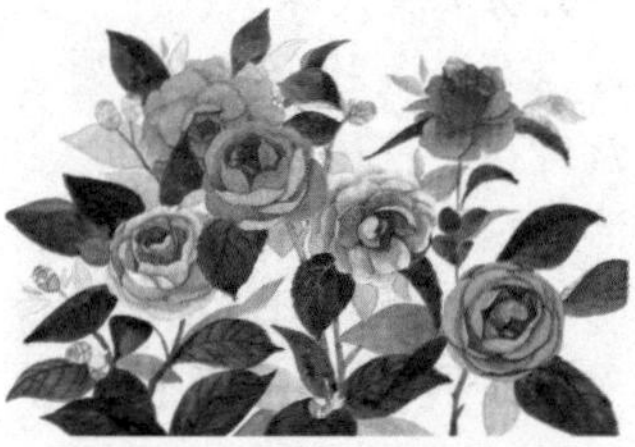

月季花

方名 痛经治愈验方

【方药】薏苡仁、莲子肉各30克，山药20克，益母草、延胡索、乌药、党参、黄芪各15克，桃仁、红花、生地、白芍、川楝子、当归、五灵脂、川芎、甘草、桂枝、蒲黄各10克，小茴香8克，半夏6克，生姜2片。

【用法】5剂，水煎服。若患者经期前后伴有腰痛则加续断、狗脊，经期伴呕吐者加小半夏汤以降逆止呕。

【分析】疏芍药与甘草合成芍药甘草汤，缓急止痛，酸甘化阴，补阴之不足，治一切疼痛之症。再加失笑散、金铃子散行气化瘀止痛以加强止痛之效。同时以党参、黄芪补中益气，薏苡仁、山药健脾止泻，小茴香、桂枝温脾暖宫，温通经脉。

【功效】健脾益气，活血祛瘀。适用于脾虚气滞血瘀型痛经，症见月经周期正常，经前腰痛，乳房胀，经期腹坠痛。

【来源】民间验方

3.2 其他经期疾病

方名 酥炸月季花

【方药】牛奶200克，小麦面粉400克，鸡蛋黄4个，白砂糖100克，盐，发酵粉少许。

【用法】加少量水调成面糊；4个蛋清打成糊调入面糊中；月季花100克用糖渍半小时，和入面浆，用勺舀面浆于五成热的油中炸酥，作早晚餐或点心食用。

【功效】疏肝解郁、活血调经，适用于月经不调、血瘀之经期延长者食用。

【来源】民间验方

方名 乌骨鸡汤

【方药】乌骨鸡1只，当归、黄芪、茯苓各15克。

【用法】将鸡洗净，去肠杂，把药放入鸡腹内用线缝合，放砂锅内煮熟，去药渣，加入调味品后食肉喝汤，分2~3次服完。月经前每天1剂，连服3~5次。

【功效】健脾养心，益气养血，适用于气血不足而致月经过少，经色稀淡，头晕眼花，心悸怔忡，面色萎黄，少腹空坠，舌质淡红，脉细等。

【来源】民间验方

方名 八珍益母粥

【方药】当归、川芎、白芍、熟地、党参、茯苓、炙甘草、白术、益母草各10克，大米100克，白糖适量。

【用法】将诸药择净，放入药罐中，加清水适量，浸泡5~10分钟后，水煎取汁，加大米煮粥，待熟时调入白糖，再煮一二沸即成。每日2剂，7天为1个疗程，连续5~7个疗程。

【功效】益气扶脾，养血调经。适用于月经后期量少而渐至停闭，面色苍白或萎黄，头晕目眩，心悸怔忡，气短懒言，神倦肢软，或纳少便溏，唇舌色淡，脉细弱或细缓无力。

【来源】民间验方

方名 参归鸽肉汤

【方药】乳鸽1只，党参30克（或人参15克），当归15克（或再加大枣等）。

【用法】加水及调料煲汤服。

【分析】鸽肉味咸性平、无毒，有滋阴壮阳、补肝肾、益气血、祛风解毒之功，主治虚羸、消渴、妇女血虚经闭等症。乳鸽肉质细嫩，营养十分丰富，据现代科学分析，其中优质蛋白质可达21%~22%，而脂肪含量比鸡肉低，只占1%~2%；还富含人体需要的各种氨基酸，总量可达97%，并且完全可被消化吸收。

【功效】活血通经，用于妇女血虚经闭。

【来源】民间验方

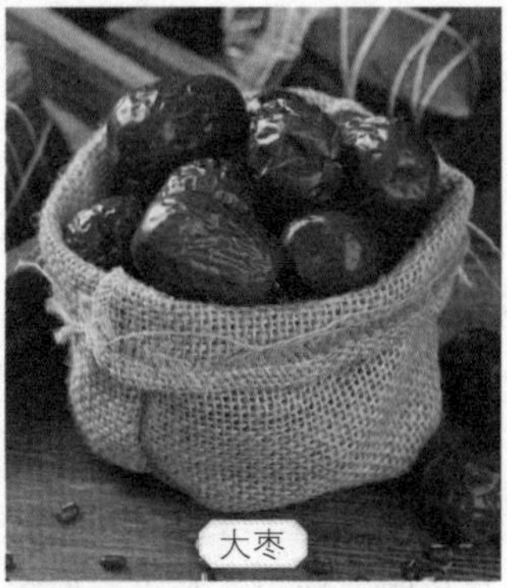

大枣

方名 固冲汤加减

【方药】黄芪30克，白术15克，炒白芍12克，党参、龙骨、牡蛎各18克，乌贼骨30克，茜草、甘草各6克。

【用法】3剂，水煎服。

【功效】健脾益气，固摄止血。适用于月经过多，症见正值经期，量多，色红有块，头昏目花，神疲乏力，少腹不适。

【来源】民间验方

方名 调经活血粥

【方药】菟丝子、鸡血藤、泽兰、香附、丹参、当归、熟地黄、赤芍、红花、乌药、白术、木香、川芎、延胡索、吴茱萸各10克，大米100克，红糖适量。

【用法】将诸药择净，放入锅中，加清水适量，浸泡5~10分钟后，水煎取汁，加大米煮粥，待粥熟时下白糖，再煮一二沸即成，每日2剂，7天为1个疗程，连续5~7个疗程。

【功效】活血化瘀，理气行滞。适用于月经数月不行，精神抑郁，烦躁易怒，胸胁胀满，少腹胀痛或拒按，舌边紫暗或有瘀点，脉沉弦或沉涩。

【来源】民间验方

方名 香砂六君粥

【方药】木香、砂仁、党参、茯苓、白术、甘草、法半夏、陈皮、桃仁、红花各10克，大米100克，白糖适量。

【用法】将诸药择净，放入锅中,加清水适量,水煎取汁，加大米煮粥，待熟时调入白糖，再煮一二沸即成，每日1剂，7天为1个疗程，连续5~7疗程。

【功效】可燥湿祛痰，活血通经。适用于痰湿阻滞所致的月经停闭。

【来源】民间验方

方名 乌贼骨茜草汤

【方药】党参15克，焦白术18克，炒山药30克，龙骨、牡蛎各12克，乌贼骨15克，茜草6克，车前子12克。

【用法】5剂，水煎服。

【分析】此方除以党参、白术、炒山药健脾燥湿，以车前子利湿止带外，还用了乌贼骨、茜草、龙骨、牡蛎固涩止带,有很好的治疗效果。

【功效】健脾除湿，固涩止带。适用于带下量多，色白如涕，神疲乏力，头晕腰酸。

【来源】民间验方

方名 月月顺茶

【方药】决明子3克，益母草3克，红糖5克。

【用法】把药材洗净加水350毫升入锅中，中火煮沸5分钟，加入红糖拌匀即可。

【分析】决明子可清肝火，排毒解宿便；益母草可调经，消水肿，活血，缓解肩颈僵硬；红糖可补中益气，活血去瘀排毒。

【功效】此方适合常熬夜族群，有效缓解经期延迟症状。

【来源】民间验方

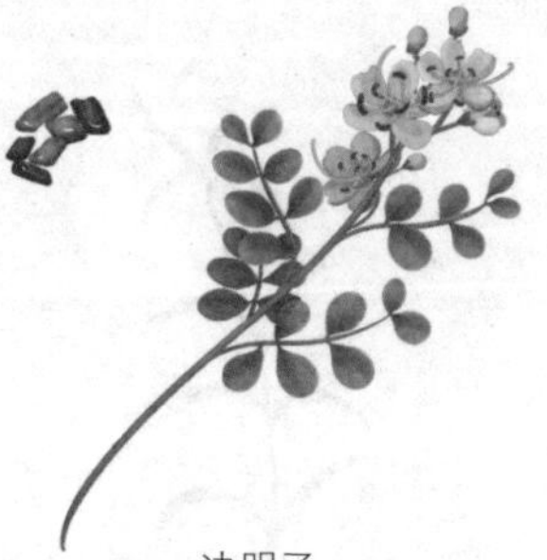

决明子

方名 柴胡疏肝散加味

【方药】柴胡、枳壳、香附、杭芍、红花、川芎、怀牛膝、续断各10克，狗脊15克，桃仁、炙甘草各6克。

【用法】水煎服，每日两次。

【分析】方中白芍养肝敛阴，和胃止痛，与柴胡相伍一散一收，助柴胡疏肝，相反相成共为主药。枳壳、香附可增强疏肝行气，活血止痛之效，桃仁、红花、牛膝活血化瘀，故服后肝气调达，血脉通畅。加入续断、狗脊，有补肝肾、强筋骨之效。

【功效】适用于月经过少，症见月经不规律,经量减少，行经只一日，无血块，伴腹痛腰痛。

【来源】民间验方

方名 核桃参须凤爪汤

【方药】核桃仁30克，参须10克，鸡爪8~10只，红枣5颗，干香菇5朵，生姜5片。

【用法】将上述材料洗净后，放入瓷锅内加水，水面应高过食材5厘米左右。大火烧开后转文火炖煮50分钟，加入少许盐、胡椒即可。

【分析】此方参须、红枣可补脾补气血，凤爪补肝并有天然胶原蛋白，核桃补肾，并可滋养脑细胞，增强记忆力及抗衰老。

【功效】补血益气，预防女性经期延迟。

【来源】民间验方

方名 树皮瓜种方

【方药】方瓜种40~100克，杏树内皮40~100克。

【用法】上药均焙干研为末，两药末加在一起，搅匀，黄酒冲服。

【功效】补中益气，驱寒祛湿。用于治疗血崩，症见持续数十天出血不止，出现面色苍白、头晕目眩、心慌气短和全身无力等。

【来源】民间验方

3.3 乳腺炎

方名 栝楼丝瓜汤

【方药】全栝楼、丝瓜络、蒲公英各30克，赤芍、生甘草各20克，王不留行、路路通各15克，青皮10克。

【用法】水煎后加红糖适量趁热饮服，每日1剂，分2次服。

【功效】通络散结，适用于治疗急性乳腺炎。

【来源】山东省东平县银山小区 梁兆松

方名 栝楼银花汤

【方药】栝楼壳15~20克，金银花20~30克，蒲公英30~60克，浙贝母9~12克（冲服），乳香6~10克，没药6~10克，皂角刺30~50个，当归尾9~15克，青皮9克，生甘草6~10克。

【用法】1日1剂或1日2剂煎服，每剂服2次。

【分析】热退而乳房结块不消者，减少清热解毒药量，加三棱、莪术。

【功效】清热解毒，消肿散结，疏肝理气，活血散瘀。主治乳痈。

【来源】云南省大理卫校 冉端金

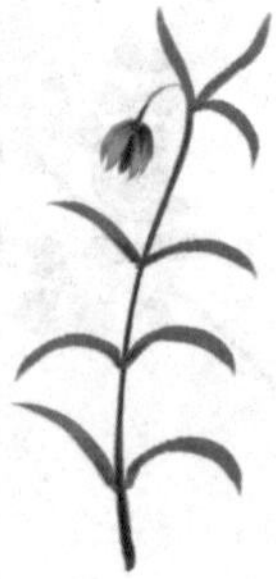

浙贝母

方名 蒲公英汤

【方药】蒲公英30克，漏芦20克，橘核20克（或用荔枝核代替），银花15克，白芷15克，栝楼15克，连翘15克，青皮12克，当归12克，柴胡12克，甘草6克。

【用法】水煎服。

【分析】本方蒲公英、银花、连翘可清热消肿；柴胡、青皮疏肝理气；橘核、漏芦、栝楼、当归具软坚消块之功，配合白芷，更具发散消核之力。结合辨证加减可治疗各期之乳腺炎。

【功效】疏肝清热，理气通络。主治乳腺炎。

【来源】石油部二公司职工医院 贾增运

方名 远志米酒

【方药】远志25克。

【用法】以淡米酒（低于10度的糯米酒为佳）适量，浸过药面，再加300毫升水，文火煮沸3分钟即可，温服。每日1剂，21天为1个疗程。

【分析】远志是常用的安神益智中药，同时又有祛痰、行血、消肿功效。宋代陈言在《三因方》中提到，远志“治一切痈疽，最合温通行血之义，而今之疡科，亦皆不知，辜负好方，大是可惜”。药理研究表明，远志含皂苷A、B和远志定碱等成分，具有明显抑制多种病菌生长抗炎消肿、活血止痛的作用。故上方对治疗疮疡肿毒、乳房肿痛等皆有良效。

【功效】通血脉，止疼痛，退湿热。主治急性乳腺炎，局部红肿热痛，影响哺乳，脉细数者。

【来源】民间验方

方名 四妙散加减

【方药】黄芪、当归、金银花各10克，生地12克，黄芩、甘草各3克。

【用法】水煎服，日1剂。

【功效】补气养血，扶正托毒。适用于溃破期乳腺炎，症见脓出不畅，肿痛不减，身热不退，脓液波及其他乳络（腺叶），而成肿囊之变。

【来源】《民族医药报》

方名 金针猪蹄汤

【方药】干金针菜24克，猪蹄1只。

【用法】将金针菜泡发，撕成细丝，与猪蹄一起加水同煮，加盐和调料适量，煮熟后吃肉、喝汤。每日1次，连吃3~4次。

【功效】补血养虚，止血消炎。对促进乳腺炎痊愈、缓解乳腺疼痛有效。

【来源】民间验方

3.4 乳腺癌

方名 天门冬绿茶

【方药】天门冬（即天冬）8克，绿茶2克。

【用法】将天门冬捣碎后与绿茶一同放入杯中，用沸水冲泡，加盖焖15分钟，即可饮用。一般每天1剂，可加水冲泡3~5次，饮至最后，将天门冬嚼食咽下。

【分析】现代研究发现，天门冬具有抗肿瘤作用，能延长抗体存活时间，从而增强机体的免疫能力。有临床研究称，以天门冬为主，采用中西医结合手段治疗多种癌症，总有效率为84%，其中对乳房肿瘤疗效最高。绿茶擅长清热解毒、生津润燥，且具有防癌抑癌功效。上二味配伍成茶饮用，尤其适宜于中老年乳腺癌、宫颈癌患者以及出现阴虚火旺者，坚持饮用有良好的辅助治疗效果。

【功效】养阴清火，生津润燥，防癌抗癌。

【来源】民间验方

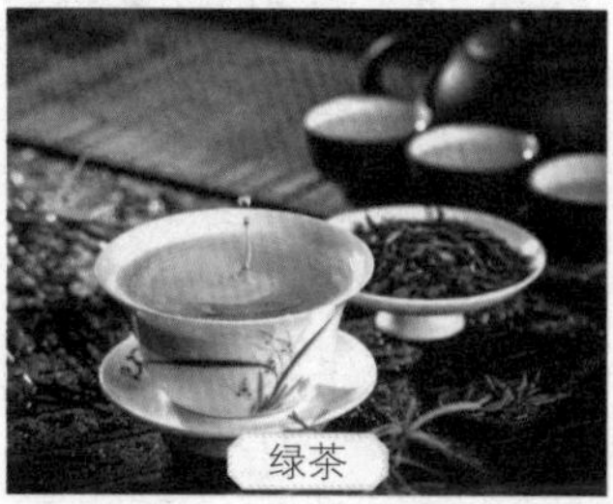
绿茶

方名 栝楼当归

【方药】栝楼1个，当归、甘草各15克，乳香3克，没药8克。

【用法】每日1剂，水煎服。

【功效】活血化瘀，适用于乳腺癌。

【来源】《中医肿瘤学》

方名 慈姑蟹蜜丸

【方药】山慈菇200克，蟹壳100克，蟹爪（带爪尖）100克。

【用法】共研细末，以蜜为丸，每丸重10克，每日3次，每次1~2丸，饭后用。

【功效】解毒散结，适用于乳腺癌。

【来源】河北中医 伍瑞文

方名 龙胆泻肝汤合桃红四物汤加减

【方药】生地黄25克，全栝楼、龙胆草、栀子、柴胡、赤芍、山慈菇各15克，郁金（打碎）、象贝母（打碎）各12克，桃仁（打烂）9克，红花、当归、广豆根各6克。

【用法】水煎服。

【功效】清肝泻火，解毒化瘀。适用于乳腺癌，症见乳房肿块增大迅速，红、肿、热、痛，甚至溃烂翻花，渗液恶臭，大便秘结。

【来源】民间验方

方名 参芪猴头鸡汤

【方药】党参15克，黄芪30克，猴头菌100克，大枣10枚，母鸡肉250克，清汤适量。

【用法】猴头菌泡发切块，鸡肉切块，共放蒸钵内，加料酒、姜、葱，以保鲜纸封口，炖熟食用。

【功效】适用于乳腺癌手术后或化疗后神疲、气短、心悸等气血亏虚病症。

【来源】民间验方

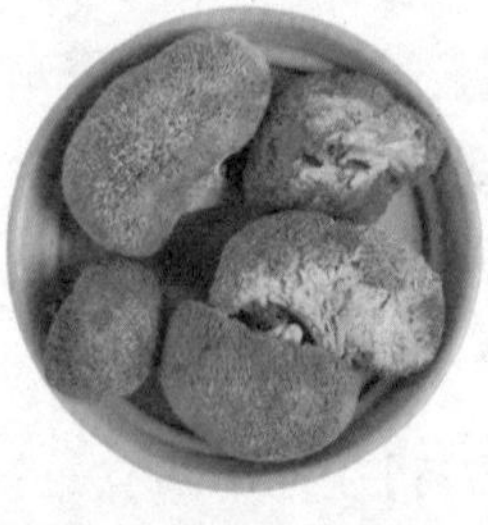

猴头菇

方名 蜈蚣蝎子方

【方药】全蝎6克，蜈蚣2条，核桃4个。

【用法】将核桃分为两半，一半去仁，将两药放入再将另一半对合捆住，放火上烧之冒青烟为度，研末，分2次服，黄酒送下，每日2次。

【功效】本方消瘀散结，适用于乳腺癌。

【来源】民间验方

方名 治疗偏方

【方药】乳香、没药各30克，雄黄15克，麝香4.5克。

【用法】每服9克，陈酒送下。

【功效】消肿散结止痛，适用于乳腺癌。

【来源】《外科证治全生集》

方名 二贝母汤

【方药】土贝母、浙贝母、山慈菇、青皮各12克，栝楼皮、夏枯草、蒲公英、连翘各15克，漏芦、路路通各10克，甘草6克。

【用法】每日1剂，水煎服。

【分析】本方以土贝母化痰散结，解毒抗癌为君药，浙贝母、山慈菇、栝楼皮化痰散结解毒为臣药，以增强君药的抗癌力量。青皮、夏枯草、蒲公英、连翘疏肝泻火，消疮散结为佐药，漏芦、路路通穿透力强，引药直达病所，甘草调和诸药，且能使诸药缓慢持久地发挥作用，均为使药。

【功效】化痰散结，解毒抗癌。主治乳腺癌、乳腺纤维瘤、乳腺增生症等痰毒交阻，正气不虚，以乳房肿块，胀痛难消为主症。

【来源】广西柳州市中医院肿瘤一科主任 王三虎

3.5 其他乳房疾病

方名 麦芽治经前乳房胀痛

【方药】生麦芽200克。

【用法】麦芽放入砂锅内，加水300毫升，煮沸后文火煎煮20分钟，滤出药液，再加水200毫升，沸后再煮10分钟，滤出的药液与第一次药液混合即可，早晚分服。每次经前3天连服3剂。服3~5个月经周期即可见效。

【分析】生麦芽是临床上常用之品，有回乳、健脾消食、疏肝解郁的作用。

【功效】疏肝解郁，适用于经前乳房胀痛。

【来源】民间验方

方名 蒌络赤甘汤

【方药】全栝蒌30克，赤芍

20克，丝瓜络30克，蒲公英30克，金银花30克，连翘15克，青皮15克，路路通15克，生甘草20克。

【用法】水煎，分早晚2次温服，每日1剂。

【分析】方中蒲公英、金银花、连翘、甘草清火热，消肿毒，为疮家要药；赤芍散瘀血，通经脉，消痈肿；栝蒌、青皮、路路通、丝瓜络消结块，通乳络。诸药合用，共奏清热解毒、活血化瘀、消肿散结之功，故对乳痈颇有效验。

【功效】治疗奶疮初期未化脓者。

【来源】民间验方

方名 白芷外用方

【方药】白芷适量。

【用法】白芷研成细末，用适量乳汁调成稀糊状，外涂患处。每日2~3次，3~5日见效。

【分析】白芷，又名香白芷。味辛，性温，归肺、脾、胃、大肠经。具有祛风解表、散寒止痛、除湿通窍、消肿排脓的功效。现代药理研究证明，白芷除了具有解热、镇痛、抗炎等作用，还能改善局部血液循环，消除色素在组织中过度堆积，促进皮肤细胞新陈代谢，进而达到美容的作用，临床常用治风寒感冒、头痛、牙痛、眉棱骨痛、鼻渊、肠风痔漏、赤白带下、痈疽疮疡、毒蛇咬伤等。

【功效】对于乳头皲裂、红肿或乳头破损均有疗效。哺乳时用香油润药后取下。温水洗净即可。

【来源】民间验方

方名 金橘叶茶

【方药】金橘叶（干品）30克。

【用法】秋季金橘成熟采摘后收集金橘叶，洗净，晒干或烘干，贮存备用；或从中药店购买，经拣杂，洗净纱布过滤，去渣，取汁放入容器中，即成。代茶饮，或当饮料，频频饮用之。

【功效】疏肝理气，适用于肝郁气滞引起的乳房良性肿块。

【来源】民间验方

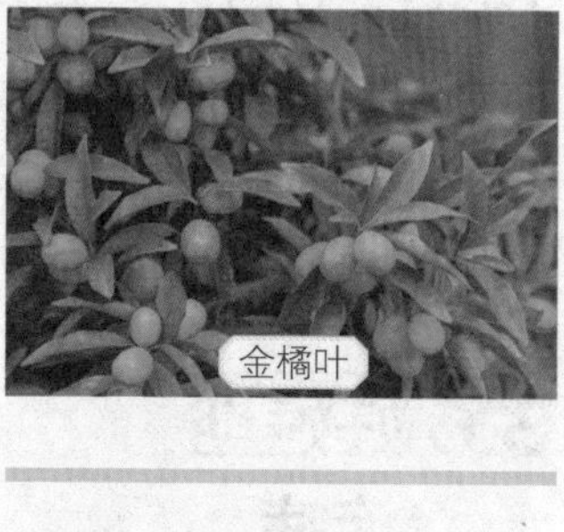
金橘叶

方名 二藤膏

【方药】藤梨根、鸡血藤、丝瓜络、桑寄生、泽兰、红花、香附、川芎、连翘、栝楼、大黄、芒硝各30克。

【用法】择净上药，共研细末，分装两个布袋，蒸热后洒酒少许，分别热敷患侧乳房、肚脐30分钟。每日2次，1剂药用10次，10天为1个疗程，连续3个疗程。

【功效】疏肝活血，通络化结。用于治疗乳腺增生。

【来源】民间验方

方名 枸橘粉方

【方药】枸橘100克。

【用法】8~9月果实未成熟时采摘，日晒夜露，至全部干燥，即成枸橘，研粉备用。每日2次，每次取枸橘干粉5克，用适量黄酒加温水（调匀）送服。

【功效】破气散结，疏肝行滞。适用于肝郁气滞引起的乳房良性肿块。

【来源】民间验方

方名 麻黄附子细辛汤

【方药】麻黄3克，附子6克，细辛3克，羌活9克，香白芷6克，王不留行12克，路路通9克，丝瓜络9克，甘草3克。

【用法】水煎服，每日1剂。

【功效】温经散寒，通络散结。适用于产后乳房结块，症见乳房胀痛，乳汁滞留难出，继则红肿，触之乳房有小结块，恶寒重，发热轻，头痛身困。

【来源】民间验方

方名 参苓白术散合归脾汤加减

【方药】黄芪30克，党参20克，白术15克，茯苓15克，山药15克，砂仁3克（后下），薏苡仁20克，当归10克，酸枣仁15克，木香10克，陈皮6克，炒麦芽60克，红枣10枚。

【用法】水煎服，日1剂。

【功效】健脾益气，补肾敛泻。适用于围绝经期乳溢。

【来源】民间验方

方名 海带鳖甲猪肉汤

【方药】海带（洗净，切块）、鳖甲（打碎）、瘦肉各65克。

【用法】共煮汤，汤成后加入适量盐、麻油调味即可。每日分2次温服，并吃海带。

【分析】海带咸寒，含维生素B2、维生素C、胡萝卜素及丰富的碘；鳖甲咸寒，软坚散结。

【功效】滋阴活血，消痰软坚。不仅可防治乳腺小叶增生，而且对预防乳腺癌有效，是价廉物美的食疗方。

【来源】民间验方

方名 乳癖消汤

【方药】急性子50克，夏枯草12克，连翘20克，柴胡6克，枳实12克，白芍20克，青皮10克，栝楼30克，当归10克。

【用法】上药水煎，日1剂，早晚分服。月经前5天服药，连续服5剂，月经期不服药，等下次月经前5天再服5剂，有的月经不正常时，只要有结节痛胀或比平时肿大时就开始服药，一般多有良效。

【功效】软坚散结，行瘀降气。适用于治疗脑卒中并乳腺增生。

【来源】民间验方

3.6 妊娠期疾病

方名 香米阿胶粥

【方药】明水香米100克，阿胶12克，赤砂糖若干。

【用法】将明水香米淘洗干净，加入清水，先用武火煮沸，再用文火煎熬20~30分钟。另将阿胶捣碎，在粥将熟时放入阿胶和少量的赤砂糖，边煮边搅匀，稍煮即可。

【分析】明水香米产于山东章丘明水镇，是驰名全国的特产。明水香米，稻粒皆黄，呈半透明体，油润光亮，香味浓郁，当地流行着“一地开花香满坡，一家做饭香四邻”的赞语，自明代开始为向朝廷交纳的贡品。

【功效】养血止血，滋阴安胎。

【来源】民间验方

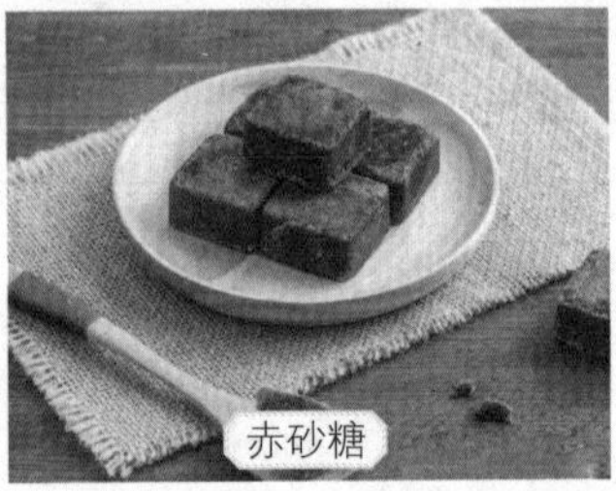
赤砂糖

方名 麦地粥

【方药】鲜麦冬汁、鲜生地汁各50克，生姜10克，粳米50~100克。

【用法】先将粳米及生姜煮粥，再下麦冬汁与生地汁，调匀煮成稀粥。每日2次，空腹食。

【功效】安胎，降逆，止呕。适用于妊娠恶阻，呕吐不下食。

【来源】《圣济总录》

方名 白术鲫鱼粥

【方药】白术10克，鲫鱼30~60克，粳米30克。

【用法】鲫鱼去鳞甲及内脏，白术洗净先煎汁100毫升，然后将鱼与粳米煮粥，粥成入药汁和匀，根据口味加入盐或糖即可。每日1次，连服3~5日。

【功效】健脾和胃，降逆止呕。适用于脾胃虚弱型恶阻，症见孕后2~3个月，脘腹胀闷，呕恶不食，或食入即吐，浑身无力，倦怠思睡，舌质淡，苔白，脉缓滑。

【来源】《食疗百味》

方名 鲜竹茹粥

【方药】鲜竹茹、糯米各50克。

【用法】先用鲜竹茹煎汁去渣，加入糯米煮成稀粥。每日2~4次，稍温服。

【功效】益气和中。适用于怀孕2个月后发生呕吐、服药不见效者。

【来源】民间验方

方名 南瓜蒂方

【方药】南瓜蒂适量。

【用法】将南瓜蒂放于瓦上炙灰存性，研为细末。自受孕2月起，每月吃1个，拌入炒米粉内同食。或以南瓜蒂1个，莲蓬蒂2个，烧存性，研末，开水送服。

【功效】解毒，利水，安胎。用于治疗妇女习惯性流产、胎动不安。

【来源】民间验方

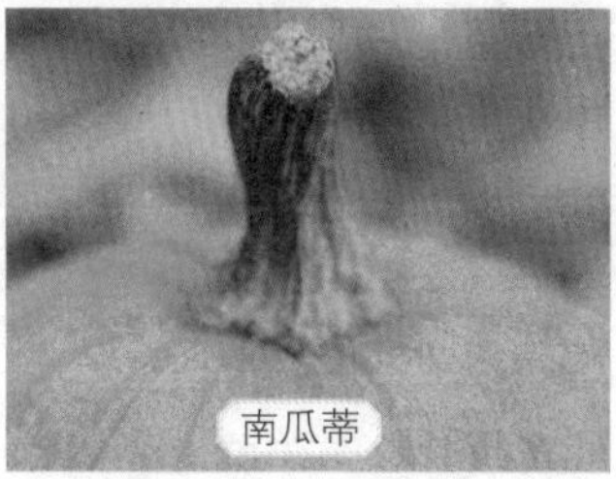
南瓜蒂

方名 干姜人参半夏丸

【方药】干姜6克，党参15克，半夏6克。

【用法】日1剂，水煎连服3剂，呕吐大减，可进稀粥少许。继服3剂，呕吐俱停，饮食尚可。

【分析】方中干姜大辛大热，以温中散寒，佐以人参益气补中。用半夏之辛温燥湿，和胃祛痰以止呕吐。三药皆入脾经，标本兼顾，用之对证，故有药到病除之妙。至于所谓干姜、半夏为妊娠禁药，临床屡用，未见损胎，正所谓“有故无殒，亦无殒也”。

【功效】补中益气，降逆止呕。适用于妊娠呕吐，中医辨证属妊娠虚寒。

【来源】《金匮要略》

方名 艾叶煮鸡蛋

【方药】鸡蛋1个，艾叶1把。

【用法】鸡蛋与艾叶同水煮（禁用铁锅），蛋熟后剥去皮，再煮10分钟。吃蛋不饮汤。妊娠后即开始食用，每日1次，连续吃10天。以后每月定期吃1次，每次改食2个鸡蛋，至妊娠足月为止。

【功效】理气、止血、安胎。用于治疗习惯性流产。

【来源】民间验方

方名 母鸡墨鱼粥

【方药】母鸡1只，墨鱼（乌贼）干1大条，糯米150克，盐少许。

【用法】将母鸡宰杀去毛，内脏洗净备用。锅内加水，将母鸡及其内脏同墨鱼共炖烂，取浓汤，放入洗净的糯米煮粥。熟时加盐调味。鸡肉、墨鱼佐粥。习惯性流产者提前2~3个月煮食，或自受孕后每月吃一两次，连服更佳。

【功效】滋补气血，温中益气。用于治疗习惯性流产或胎动不安。

【来源】民间验方

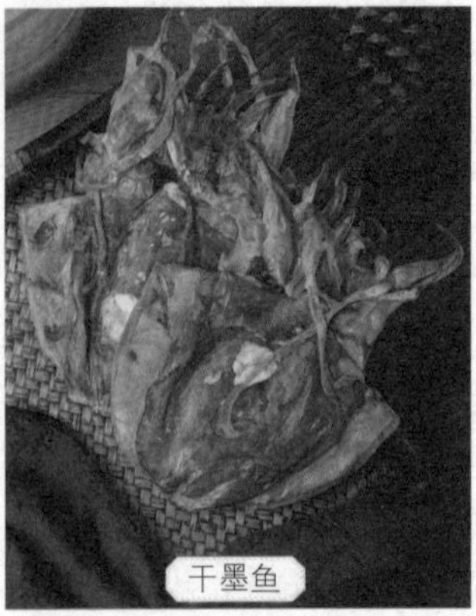

干墨鱼

方名 安胎饮加减

【方药】熟地24克，杜仲10克，续断9克，菟丝子30克，黄芩6克，阿胶12克，桑寄生12克，焦白术18克，生黄芪18克，升麻3克，甘草3克。

【用法】水煎服。每日服用1剂，连服3剂。

【分析】《素问·奇病论》云："胞脉者，系于肾。"肾气不足，胎失所系则难安。故补肾固胎是治疗滑胎的重要方法。安胎之中，桑寄生、续断、菟丝子、杜仲等为安胎要药，可重用桑寄生、续断。医者皆知续断系伤科要药，但临床验证，续断安胎，力著而无流弊。补肾药中，杜仲、菟丝子、阿胶、熟地，均有良好的益肾安胎作用。方中配少量黄芩，以清热安胎；白术、黄芪、升麻，益气健脾安胎。治滑胎虽重在补肾系胞，然补后天脾土，则可资其化源。补后天，有益先天之妙。

【功效】健脾益气，补肾安胎。用于治疗滑胎。

【来源】民间验方

方名 顺肝益气汤

【方药】党参30克，当归30克，焦术9克，炒白芍9克，麦冬9克，苏子3克，六神曲3克，砂仁2克，陈皮2克，熟地15克，云苓块6克。

【用法】水煎服，每日1剂。

【分析】妇人妊娠后，血聚于肾养胎，肾属水，为人之真阴。妊娠期，肾水养胎，则无暇养肝，肝失养则怠，肝怠则大逆而动，以致呕吐频作。

【功效】顺肝益气，适用于妊娠呕吐。

【来源】《傅青主女科》

方名 砂仁生姜粥

【方药】砂仁、生姜各10克，竹茹8克，大米50克。

【用法】先煎3味中药，取浓缩汁50毫升。然后用水500毫升与大米煮熬至粥稠，再加入药汁稍煮一会即成，候温食用(每日早晚两餐)。

【功效】温胃安胎，主治妇女妊娠初期因恶阻出现的一系列症状，如恶心呕吐，食欲不振等。

3.7 产后病

方名 炒黄花猪腰

【方药】猪肾(腰子)500克，黄花菜50克，淀粉、姜、葱、蒜、味精、白糖、植物油、精盐各适量。

【用法】将猪肾一剖为二，剔去筋膜腺体备用。锅烧热后，放葱、姜、蒜入锅煸香，再放入腰花爆炒片刻，猪腰变色熟透时加黄花菜、盐、糖再炒片刻，加淀粉勾芡推匀，最后加味精即成。

【分析】猪腰子补肾，适合肾虚之缺乳者。但血脂偏高、高胆固醇产妇要忌食。中国西南地区有民间把黄花菜称为"下奶药"，因这味中草药有补虚下奶、平肝利尿、消肿止血等功效。但鲜黄花菜含有秋水仙碱，经肠胃道吸收，在体内氧化为二秋水仙碱，具有较大毒性，不宜多吃。食用时，应先将鲜黄花菜用开水焯过，再用清水浸泡2个小时以上，洗净后再进行炒食，这样秋水仙碱就破坏掉不少了。

【功效】补肾益损，固精养血。用于产后催乳，效果显著。

【来源】民间验方

方名 山楂当归方

【方药】炒山楂20克，当归15克，益母草10克，黄芪15克，鸡血藤10克，大枣10克。

【用法】水煎服，每日1剂，饭后温服，连服5剂。

【分析】《本草经疏》有“山楂能入脾胃消积滞，散宿血，故治水痢及产妇腹中块痛也”的记载；《本草正》对当归有“其味甘而重，故专能补血，其气轻而辛，故又能行血，补中有动，行中有补，诚血中之气药，亦血中之圣药也。大约佐之以补则补，故能养营养血，补气生精，安五脏，强形体，益神志，凡有形虚损之病，无所不宜”的描述。《本草正》中对当归有“产后儿枕作痛，具当以此为君”的记载。说明山楂、当归乃产后之良药，配以益母草、黄芪、鸡血藤等补血益气化瘀，对产后腹痛有很好的疗效。

【功效】补血益气，活血化瘀。适用于产后腹痛，证属血虚夹瘀。

【来源】民间验方

方名 麦芽甘草粳米粥

【方药】麦芽30克，甘草9克，粳米150克。

【用法】麦芽、甘草加水200毫升，煮至水剩余100毫升时，滤汁去渣。将滤汁、粳米一同入锅，加水同煮，米烂即成。

【分析】麦芽为禾本科植物大麦的果实经发芽干燥而成，生用或炒用均可。麦芽对产妇乳汁有双向调节作用，按剂量下方可回乳，也可催乳。甘草性味甘平，能和中缓急，调和诸药。粳米营养丰富为“世间第一补人之物”。三物合用，是很好的催乳药膳。

【功效】消食开胃，益气补脾。适用于产后催乳。

【来源】河北省河间市人民医院 程怀孟

方名 丝瓜鲫鱼汤

【方药】活鲫鱼500克，丝瓜200克。

【用法】鲫鱼洗净去内脏鳞片，背上剖十字花刀。两面略煎后，烹黄酒，加清水、姜、葱等，小火焖炖20分钟。丝瓜洗净切片，投入鱼汤旺火煮至汤呈乳白色后加盐，3分钟后即可起锅。

【功效】益气健脾、清热解毒、通调乳汁。如根据口味和习惯，将丝瓜换成豆芽或通草，效果亦相仿。

【来源】民间验方

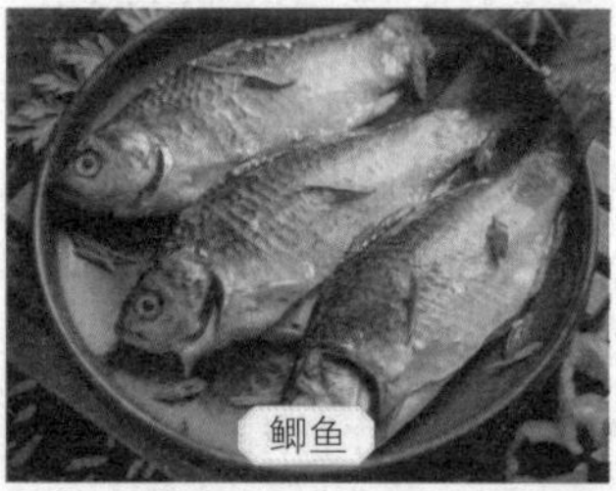
鲫鱼

方名 产后尿潴留治疗验方

【方药】肉桂末（吞）1.2克，车前子15克，生黄芪12克，冬葵子9克。

【用法】水煎服，每日1剂。

【功效】补气益肾，调整膀胱和三焦气化。适用于产后尿潴留。

【来源】民间验方

方名 紫苏饮

【方药】紫苏10克，生姜3片。

【用法】水煎取汁，调入红砂糖，代茶饮。

【功效】疏风散寒止痛。主治产后外感风寒之身痛。

【来源】民间验方

3.8 不孕

方名 温胞饮加减

【方药】巴戟天、补骨脂、菟丝子各12克，肉桂、附子各5克，杜仲、白术、山药、芡实、人参各10克。

【用法】水煎服，日1剂。

【功效】温肾助阳，化湿固精。用于治疗肾阳虚型不孕，症见婚久不孕，月经后期量少色淡，甚则闭经，平时白带量多，腰痛如折，腹冷肢寒，性欲淡漠，小便频数或失禁，面色晦暗。

【来源】《医药星期三》

方名 益母草炖母鸡

【方药】鲜益母草30克（干品15克），已下蛋黄雌鸡1只（重约1000克）。

【用法】宰鸡后去内脏洗净，将益母草洗净切好，加少许盐、姜和米酒调味，放入鸡腹内，然后将鸡放入有盖的大碗中，加少量清水，盖好盖，再放入大锅内用文火炖至鸡熟烂，晚上连鸡肉、药、汤一起吃，吃不完次日晚上再吃。

【功效】益气，温经，活血。用于治疗肾阳不足、子宫虚寒型妇女不孕症，症见腰酸乏力，下腹部坠胀发凉，四肢欠温，舌质淡，苔薄白等。

【来源】民间验方

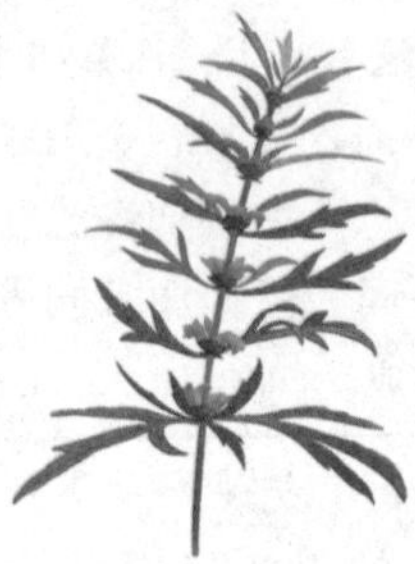

益母草

方名 行气消瘀汤

【方药】当归15克，赤芍10克，香附12克，白术12克，丹皮10克，柴胡10克，茯苓15克，栝楼壳15克，川楝子炒焦5克，路路通12克，川牛膝12克，桃仁10克，丹参15克，红花6克，橘叶15克。

【用法】水煎成浓汁，每日分3次服，连续服用，3个月为1个疗程。

【分析】当归活血通经；桃仁、红花、丹参、赤芍、丹皮活血祛瘀散癥；香附、柴胡、路路通、川楝子疏肝理气通络；白术、茯苓益脾；栝楼壳开胸消胀；川牛膝通利引药下行。全方配伍达到舒肝通滞、活血通经、祛瘀散结、行气开郁之功效。

【功效】行气导滞，活血散结，祛瘀消症。主治因气滞血瘀输卵管不通导致不孕症。症见多年不孕，经期先后不定，经期腹痛，行而不畅，量少色暗，有小血块，经前乳房胀痛，精神抑郁，烦躁易怒。

【来源】民间验方

方名 中药熏洗方

【方药】苦参30克，百部、地肤子、土茯苓、白花蛇舌草、蛇床子各20克，白鲜皮15克，黄柏10克。

【用法】水煎取汁。先熏外阴，待水温适宜时坐浴（经期不用坐浴，仅熏洗），早晚各1次，症状消失后继续用药2~3天，以防疾病复发。

【分析】方中苦参、百部、蛇床子清热燥湿，杀虫止痒；黄柏、白花蛇舌草清热解毒；

地肤子、土茯苓、白鲜皮清热解毒除湿。熏洗可使药液直接作用于患处，并可透过皮肤进入体内，杀灭病菌。

【功效】适用于治疗细菌性、滴虫性、真菌性阴道炎，症见白带增多，色黄或白，或赤白兼夹；质稀薄，或黏腻如胶如痰，或为脓性，或呈凝乳状，或为白色片块状；有的伴有腥臭味。

【宜忌】治疗期间嘱患者清淡饮食，忌辛辣发物，忌房事。同时注意个人卫生，内裤单独清洗，并在太阳下暴晒消毒。

【来源】民间验方

方名 药兜肚方

【方药】大附子、大茴香、小茴香、公丁香、母丁香、木香、升麻、五味子、甘遂各3克，沉香、麝香各0.5克，艾叶5克。

【用法】共研细末，缝入兜肚，缚于脐腹部。

【功效】温经暖宫，通脉消痞。适用于宫寒不孕症。

【来源】《民族医药报》

3.9 阴道炎

方名 栀柏地黄丸加减

【方药】白芍、山药、山萸肉各20克，黄柏、薏苡仁、干地黄、茯苓、丹皮各15克，泽泻、栀子各10克，金樱子、煅龙骨、煅牡蛎各5克。

【用法】水煎，每日1剂，分2次服。

【功效】滋补肝肾，清热解毒。用于治疗肝肾阴虚型外阴溃疡，此型外阴溃疡患者起病较缓，但病情迁延难愈，其溃疡时轻时重，溃疡面呈糜烂性改变，可伴有明显的疼痛（在夜间加重），并可分泌有蛋清样或灰黑色的脓液。

【来源】民间验方

方名 鲜藕鸡冠花水

【方药】鲜鸡冠花600克。

【用法】鸡冠花清洗干净，加水适量煎煮，每20分钟添水再煎，一共煎3次后再用小火慢慢熬，等到水汁变少快干锅时加入鲜藕汁500克，再煮几分钟后就可以关火了。然后调入白糖粉搅拌均匀，再晒干，碾成粉末，放入干净的容器中。服用时，用沸水冲开，每天早晚3次服用，每次服用10克。

【分析】鸡冠花味甘性凉，入肝、大肠经，常用于治疗赤白带下、崩漏、便血等。许多治疗妇科炎症的药丸、洗液的成分中都含有鸡冠花。而莲藕，《本草纲目》中称其为“灵根”，性寒凉，有健脾益胃、清热养阴、凉血行瘀等功效。一般妇女在产后应忌吃生冷的食物，但因藕是消瘀的良药，所以一般不忌食。莲藕榨成汁，营养非但不会流失，还更容易消化。鸡冠花收涩止带，藕汁清热养阴，“双剑合璧”，自然将妇科疾病“斩杀”于无形。

【功效】长期坚持服用能清热利湿，杀菌止痒，收涩止带。

【来源】民间验方

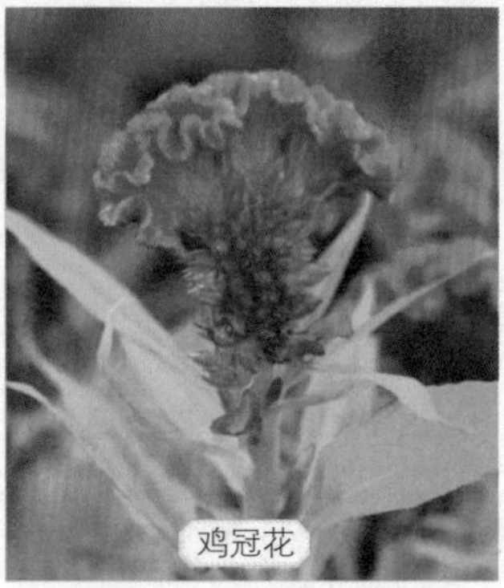

鸡冠花

方名 复方滴虫粉

【方药】蛇床子粉200克，

雄黄粉、葡萄糖、硼酸粉各100克。

【用法】将上药混合即成。先行阴道冲洗，后用干棉球擦干，用压舌板取滴虫粉1~2克，置于阴道后穹隆处，将药粉向阴道壁涂抹，再塞入一带线棉球，嘱患者自己在当晚或翌晨取出。每日一次，3~5次为1个疗程。

【功效】燥湿祛风，杀虫止痒。适用于治疗滴虫性阴道炎。

【来源】民间验方

方名 治疗验方

【方药】生地、女贞子、旱莲草、椿根皮、薏苡仁、山药各12克，鱼腥草15克，黄柏、丹皮、车前子、猪苓、地榆各10克。若阴虚内热甚者加地骨皮、胡黄连各9克。

【用法】水煎，每日1剂，分3次服。

【功效】养阴清热，除湿止带。用于治疗老年性阴道炎，中医辨证属肾虚湿热型。症见带下色黄或赤，或赤白混杂，时呈脓带，质稠，有臭味，外阴瘙痒，阴道灼痛，伴见腰酸足软，潮热心烦。

【来源】山西名医 杜凤英

方名 生地知母滋阴汤加减

【方药】石膏25克，山药20克，麦冬、丹皮、生地、黄柏各15克，大黄、知母、金银花、黄连各10克。

【用法】水煎，每日1剂，分2次服。

【功效】清热除湿、解毒消肿。

【宜忌】应适当地补充维生素B和维生素C，同时要保持外阴的干燥和清洁。

【来源】民间验方

方名 治疗偏方

【方药】茯苓15克，车前子（包煎）、败酱草、红藤、泽泻、猪苓、栀子、枳壳各10克，通草、生甘草各6克。内热重者，加黄柏、黄芩各10克，龙胆草6克；小便不利、热甚者，加茵陈15克。

【用法】水煎，每日1剂，分3次服用。

【功效】清热利湿，除带止痒。适用于细菌性阴道炎治疗，症见白带增多，有腥臭味，阴道灼热，性交疼痛，外阴瘙痒，食欲不振，口淡或口苦。

【来源】民间验方

方名 治疗验方

【方药】薏苡仁20克，山药、生地各15克，牡丹皮、金樱子、莲子肉、山茱萸、知母、黄柏、茯苓、泽泻各10克。

【用法】水煎，分3次服用。可另用金银花、蒲公英、千里光、黄柏各30克，水煎外洗阴部。

【功效】滋养肝肾，清热止带。用于治疗细菌性阴道炎，症见白带量少，阴道干灼，伴有阴痒，头晕眼花，心烦易怒，口干尿赤，舌质红，舌苔薄，脉细数。

【宜忌】治疗期间禁止性生活，注意阴部卫生。

【来源】民间验方

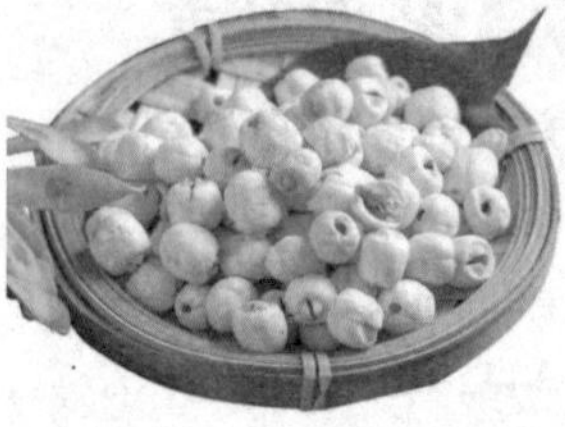

莲子

方名 蛇床白头翁汤

【方药】蛇床子30克，苦参15克，白头翁15克，仙鹤草15克，乌梅10克。

【用法】上药加水2500毫升，煎至2000毫升；每剂煎煮两次，滤汁，合并滤液备用。每次取药液约2000毫升，煎沸，先熏外阴5~10分钟，之后可用消毒过的纱布蘸药液洗涤外阴、阴道10~15分钟。每日1剂，每剂洗2次，7~10日为1个疗程。

【功效】清热燥湿，杀虫止痒。适用于湿毒性滴虫性阴道炎。

【来源】民间验方

方名 川楝子方

【方药】川楝子100克。

【用法】加水3000毫升，武火煎30分钟，滤出药液，每次坐浴30分钟，每日2次。

【分析】川楝子又名金铃子，为楝科植物川楝的果实。川楝子性寒，味苦，能舒肝、行气止痛、驱虫，善清肝胆、小肠、膀胱之火，既有导热下行之功，又有理气止痛之效。药理研究发现其还有很好的消炎抑菌作用。

【功效】用于治疗老年性阴道炎，效果不错。

【来源】民间验方

3.10 盆腔炎

方名 中药外治方

【方药】艾叶、透骨草各250克，续断、当归、羌活、赤芍各20克，白芷、千年健、追地风、血竭、防风、乳香、没药、花椒、红花、独活、桑寄生、丹参、三棱、莪术各10克。

【用法】上药用白酒适量拌匀后，打包隔水蒸热，热敷下腹部，每日1次，10天为1个疗程，经期停用，3个疗程为1个月经周期。腰酸困者，加杜仲15克；白带有异味者，加黄柏、鱼腥草各15克；腹冷痛喜按者，加肉桂、小茴香各10克；烦躁易怒、乳房胀痛者，加郁金、合欢皮各10克。

【分析】女性生殖器官静脉血运丰富，盆腔器官相邻血管壁薄，采用局部热敷、熏蒸等方法使药物直接浸润渗透到子宫周围，达到治疗目的。

【功效】祛风除湿，通络止痛。适用于治疗慢性盆腔炎，效果良好。

【来源】民间验方

方名 清经化滞汤

【方药】柴胡9克，当归15克，白芍12克，延胡索10克，川楝子9克，红藤9克，忍冬藤12克，香附6克，甘草3克。

【用法】水煎服。

【分析】方中柴胡有疏肝解郁之效，名医刘奉五先生曾言柴胡“是气分药，又能入血而行血中之气，在气能调血，在血能调气，所以在调理月经时，多以柴胡配伍而组方”。当归养血活血，白芍和营敛阴，二药合起养血柔肝之功。川楝子合延胡索名金铃子散，为行气活血、止痛之良方。临床常用于治疗肝气不舒所致的小腹疼痛，有良好的疏肝舒筋止痛作用。红藤、忍冬藤可清解郁热，且藤类药善行走窜，故具有通络作用。临床常用于治疗盆腔炎、附件炎引起的输卵管不通或通而不畅。

【功效】理气活血、清热通络，主治慢性盆腔炎。

【来源】民间验方

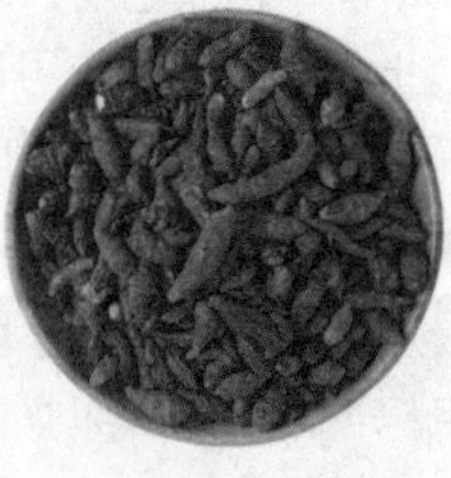

香附

方名 艾叶糕

【方药】艾叶150克，蒲黄20克，糯米粉200克，白糖30克。

【用法】艾叶切碎，与其他原料拌匀，揉成团，切成小块之后在锅中蒸熟即可食用。

【分析】蒲黄活血化瘀、止痛，艾叶疏肝解郁，其性温而能除寒，有温中止痛的功效。

【功效】祛风散寒，活血化瘀。有助于改善慢性盆腔炎的症状。

【来源】陈珂

方名 盆腔灵

【方药】当归20克，赤芍12克，丹参、延胡索各15克，三棱、香附、台乌药、红藤、败酱草各30克，甘草6克。

【用法】水煎服。

【分析】方中红藤、败酱草清热解毒，消肿止痛；当归、丹参、香附、三棱、延胡索理气止痛，活血化瘀；赤芍清热凉血，活血散瘀，有抑菌、镇静、止痛之功；乌药行气止痛，有抑菌作用；甘草调和诸药，且有解毒作用。

【功效】清热解毒，活血化瘀，理气止痛。主治盆腔结缔组织炎，输卵管卵巢炎，子宫内膜炎等。

【来源】湖南省常德市中医院 张西芝

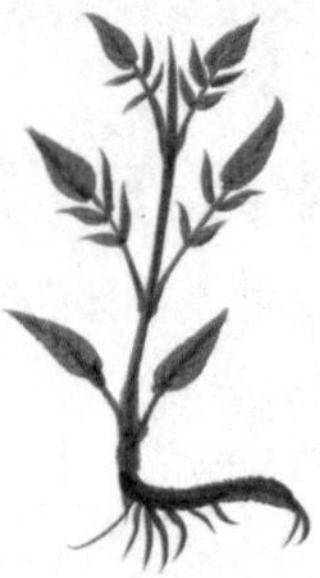

败酱草

方名 三黄虎杖汤

【方药】黄芩、黄柏、黄连各15克，虎杖30克。

【用法】煎水100毫升，药液38℃时行保留灌肠，每日1次，10次为1个疗程。

【分析】方中黄芩、黄柏、黄连均清热燥湿，泻火解毒。黄芩清泻肺火，解肌热，清上焦之热；黄连泻胃火，清中焦之热；黄柏除下焦之热，三药相配清三焦之热。虎杖清热解毒，活血通络而止疼痛。四味药均能抑菌，对金黄色葡萄球菌、溶血性链球菌、大肠杆菌、变形杆菌等均有抑制作用。

【功效】清热解毒，活血消肿，止痛。主治盆腔结缔组织炎，子宫肌炎，子宫内膜炎，输卵管卵巢炎等。

【来源】浙江省温州市第二医院 陈影萍

方名 盆腔解毒汤

【方药】红藤30克，败酱草、蒲公英各20克，丹参、赤芍、薏苡仁、土茯苓各15克，丹皮、金铃子、甘草各10克。

【用法】水煎服。药渣用文火炒热后加醋30克拌匀，温敷下腹患处。

【分析】方中红藤、败酱草、蒲公英清热解毒，散瘀消肿；薏苡仁、土茯苓清热解毒，健脾利湿；丹参、丹皮、赤芍清热凉血，活血化瘀；金铃子泄肝理气止痛，杀虫抑菌；黄柏清热解毒，燥湿消肿；甘草调和诸药，解毒。

【功效】清热解毒，行气和血，消瘀散结，渗湿止痛。主治急性盆腔结缔组织炎，急性子宫内膜炎，急性子宫肌炎，急性输卵管卵巢炎等。

【来源】江苏省高邮市车逻中心医院 张子惠

方名 大黄牡丹皮汤

【方药】大黄300克，牡丹皮200克，桃仁150克，冬瓜仁100克，芒硝120克。

【用法】将大黄、牡丹皮、桃仁、冬瓜仁四味药研磨为末，分3份，用时取1份加米醋搅拌均匀，以润而不渗为宜，然后伴入芒硝40克装入布袋内，放入锅内蒸热，乘热敷于小腹，药袋上加热水袋，温度以热而不烫为宜。每天早晚敷40分钟，每剂用6~9天为1个疗程。

【分析】方中大黄、芒硝荡涤实热，宣通壅滞；牡丹皮、桃仁凉血通瘀，以助大黄散瘀结，桃仁亦能通下；冬瓜仁清湿热，排毒散结消痈。诸药合用可达凉血化瘀、清热消瘀之功。现代医学研究表明，本方具有增加盆腔血运、增强吞噬细胞活性、提高抗渗出及抗病原微生物作用。上述作用还有利于改善盆腔血液循环，抑制细菌生长繁殖，从而达到治疗盆腔炎的目的。

【功效】抑菌消炎，活血止痛。适用于治疗慢性盆腔炎。

【来源】《金匮要略》

3.11 卵巢疾病

方名 卵巢功能早衰方

【方药】生地15克，知母、黄柏、龟板、鳖甲、女贞子、淫羊藿、补骨脂、赤芍、桃仁、当归各12克。

【用法】水煎服。乏力加太子参15克；心烦易怒加丹皮9克、炒山栀12克；症状好转后加乙底酚1毫克。每晚服1次，连服20天。

【功效】滋阴降火，补肾活血。主治卵巢功能早衰和无反应卵巢综合征。

【来源】上海医科大学妇产科医院 俞瑾

方名 莲肉白果粥

【方药】莲肉30克，白果15克，胡椒5克，糯米100克。

【用法】将莲肉、白果、胡椒捣碎，和糯米一同放入砂锅，加水适量，煮粥，空腹代替早餐。

【功效】补肝肾，止带浊。适用于保养卵巢。

【来源】民间验方

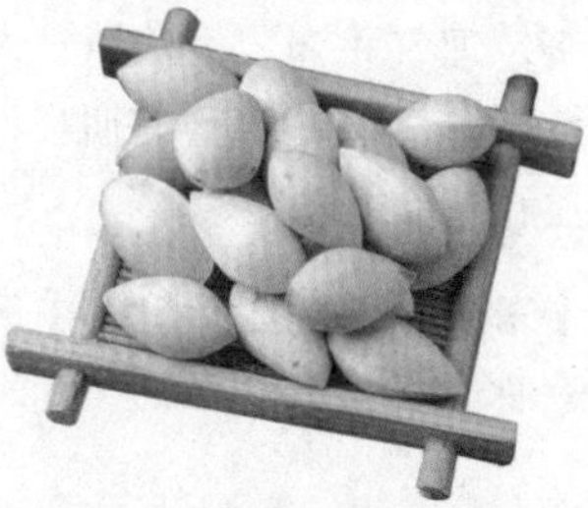

白果

方名 山楂黑木耳红糖汤

【方药】山楂100克，黑木耳50克，红糖30克。

【用法】将山楂水煎约500毫升去渣，加入泡发的黑木耳，文火煨烂，再加入红糖即可。可服2~3次，5天服完，连服2~3周。

【功效】活血散瘀，健脾补血。适用于卵巢囊肿伴有月经不畅；痛经，经前为甚，伴下腹刺痛拒按，且有血块、块出痛减症，属气滞血瘀者服用。

【来源】民间验方

方名 菱角薏米花胶粥

【方药】菱角500克，生薏苡仁100克，花胶（鱼肚）150克，陈皮半个，黏米适量，盐少许。

【用法】将各材料用清水洗净备用；菱角去壳取肉，花胶用清水浸透发开并切块；瓦煲内加适量清水，猛火煲至水滚后放入材料，候水再滚起改用中火继续煲至黏米开花成稀粥，调味即可食用。

【功效】健脾去湿，解毒散结，滋养肝肾。适用于卵巢囊肿，并见肥胖，带下量多、黏稠，色黄有异味，阴痒；舌淡红苔白腻，脉滑，证属脾虚湿盛者。

【宜忌】夜尿频或遗尿者不适宜使用此方。

【来源】民间验方

方名 加味银耳粥

【方药】 银耳25克，红枣10枚，枸杞、莲子、桂圆各20克，粳米100克。

【用法】 银耳用温水泡发回软，择洗干净；大枣洗净，泡软去核；莲子、枸杞子、桂圆肉分别洗净，泡软备用；粳米加水适量，然后将上述诸物一起放入煮至粥熟即可。待粥放温后，分次食用。

【功效】 用于预防卵巢功能早衰。

【来源】 民间验方

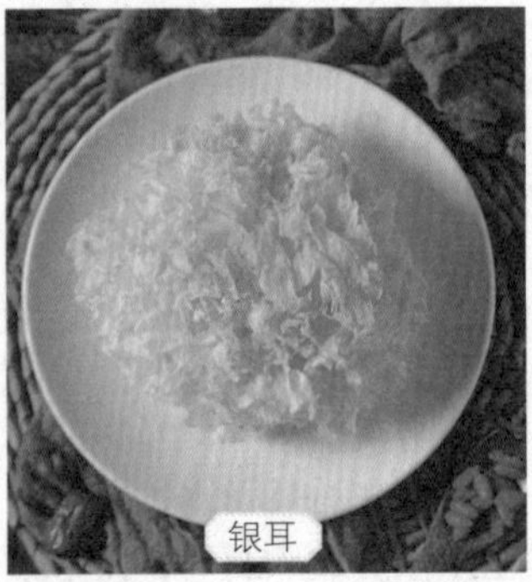

银耳

方名 当归羊肉羹

【方药】 山羊肉500克，黄芪、党参、当归各25克。

【用法】 山羊肉切块，黄芪、党参、当归纱布袋装，同放砂锅内，加水1000毫升小火煨煮，至羊肉烂时加入生姜25克，食盐适量。吃肉喝汤，可作为补品经常食用。

【功效】 温经散寒，养血补虚。适用于预防卵巢功能早衰。

【来源】 民间验方

方名 地蚤汤

【方药】 蚤休、紫地丁、虎杖各15克，当归、川楝子、玄胡各10克，川芎5克。

【用法】 水煎服。发热甚加银花、连翘、蒲公英；血热甚加丹皮；湿热甚加黄柏；湿重加车前子、萆薢；瘀阻加山楂肉、桃仁、败酱草；有包块加三棱、莪术、昆布、枳实、生鸡内金；腹部胀痛加枳壳、香附；腹部刺痛加乳香、没药、失笑散；腰部酸痛加续断、桑寄生。

【功效】 清热解毒，活血祛瘀，理气止痛。主治急、慢性输卵管卵巢炎，子宫肌炎，盆腔结缔组织炎等。

【来源】 江苏省泰州市中医院 张述黄

方名 双石方

【方药】 阳起石60克，云母石120克，三棱90克，莪术90克，土鳖虫90克，桃仁60克，红花60克，当归60克，赤芍60克，枳壳30克，大黄60克。

【用法】 共研细末，饭糊为丸，每日3次，每次18克，吞服。

【分析】 方中重用阳起石、云母石温肾祛寒。《本草纲目》记载，云母石"治身痹死肌"，阳起石"破子脏中癥瘕结气"。伍以三棱、莪术、桃仁、红花、土鳖虫等破血逐瘀，故可获良效。

【功效】 温经祛寒，破血逐瘀。主治卵巢黏液性囊腺癌。

【来源】 四川省岳池县罗渡镇医院 周慕白

方名 山药核桃仁炖母鸡汤

【方药】 母鸡一只，山药40克，核桃仁30克，水发香菇25克，笋片25克，火腿25克，母鸡1只，黄酒、精盐适量。

【用法】 将山药去皮切薄片，核桃仁洗净；净母鸡用沸水焯去血秽，放在汤碗内，加黄酒50毫升，精盐适量，鲜汤1000毫升；将山药、核桃仁、香菇、笋片和火腿片摆在鸡面上，上笼蒸2小时左右，待母鸡酥烂时取出食用。

【分析】 核桃性温味甘，有健胃补血润肺养神的功效。

【功效】 补气健脾，活血化瘀。适用于卵巢囊肿并现神疲体倦，气短懒言，乏力，动则益甚；下腹隐痛喜按，月经后期量少，舌淡暗，边有齿印，脉细涩，证属气虚血瘀者。

【来源】民间验方

方名 甲鱼汤

【方药】山药50克，桂圆50克，甲鱼1只（约500克），料酒、精盐、葱段、姜片各适量。

【用法】甲鱼处理后用开水泡2分钟，洗净甲背上黑沙和肚下薄衣，去内脏以及头、足，切块。山药切块，与甲鱼、桂圆一起入锅，加清水，放葱段、姜片、料酒，用强火烧开，调小火焖煮90分钟，去掉葱姜加调味品即成。

【功效】驱寒暖身，补血壮骨。用于预防卵巢功能早衰。

【来源】民间验方

方名 盆腔外敷方

【方药】大黄、黄柏、姜黄、白芷、红藤、苍术各6克，陈皮、厚朴、红花、防风、没药、乳香、香附各3克，炒艾叶、透骨草、泽兰各12克，乌头、天花粉各15克，丹参9克。

【用法】上药共研细末，用热水加适量白酒调成糊状，装入布袋内，敷于患处，布袋上还可加热水袋，使之保持一定的温度，每日1次，敷半小时至6小时，每袋可敷用3~4次。

【功效】清热解毒，理气活血，散结止痛。主治输卵管卵巢炎，盆腔结缔组织炎，子宫肌炎等。

【宜忌】皮肤溃烂及经期禁用。

【来源】贵州省贵阳中医学院妇科

3.12 围绝经期综合征

方名 松子豆腐煲

【方药】豆腐300克，松子仁50克，白糖30克，鸡汤500毫升，香菜末50克，调料适量。

【用法】将豆腐切成2立方厘米的小块，放入开水中煮至浮起，沥水，用牙签扎出浆水；锅中放入葱、姜，油烧至六成热，放入10克白糖，文火炒成枣红色，烹入料酒，加鸡汤、松子仁、精盐、白糖、豆腐、味精，文火炖；边炖边在豆腐上扎眼，使汤汁渗入豆腐丁；待汤收干，豆腐胀起后，迅速盛入盘内，撒上香菜末。佐餐食用。

【功效】滋阴润燥，适用于妇女围绝经期综合征。

【来源】民间验方

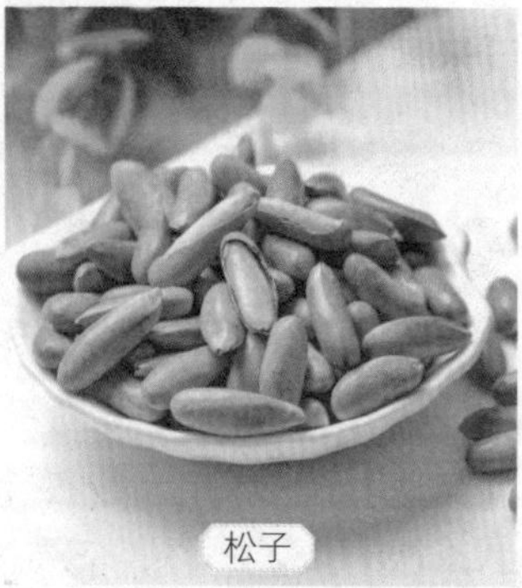
松子

方名 当归粥

【方药】当归10克，大米100克。

【用法】将当归切碎，清水炖煮；将100克大米蒸熟成干饭后放入当归水中慢熬半小时至汤稠米开即成。

【功效】补血活血，润肠通便。适用于妇女围绝经期综合征。

【来源】民间验方

方名 莲子百合粥

【方药】莲子40克，百合30克，粳米30克。

【用法】以上三味同煮粥后食用。

【分析】莲子养心益肾，补脾止泻。百合具有清心安神、养阴润肺的功效。

【功效】适用于围绝经期综合征的烦躁不宁、焦虑易怒以及脾胃虚弱等症。

【来源】民间验方

方名 甘麦大枣汤

【方药】甘草10克，生小麦30克，大枣5枚。

【用法】上三味用水煎煮后代茶饮。

【功效】养心安神，和中缓急。适合围绝经期综合征以精神症状为主的患者。

【来源】《伤寒杂病论》张仲景

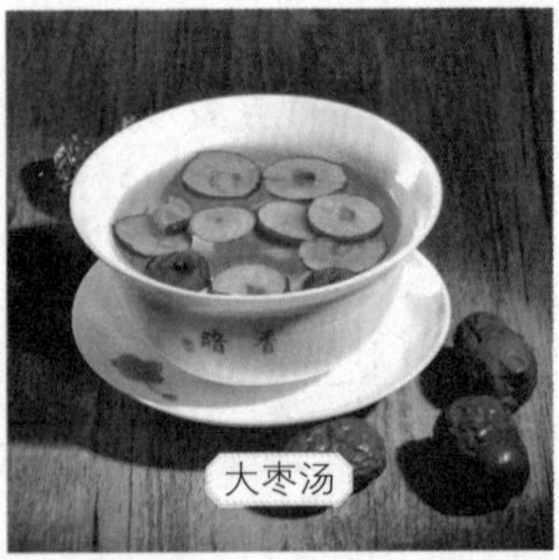
大枣汤

方名 生熟地黄验方

【方药】熟地黄20克，生地黄15克，麦冬12克，五味子6克。

【用法】煎水喝，每天1次。

【分析】熟地黄能养阴，益精填髓；生地黄能清热，养阴生津；麦冬可养阴生津，润肺清心；五味子能收敛止汗，补肾宁心，益气生津。

【功效】四药配合能达到补益心肾、养阴、清热、敛汗的作用。有效缓解围绝经期盗汗症状。

【来源】民间验方

方名 皮肤瘙痒验方

【方药】当归15克，炒白芍10克，生地18克，首乌10克，玄参15克，白蒺藜10克，丹参12克，女贞子12克，沙苑子9克，云苓10克，山药18克，黄柏9克，甘草3克。

【用法】水煎空腹服，每日1剂。

【分析】中老年妇女皮肤瘙痒，类似中医“血分疮”。其原因在于妇人围绝经期肝肾阴虚，故生内热，热盛灼阴，甚则化风，肌肤失去濡养，故见皮肤干燥多屑，热在皮肤，若遇风邪，则发瘙痒。方中当归、炒白芍、生地、玄参、首乌、沙苑子、女贞子、黄柏均为养肝滋肾之品，云苓、山药化湿健脾，丹参活血和血，功同四物，蒺藜祛风止痒。

【功效】滋养肝肾，活血止痒。适用于治疗妇女围绝经期皮肤瘙痒。

【来源】民间验方

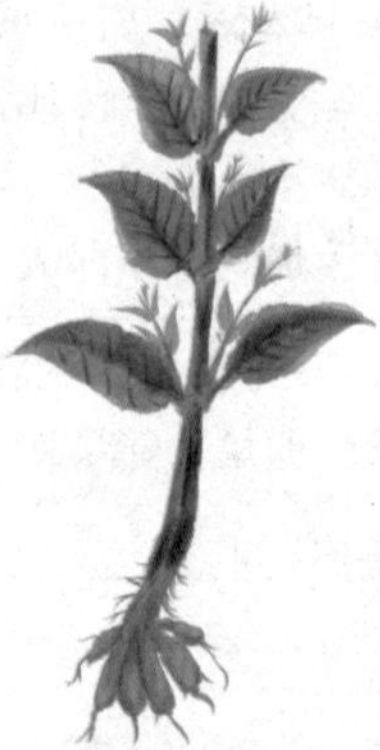
玄参

04

第四章 儿科

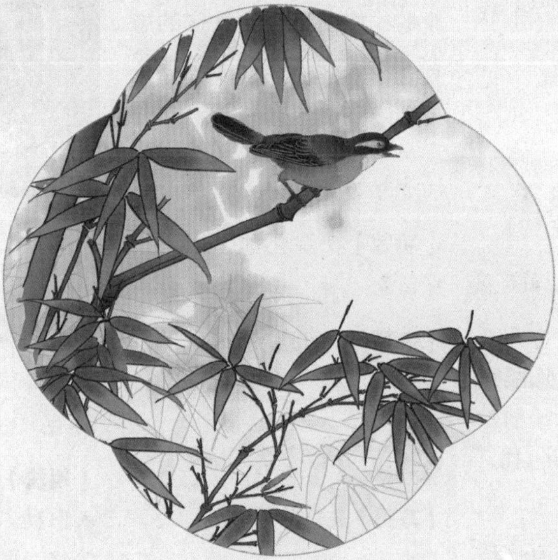

4.1 口疮

方名 白及儿茶

【方药】白及、儿茶各3份，枯矾2份。

【用法】上药混匀，研成粉。每次取少许搽涂患处，尽量延长药面浸润时间，每日2~3次。3日为1个疗程。

【功效】清热化痰，收湿敛疮。用于治疗口疮。

【来源】民间验方

方名 半夏外敷

【方药】生半夏6克，黄连3克，栀子3克。

【用法】共研细末，陈醋调成糊状（一次量），睡前涂患儿两足涌泉穴，纱布包扎，重者可连敷2~4次。

【功效】清热解毒，消痞散结。用于治疗鹅口疮。

【来源】民间验方

方名 蚕沙煎水

【方药】蚕沙9~12克。

【用法】加水适量，入砂锅中煎后滤出药液，代茶饮，每日1剂。

【分析】口腔溃疡临床以心脾积热证为常见，因湿热浊邪上逆而不下行所致。有医家认为，蚕沙入药既有化湿逐浊之力，又有引浊邪下行之功。现代医学认为，口腔溃疡，特别是反复发作的患者，为免疫机能低下及缺乏多种维生素所致。蚕沙含有丰富的维生素和蛋白质，故治疗此病有效。

【功效】祛湿化浊，用于治疗口疮。

【来源】民间验方

方名 竹叶茶

【方药】鲜竹叶适量。

【用法】水煎代茶饮。

【分析】竹叶甘、淡，寒，归心、胃、小肠经，为清热除烦、生津利尿之要药。可治热病烦渴、小便短赤、口糜舌疮诸症。中医认为，口腔溃疡一症多因心移热于小肠，故用竹叶导邪热从小便而出，此法既可收显效，又便于婴幼儿口服。

【功效】清心利尿，治疗小儿口疮，效果显著。

【来源】民间验方

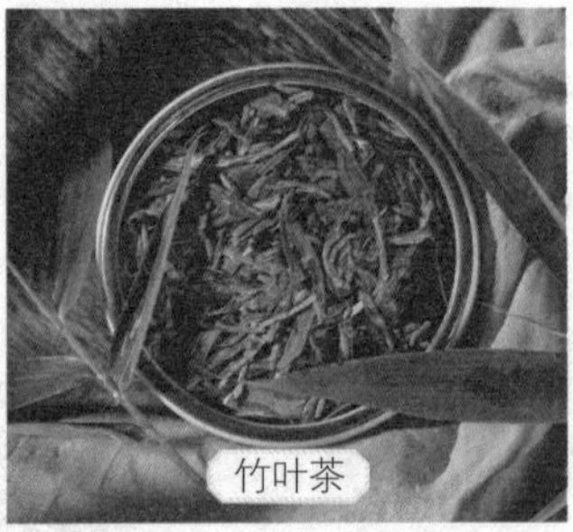
竹叶茶

方名 五倍子方

【方药】五倍子30克，枯矾24克，白糖24克。

【用法】先将五倍子炒黄加入白糖，稍炒片刻，待白糖熔化，倒出晾干，加枯矾共研细末备用。用时将香油和药末调成糊状，抹于患处，每日2~3次，抹药后，白膜即脱落。

【功效】收湿敛疮，消炎止痒。适用于小儿鹅口疮。

【来源】民间验方

方名 双黄煎漱口

【方药】黄连、玄明粉各5克，黄柏、乌梅各10克。

【用法】将黄连、黄柏、乌梅水煎滤渣，玄明粉入药汁内溶化，用上药漱口，每次含漱1分钟，每日10次左右。

【分析】黄连、黄柏、玄明粉清热泻火，乌梅生津养阴收敛，药物含漱直接发挥作用，同时清洁消毒口腔，有利于促进溃疡面愈合。

【功效】清热解毒，抑菌抗炎。用于治疗口疮。

【来源】民间验方

方名 荷叶冬瓜汤

【方药】鲜荷叶1块，鲜冬瓜500克。

【用法】加水煮汤另加食盐调味，饮汤食冬瓜。

【功效】清心泄热。适用于心火上炎型口疮，症见舌上糜烂或溃疡，色红疼痛，饮食困难，烦躁常哭，口干欲饮，小便短赤。

【来源】民间验方

方名 冰糖银耳羹

【方药】银耳10~12克，冰糖若干。

【用法】加冷开水浸一小时左右，待银耳发胀后再加冷开水及冰糖适量，放蒸锅内蒸熟，一顿或分顿食用，每日1次。

【功效】滋阴降火。适用于虚火上浮型口疮，症见口腔溃烂，斑点较少，表面色黄白，周围颜色淡红，神疲颧红，虚烦口干，且反复发作。

【来源】民间验方

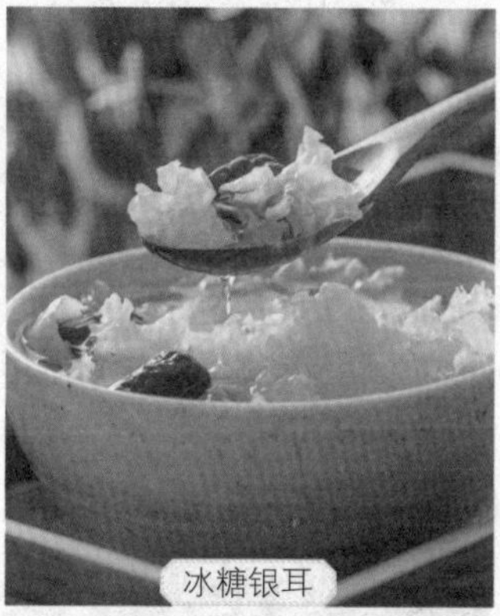

冰糖银耳

方名 生地大青叶粥

【方药】生地、大青叶各6克，生石膏、花粉各9克，粳米30克，白糖适量。

【用法】将前4味煎汤，去渣后入粳米、白糖煮粥，日1剂，连续服食3~4剂。

【功效】清热解毒，凉血止血。本方适用于虚火上炎所致的小儿疮疹性口腔炎。

【来源】民间验方

方名 清化散

【方药】川芎（酒洗）45克，大黄（酒蒸）45克，子黄芩（酒炒）45克，黑丑（炒）30克，薄荷25克，滑石粉30克，槟榔片38克，枳壳25克，连翘30克，赤芍（微炒）30克。

【用法】依法炮制，共研极细面。周岁小儿每次0.5克，2~3岁儿每次1~1.5克，随年龄增大酌增，白水和服。

【功效】清火解毒，消积导滞。主治小儿口疮。

【来源】民间验方

4.2 厌食

方名 金术饼

【方药】炒鸡内金30克，炒白术60克，红糖、炒芝麻粉各30克，精面粉500克。

【用法】鸡内金、白术研细末过筛。与红糖、炒芝麻粉、精面粉，加水适量和匀。制成20个小饼，上锅微火烙制成焦黄脆香甜即成。每次1个，5岁以下者一日2次，5岁以上者一日3次，饭前食用。

【功效】健胃消食，补气健脾。适用于小儿厌食症。

【来源】民间验方

方名 健胃消食汤

【方药】南沙参9克，麦冬6克，连翘6克，焦术9克，知母3克，厚朴9克，扁豆花9克，云苓12克，谷芽9克，藿香6克，莲子9克，砂仁5克（后下），怀山药12克，甘草3克。

【用法】一般采取浓煎法，每日1剂。

【分析】方中以南沙参、麦冬、山药滋阴健脾，和胃补中。南沙参功擅补气养阴，现代医学研究亦证实其富含的钛元素有刺激吞噬细胞大量增加，从而增强人体非特异性免疫的作用，故用其取代人参或太子参；焦术、扁豆花、云苓渗湿健脾；厚朴、藿香、砂仁行气，化湿，消积；谷芽消食和中，健脾开胃，不伤正气，小儿最宜；莲子甘涩健脾，厚肠胃；妙在连翘、知母二味苦寒之药，量小健胃，且能清郁热，散滞结，使得该方补运均行，消散兼施，温凉并用，化异同存；甘草健脾补气，调和诸药。

【功效】健脾和胃，消食化积。治疗小儿厌食，疗效显著。

【来源】贵州名医 石恩骏

方名 厌食验方

【方药】太子参、使君子、怀山药、麦芽、谷芽、鸡内金、山楂各6克，五谷虫10克，大黄、甘草、陈皮各3克，生姜3片，灯心草2根。

【用法】每日1剂，连服10天为1个疗程，最好服3个疗程。

【分析】方中怀山药、太子参、麦芽、谷芽健脾开胃；使君子、山楂、五谷虫祛虫化食；鸡内金、大黄、陈皮、生姜、灯心草化积除风，通便祛腐；甘草调和诸药。

【功效】补脾健胃，消食化积。主治小儿厌食症因喂养不当、胃阴不足、脾胃气虚所致者，症见不思饮食，嗳腐酸臭，脘腹胀痛，消化不良，大便少或溏稀等。

【来源】民间验方

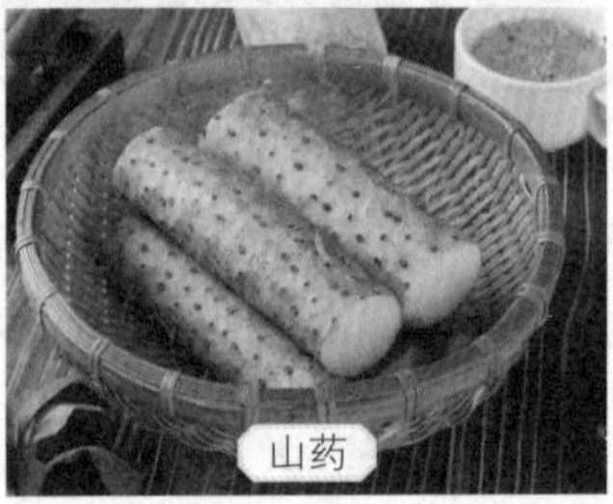

山药

方名 小健脾汤

【方药】白扁豆、薏苡仁、赤小豆、雷丸、槟榔、焦三仙、银柴胡各10克，胡黄连、川楝子各7克，砂仁、白豆蔻各6克。

【用法】水煎服。

【分析】方中白扁豆味甘性温，归脾、胃经，健脾化湿，有平补佳品之称，补而无蕴滞之弊；赤小豆味甘性平，归心、小肠经，以清心经烦热见长，亦无苦寒伤脾胃之害；薏苡仁味甘淡，性凉，归脾、胃经，健脾渗湿清热；川楝子、雷丸、槟榔杀虫消积；银柴胡、胡黄连清退虚热；砂仁、白豆蔻芳化理脾；焦三仙性平味淡，健脾和胃消积。

【功效】健脾胃，消积食。适用于小儿厌食。

【来源】民间验方

方名 山药内金粥

【方药】山药15~20克，鸡内金9克，粳米50克，白糖适量。

【用法】将山药、鸡内金研成细末，锅置火上，放入适量清水，再加入粳米、山药末、鸡内金末共煮粥，熟后加适量白糖调味即可，佐餐食。

【分析】山药是甘平之品，可健脾益气；鸡内金能健胃消食，开胃消滞。两者合用，具有健脾和胃、消食导滞的作用。同时，山药和鸡内金性味平和，亦养亦消，对小儿饮食停滞和脾胃虚弱都有良好的调理作用。

【功效】健脾开胃，助消化。调治小儿厌食。

【来源】《医药星期三》

方名 南瓜粥

【方药】大米 500 克，南瓜大半个（或 2~3 斤），红糖适量。

【用法】将大米淘净，加水煮至七八成熟时，滤起，南瓜去皮，挖去瓤，切成块，用油、盐炒过后，即将过滤之大米倒于南瓜上，慢火蒸熟，加入红糖即成。

【功效】健脾养胃，适用于脾失健运所致之厌食症。

【来源】民间验方

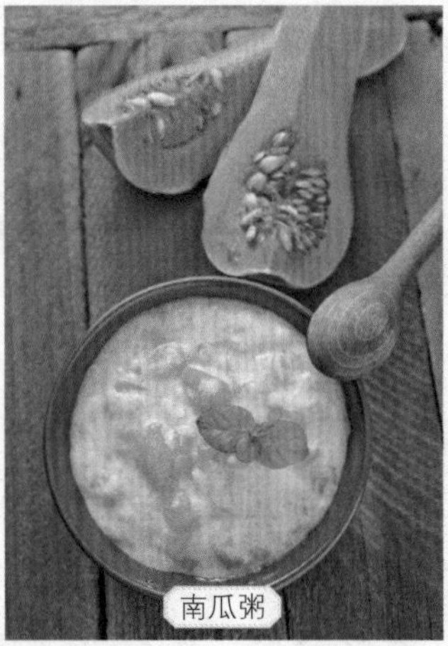
南瓜粥

方名 鸡香散

【方药】鸡内金 10 克，香橼皮 10 克。

【用法】共研细末，水冲服，每服 1~2 克。

【功效】健胃消食，疏肝理气。治小儿厌食症，消化不良，胃脘作痛。

【来源】民间验方

方名 异功散加味

【方药】陈皮 3 克，鸡内金 9 克，党参 12 克，白术 6 克，茯苓 8 克，麦芽 10 克，山楂 10 克，神曲 10 克，苍术 9 克，枳实 6 克。

【用法】水煎服，每日 1 剂。

【功效】健脾理气，开胃消积。主治小儿厌食症，脾失健运，多由经常贪吃零食，饮食偏嗜，或饥饱无度，影响脾胃的运化功能而导致；其主要表现为不思纳食或食之无味，拒进饮食，稍多食可有恶心呕吐、脘腹胀痛之感，形体偏瘦而精神状态一般无特殊异常，大小便基本正常，舌苔白或薄，脉尚有力。

【来源】民间验方

方名 参苓散

【方药】党参 9 克，茯苓 10 克，砂仁 3 克，煨姜 3 克，淮山药 12 克，薏苡仁 10 克，炙甘草 3 克，扁豆 10 克，谷芽、麦芽各 12 克。

【用法】水煎服，每日 1 剂。

【功效】补中益气，健脾益胃。主治小儿厌食，脾胃虚弱，食欲减退较久得不到良好治疗，导致脾胃之气受损，腐熟转输无力，全身虚弱，不思饮食。这类患儿除厌食拒食外，精神较差，面色萎黄，消瘦出汗，若稍进饮食，大便中夹有不消化的残渣或大便不成形，舌苔薄白，脉细软等。

【来源】民间验方

方名 神曲粥

【方药】神曲 10~15 克，粳米适量。

【用法】先将神曲捣碎，煎取药汁后，去渣，入粳米，一同煮为稀粥。

【功效】健脾胃，助消化。本方适用于脾失健运所致之厌食症。

【来源】民间验方

方名 乌参煎

【方药】乌梅、党参、茯苓、陈皮各 10 克，甘草 3 克。

【用法】水煎服，每日 1 剂。

【功效】补中益气，养血生津，提高胃动力。主治小儿厌食症，胃阴不足，患儿素体阴虚，或热病痊愈后阴液受损，或过食香燥食物，使胃阴受损而导致厌食；该症型大多有口干多饮而不喜进食，皮肤干燥，大便秘结，舌红少苔，脉细等症状。

【来源】民间验方

4.3 遗尿

方名 龙骨荷包蛋

【方药】生龙骨 40 克，鸡蛋 2 个。

【用法】先将生龙骨加水适量，煎 30~45 分钟。然后取龙骨汁煮荷包蛋 2 个（7 岁以上服用），临睡前吃蛋喝汤（可加糖或调味料）。每次加入龙骨 1 剂在原渣中再煎熬，连服 1~2 周。

【功效】滋阴止汗,壮骨安神。适用于小儿遗尿。

【来源】民间验方

方名 黄芪牡蛎鸡腰散

【方药】鸡腰一具（炙令黄），黄芪 18 克，桑螵蛸 1.2 克（炒），牡蛎 18 克，炙甘草 0.5 克。

【用法】上药研末，每服 4 克，水煎服。

【功效】补肾益气，适用于小儿遗尿。

【来源】《普济方》

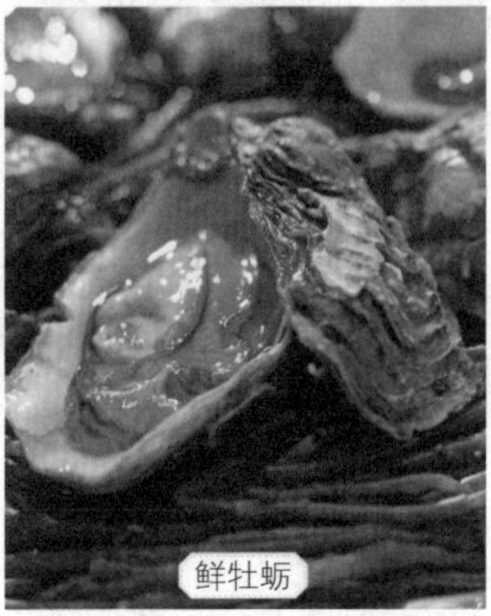

鲜牡蛎

方名 猪肚益智方

【方药】鲜猪小肚（即猪脬）1 只，益智仁 9~15 克。

【用法】先将猪小肚切开洗净，再将益智仁放入猪小肚内，炖熟后将猪小肚、益智仁连同汤全部吃下，一日 1 次，连服 3 日即可见效。

【功效】健脾胃，益心肾，补虚损。用于治疗小儿遗尿。

【来源】民间验方

方名 何首乌治疗方

【方药】何首乌 20 克（剂量可随患儿年龄的大小稍有增减）。

【用法】用水煎煮两次后代茶饮用，每日 1 剂，连饮 10 天为 1 个疗程，一般患儿饮用 1~2 个疗程即可好转或痊愈。

【分析】现代药理研究证实，何首乌具有类似肾上腺皮质激素样作用，并有抗过敏的效果。服用该药可缓解尿酸对患儿膀胱三角区神经组织的刺激，因而可缓解患儿尿频、尿急等症状。

【功效】何首乌性微温，味苦、甘、涩，主要功效是补肝肾，益精血。治疗小儿神经性尿频获显著疗效。

【来源】江西省南昌市洪都中医院主任医师 王豪

方名 猪脬茴香汤

【方药】猪脬 1 只，茴香 2 克，五味子 10 克。

【用法】猪脬 1 只，洗净后切块，同茴香、五味子共入锅中，加水适量炖熟，吃肉喝汤。每日 1 剂，连用 5~7 日。

【功效】补肾益气。适用于小儿遗尿。

【来源】民间验方

方名 猪脬参槐汤

【方药】猪脬 1 块，党参、槐花各 15 克。

【用法】将党参、槐花用布

包好，同猪脬共入锅中，加水适量，炖烂后去药调味服食。隔日吃1次，连用7~8剂。

【功效】补肾益气，生津养血。适用于小儿遗尿。

【来源】民间验方

4.4 蛔虫病

方名 醋煮花椒

【方药】米醋100克，花椒9克。

【用法】将花椒研成细末，米醋加水100毫升，共放锅中煮开，1次温服。每日服2~3次，连服2~3天。

【功效】温中止痛，杀虫止痒。适用于胆道蛔虫。

【来源】民间验方

方名 南瓜子方

【方药】南瓜子若干。

【用法】南瓜子洗净，晾干，去壳取仁，研极细末，备用；5岁以上小儿每次10~15克，5岁以下小儿每次6~9克，均用蜂蜜调服，一日2次，连服2~3天。

【功效】益气消炎，杀虫止痛。对小儿驱蛔虫有效。

【来源】民间验方

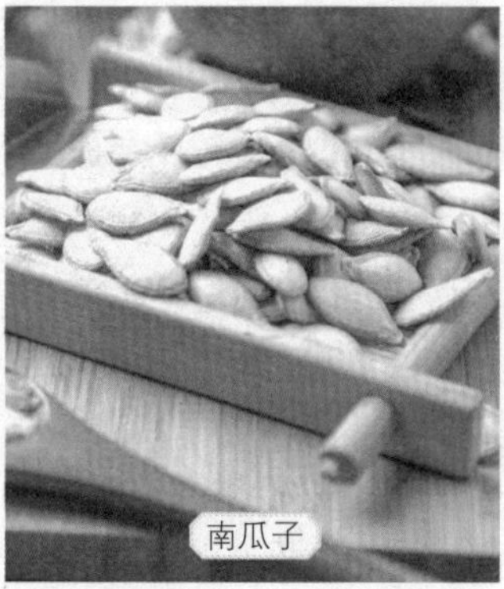
南瓜子

方名 化虫除梗汤

【方药】鹤虱风9克，榧子9克，芜荑9克，使君子（炒去壳）12枚，槟榔12克，乌梅5枚，川椒3克，细辛2.5克，大黄6克，苦楝皮6克。

【用法】煎服时加米醋1汤匙，1日1剂，分2次空腹服。同时服用菜油和花生油60~90克，1天1次或2次，口服。

腹痛甚加木香6克，玄胡6克；腹胀加川朴9克，莱菔子（包煎）12克；发热加胡黄连6克，银花12克，黄芩9克；呕吐不止加半夏6克，竹茹6克；消化不良加焦山楂9克，炒麦芽6克；大便秘结加玄明粉（冲服）9克。

【功效】杀虫除梗阻。主治蛔虫性肠梗阻。

【来源】民间验方

方名 车前草粥

【方药】车前草15克，薏苡仁30克，米醋100克，白糖适量。

【用法】车前草煎汤去渣，入薏苡仁煮成粥，后兑入米醋、白糖，调味服下。

【功效】清热解毒，利尿通淋。适用于胆道蛔虫。

【来源】民间验方

方名 凤眼果方

【方药】凤眼果7~10个（去壳），猪瘦肉100克。

【用法】将二者加清水适量煲汤，用食盐少许调味，饮汤食凤眼果及猪瘦肉。

【功效】驱虫消积，健脾胃。本方对小儿疳疾、蛔虫病有效。

【来源】民间验方

方名 使君子方

【方药】使君子适量。

【用法】将使君子略炒至香，按年龄每岁每日2粒（最多每天不得超过20粒），分3次嚼服，连服3日为1个疗程。

【功效】杀虫，消积。本方适用于小儿蛔虫及蛲虫病。

【来源】民间验方

方名 黄瓜藤花椒方

【方药】黄瓜藤100克，花椒6~9克，米醋100克，鸡苦胆1个。

【用法】将黄瓜藤、花椒水煎取液，去药渣，再与米醋煎开后冲鸡胆汁，1次温服，每日2次，连服2~3天。

【功效】清热利胆，止痛止痒。适用于胆道蛔虫。

【来源】民间验方

方名 花椒麻油

【方药】花椒9~12克，麻油100~200毫升。

【用法】将麻油放置在锅中煎熬，放入花椒，炸至微焦即捞出。待花椒油微温后1次口服。小儿酌情减量。服药后症状未完全消失者，4小时后可再服1次。

【分析】《寿域神方》称"花椒……治冷虫心痛"。《本草纲目》谓花椒"杀蛔虫"。

【功效】温中散寒，杀虫止痒。对小儿驱蛔虫有效。

【宜忌】如梗阻时间过长，中毒症状明显，有肠坏死或阑尾蛔虫者，则不能服用。

【来源】民间验方

方名 驱蛔虫方

【方药】川楝子15克，乌梅30克，川椒9克，黄柏9克，广木香9克，青皮（醋炒）9克，枳壳9克，使君子肉15克，苦楝皮24克，槟榔12克。

【用法】水煎服。脉沉肢厥加干姜9克，附子9克，桂枝9克；脉滑洪数，面赤发热，胆腑有热加银花15克，黄芩9克，山栀9克，茵陈15克，黄连6克；尿赤便燥加川军9克，玄明粉（冲服）9克；痛久体虚加党参12克，当归9克。

【功效】疏肝行气，驱虫止痛。主治胆道蛔虫病。

【来源】民间验方

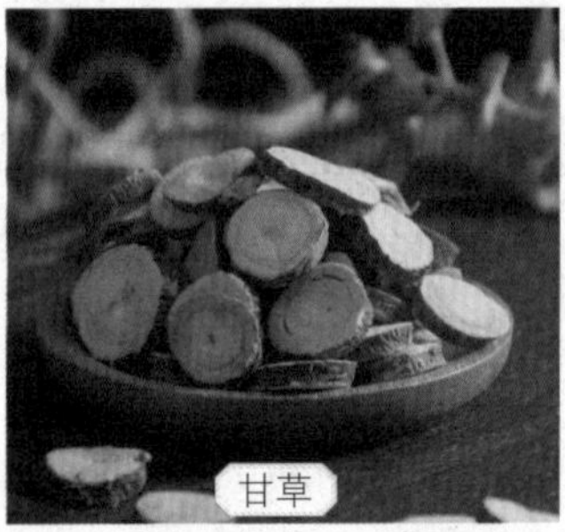

甘草

方名 熟花生油

【方药】花生油适量。

【用法】将花生油放入锅中煎熬，待油热后去火，自然冷却锅中花生油，油温适宜后，口服。年龄在15岁以下的患者，每次服50毫升，服后症状不见好转者，6小时后可再服1次。年龄在16岁以上者，每次服80毫升，服1~4次多可见效。

【功效】熟花生油有滑肠、通便、下积、驱虫的作用，用以治疗蛔虫性肠梗阻，见效快，排虫率高。

【来源】民间验方

方名 使君子饼

【方药】使君子30克，猪瘦肉20克，面粉30克。

【用法】把使君子捣碎，猪肉洗净剁碎，同与面粉混合均匀，做饼10个，蒸熟。每服1个，每日2次。

【功效】杀虫，消积。本方适用于小儿身体虚热而有蛔虫者。

【来源】民间验方

4.5 夜啼

方名 蝉蜕甘草汤

【方药】炙甘草10克，蝉蜕7个（去头和爪）。

【用法】水煎服用。

【分析】小儿夜啼发病原因多与小儿脾脏虚寒、心（肝）

经积热、暴受惊恐等有关。蝉蜕味咸、微甘，性寒，具有散风热、透疹、定惊的功效，蝉蜕治夜啼在古代医书中多有记载，如《本草纲目》云：“蝉蜕能治小儿噤风天吊，惊哭，夜啼”。《赤水玄珠》曰：“治小儿夜啼：蝉蜕二七枚，辰砂少许，研为末，炼蜜丸，令儿吮。”现代药理研究表明，蝉蜕含甲壳质、氨基酸及钙、镁、铁、锰、锌等矿物质，具有镇静、抗惊厥、解热的作用；炙甘草能益气补中，安神宁心。二味相伍，共奏祛风解痉、定惊安神之效。

【功效】适用于小儿夜啼，对惊恐所致的夜啼症效果最佳，症见入睡后惊动易醒，醒后啼哭不止；或夜间突然啼哭，似见异物状，精神不安；或睡着后作惊惕，面色青灰，脉象急数。

【来源】民间验方

方名 双香汤

【方药】广木香、小茴香、紫苏叶各6克。

【用法】用水浸泡诸药10分钟，再煎5分钟，每剂煎2次。每日1剂，将2次煎出药液混合，早晚各服1次。

【功效】适用于小儿夜啼及小儿睾丸肿胀（鞘膜积液），证属寒湿而见腹部欠温，不吮乳食，夜啼多在下半夜者。

【来源】民间验方

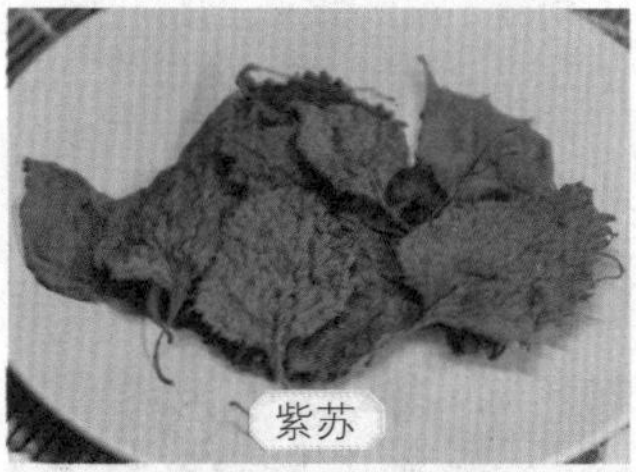
紫苏

方名 牵牛子方

【方药】牵牛子7粒。

【用法】将牵牛子捣碎，用温水调成糊状，临睡前外敷于肚脐上，用纱布固定，大多当晚即能止哭。

【功效】消积安神，主治小儿夜啼。

【来源】中医中药秘方网

方名 中药外敷

【方药】木通3克，生地5克，龙齿、石菖蒲、灯心草各3克。

【用法】将上药研末混匀，加蜂蜜调成饼状，敷贴于双足涌泉穴上，每24小时换药1次，连用7天。

【功效】清心安神，除烦热。适用于小儿夜啼。

【来源】民间验方

方名 小儿夜啼验方

【方药】钩藤10克，蝉衣3克，木香3克，槟榔3克，乌药6克，益元散（包煎）10克。

【用法】水煎服，1日1剂，分2次服用。

【分析】钩藤清热平肝；蝉衣散风解痉；木香温中和胃，下气宽中；槟榔开泄行气破滞；乌药顺气降逆，散寒止痛；益元散（包煎）清热降火，镇惊除烦。以上诸药相伍，既有甘寒清热平肝之功，又具辛苦温调胃肠之效，使三焦安宁，则啼哭烦闹自止。

【功效】清热平肝，息心安神。适用于小儿夜啼。

【来源】第四批全国老中医药专家学术经验继承工作指导老师 王应麟

方名 香香药饼

【方药】大茴香、小茴香、大黄各10克，面粉60克。

【用法】将药研成细末，加入面粉及水，做成3个小饼，外敷肚脐处，上加热水（以小儿能承受为度），每日早、午、晚各敷1次，3个饼交替使用，连用3天。

【功效】改善腹胀，加速局

部血液循环。本方适用于小儿夜啼。

【来源】民间验方

方名 双姜粥

【方药】干姜1~3克，高良姜3~5克，粳米2两。

【用法】先煎干姜、高良姜，取汁，去渣，再入粳米同煮为粥。

【功效】温中散寒止痛。本方对于因脾脏虚寒所致的小儿夜啼有效。

【来源】民间验方

方名 生龙齿方

【方药】生龙齿15克，蝉衣3克，钩藤6克，茯苓10克，莲子肉10克，珍珠母15克。

【用法】水煎服，每日1剂。

【功效】健脾安神，镇心定惊。主治小儿夜间啼哭，惊惕不安，胆小善惊。

【来源】民间验方

方名 葱白糊敷脐

【方药】葱白1根，胡椒3粒，艾叶3片。

【用法】先将胡椒研末，艾叶揉成绒，再与葱白共捣烂，加入热白饭中，趁热（以小儿能够承受为度）放小儿肚脐上，用布扎紧固定，每日换药1次。

【功效】温经散寒，通络止痛。用于治疗夜啼。

【来源】民间验方

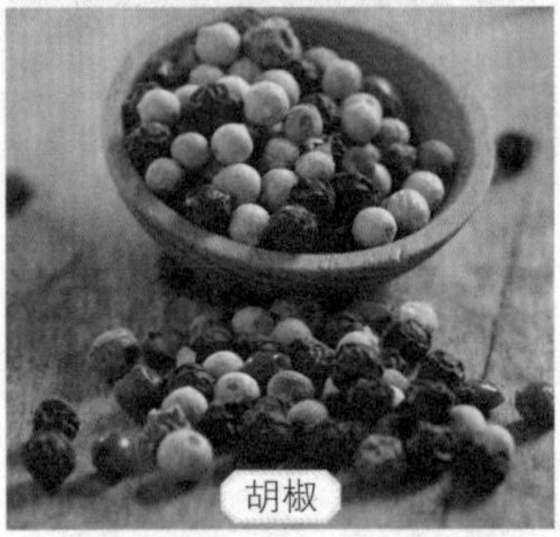

胡椒

4.6 盗汗

方名 糯稻根党参粥

【方药】党参15克，白术10克，糯稻根15克，大枣6枚（去核），粳米50克，白糖适量。

【用法】党参、白术、糯稻根先洗净，加水适量，煮沸30分钟后去渣取汁，加入大枣、粳米用文火煮至粥熟，加白糖调匀即可，分2次温服，每天1剂。

【功效】益气固表。适用于表虚不固型盗汗。

【来源】民间验方

方名 黄芪白术粥

【方药】黄芪10克，白术10克，浮小麦20克，桂枝6克，大枣6枚（去核），粳米50克，红糖适量。

【用法】先将黄芪、白术、浮小麦、桂枝洗净，加水适量，煮沸30分钟后去渣取汁，加入大枣、粳米用文火煮至粥熟，加红糖煮化即可，分2次温服，每天1剂。

【功效】调和营卫。适用于营卫失调型盗汗。

【来源】民间验方

方名 糯稻根须水

【方药】糯稻根须约100克。

【用法】加水每次煎约15分钟，共煎2次，分2次服。

【分析】糯稻根须为禾本科植物糯稻的根茎及根。《中药大辞典》谓其味甘、性平，入肝、肺、肾三经，功能益胃生津，退虚热，止盗汗。《药材资料汇编》载其“止盗汗”。糯稻收割后，至次年春耕之前（约10月份至次年3月份），在田间采挖地下部分的根茎及根须，洗净，鲜用，也可晒干备用，然干品疗效较鲜者为次。

【功效】适用于小儿盗汗，症见每次盗汗湿透内衣，夜寐欠安，不发热，无咳嗽咳痰，白天活动如常，身体瘦弱，食纳差。

【来源】民间验方

方名 桑叶末

【方药】桑叶 30 克。

【用法】研成细末，装瓶备用；每次取 5 克桑叶末，用米汤调糊，空腹服用，每日 2 次。

【功效】疏散风热，清肺润燥。治疗盗汗有奇效。

【来源】《丹溪心法》

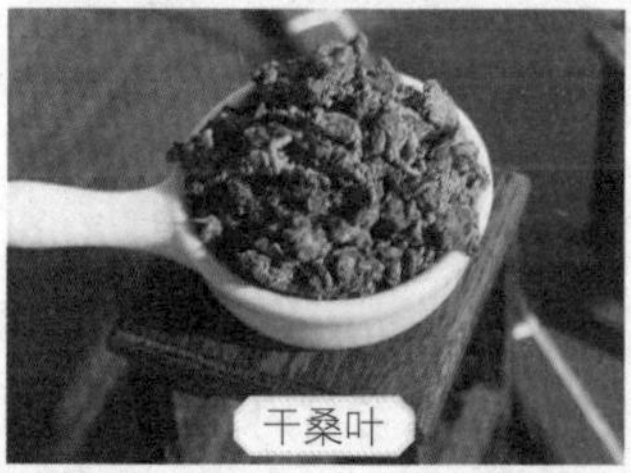

干桑叶

方名 浮小麦粉

【方药】浮小麦 50 克。

【用法】文火炒至焦黄，然后研成细末，装瓶备用。每次取浮小麦粉 5 克，用米汤调服，每日 2 次。

【分析】浮小麦即干瘪轻浮的小麦，中药店有售。中医认为，浮小麦能够补益心气，收敛心液。“汗乃心之液”，所以能止汗。另外，浮小麦体轻浮，善于走表，因此能巩固肌肤腠理，加强皮毛的开合作用，从而起到固表止汗的作用。

【功效】固表止汗，益气，降热。主治盗汗。

【来源】《卫生宝鉴》

方名 浮小麦大枣汤

【方药】浮小麦 500 克，大枣 500 克。

【用法】水煎服，每日 1 剂，分 2 次服。

【功效】补血益气，除热止汗。适用于盗汗。

【来源】民间验方

方名 金铃泻肝汤加味

【方药】川楝子 15 克，乳香 10 克，没药 10 克，三棱 10 克，莪术 10 克，连翘 15 克，茵陈 8 克，生麦芽 25 克，黄芪 20 克，甘草 10 克。

【用法】5 剂，水煎，早晚温服。

【分析】方中川楝子制肝气之横逆，更引心包之火及肝胆所寄之相火下行；乳香、没药“透窍以理气，化瘀以理血”，“能使气之郁者，融化于无形”；三棱、莪术善理肝气，更善理一切气滞血瘀之证；连翘能疏肝气之郁，又能平肝气之盛；茵陈秉少阳最初之气，凉而能散，善清肝胆之热，兼理肝胆之郁；生麦芽善疏肝气，疏肝木以行肾气；黄芪、甘草佐诸品，使补破之力可相匹配，使气血不受损伤。

【功效】疏肝理气，活血化瘀。适用于盗汗。

【来源】民间验方

方名 当归六黄汤

【方药】当归 9 克，生地、熟地各 12 克，黄芩、黄连、黄柏各 6 克，黄芪 15 克。

【用法】每日 1 剂，分 2 次服用。7 日为 1 个疗程。

【分析】方用当归以养液，二地以滋阴，令阴液得其养也。用黄芩泻上焦火，黄连泻中焦火，黄柏泻下焦火，令三火得其平也。又于诸寒药中加黄芪，因阳争于阴，汗出营虚，则卫亦随之而虚，故倍加黄芪者，一以完已虚之表，一以固未定之阴。

【功效】适用于盗汗，症见面赤心烦，便干尿黄，舌红，脉数。

【来源】《兰室秘藏》

方名 桂枝龙牡汤

【方药】桂枝3克，白芍9克，龙骨、牡蛎各15克。

【用法】将上药与大枣2枚、生姜2片共煎，取汁100毫升，于早中晚分3次服，一般5~10剂可见效。此方尤适宜3~5岁小儿。

【分析】方中桂枝能和阴阳，调营卫；龙骨可入心；牡蛎可入肾，使心肾相交，阳固阴守。

【功效】调和阴阳，潜镇摄纳。适用于小儿盗汗。

【来源】民间验方

4.7 腹泻

方名 扁豆干姜莱菔子汤

【方药】扁豆10克，干姜3克，莱菔子6克。

【用法】加水适量煎汤，煎成后加红糖少许，再煎3分钟取汁，分数次饮用。

【功效】适用于风寒型小儿腹泻，症见大便稀薄如泡沫状，色淡，臭味少，伴有肠鸣腹痛。

【来源】民间验方

方名 八宝粥

【方药】茯苓、太子参、白术、扁豆各10克，芡实、山药、莲肉、炒薏苡仁各10克，糯米50克。

【用法】茯苓、太子参、白术、扁豆加水煎汤，去渣取汁，加芡实、山药、莲肉、炒薏苡仁和糯米，煮粥食用。

【功效】健脾益气，适用于脾虚型小儿腹泻。

【来源】民间验方

方名 健脾八珍糕

【方药】炒党参、茯苓、炒薏苡仁、炒芡实、陈皮、炒白术、炒山药、莲子各10克，粳米50克。

【用法】共研细粉，搅匀蒸糕。婴儿每次1~2块，幼儿每次3~4块，每日早、晚各1次，开水冲服或炖服。

【功效】补脾养胃，适用于脾虚泄泻。

【来源】民间验方

方名 山药蛋黄粥

【方药】山药500克。

【用法】山药去皮捣碎，加水适量，先用武火烧开，后用文火煮10分钟，再调入鸡蛋黄2只，煮3分钟即可，分数次食用。

【功效】主治脾虚型小儿腹泻，症见腹泻经久不愈，大便稀薄，带有白色奶块，食欲减退，消瘦乏力。多见秋季腹泻后期或久泻不愈者。

【来源】民间验方

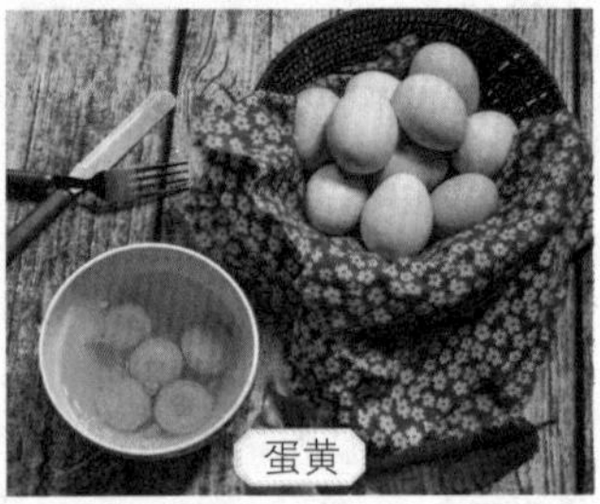

蛋黄

方名 丁桂散

【方药】丁香1份，肉桂2份。

【用法】两药共研末。每用1~3克，置肚脐内，外用胶布或纸膏药粘贴，每日换药1次。

【功效】祛风散寒，温经通络。适用于寒泻、虚泻。

【来源】民间验方

方名 升清止泻汤

【方药】藿香、陈皮各4克，茯苓、淮山各10克，泽泻、白术、猪苓、葛根、车前仁（布包）、北沙参各6克，甘草3克。

【用法】每日1剂，分2次水煎服。患儿怕冷可加紫苏梗；若伴发热，加黄芩；若伴呕吐，加砂仁；若伴有消化不良，加山楂肉。

【功效】升清降浊，健脾止泻。对小儿腹泻有不错的疗效。

【来源】湖南省名老中医 石熙瑞

方名 甘草泻心汤

【方药】半夏、黄芩、人参各4克，甘草、生姜各6克，黄连1克，干姜1.5克，大枣2枚。

【用法】水煎服，每日1剂，分3次服用。

【功效】适用于脾虚型小儿腹泻，症见大便稀薄，其色淡白，乳食不化，面色萎黄，神疲乏力，食少纳呆，食后腹胀，舌质淡，苔白，精神不佳，头晕等。

【来源】湖南省中医药研究院附属医院副主任医师 谭光波

方名 山楂神曲粥

【方药】山楂50克，神曲15克，粳米30克。

【用法】先用纱布将山楂、神曲包好放入锅中，加水适量，煎煮半小时后去掉药渣，再加入粳米煮成稀粥，加适量白糖调味食用，每天2次。

【功效】适用于伤食型小儿腹泻，症见腹胀腹痛，泻前哭吵，大便酸臭，伴有不消化奶块，食欲不好，有口臭。

【来源】民间验方

方名 糯米固肠粥

【方药】糯米30克，山药15克。

【用法】先将糯米炒黄，山药研成细末，然后把二者放入锅内加水适量煮成粥，熟后加胡椒末少许，白糖适量调服，每天2次。

【功效】此粥具有健脾暖胃、温中止泻之功，适用于小儿脾胃虚弱型腹泻。

【来源】山东省平阴县卫生局副主任医师 朱本浩

方名 高粱小米粥

【方药】高粱、小米、苹果各20克。

【用法】先将高粱、小米放入锅中炒黄，然后研成细粉；苹果洗净，切成小块备用。锅中加水适量，苹果块放入锅中，烧沸后将高粱小米粉放入碗中，加凉水少许调成糊状，然后倒入锅中煮成粥即可。分次喝粥吃苹果，每天2次。

【功效】健脾暖胃，适用于湿重型腹泻，伴有腹胀消化不良的患儿。

【来源】山东省平阴县卫生局副主任医师 朱本浩

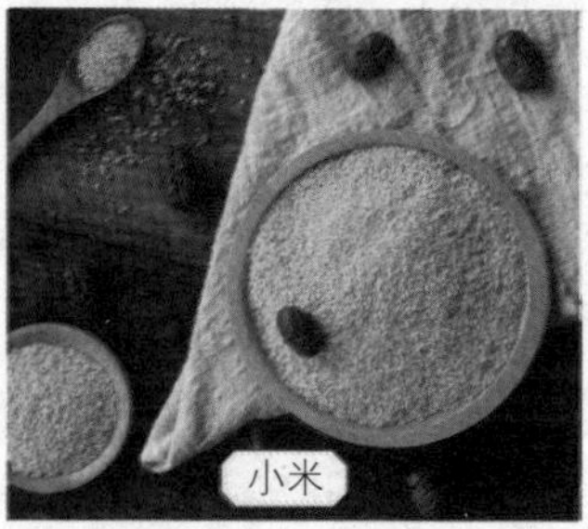

小米

方名 丝瓜叶粥

【方药】鲜丝瓜叶30克，粳米30克。

【用法】先将丝瓜叶洗净放入锅中，加水适量，煎煮15分钟，再滤取煎汁，煮粳米为粥，粥成加白糖适量调味，每天分2次食用。

【功效】适用于湿热型小儿腹泻，症见大便呈蛋花样，有少量黏液，伴发热，口干，尿深黄而少。

【来源】民间验方

4.8 呕吐

方名 鲜芦根方

【方药】鲜芦根 30 克，广藿香 10 克，白糖适量。

【用法】先将鲜芦根和广藿香加水适量煎煮，取汁，兑入白糖，调味即可。每日 1 剂，分 1~2 次温服，连服 2 天。

【功效】化湿、清热止呕。脾胃虚寒者不宜服食。

【来源】民间验方

方名 石菖蒲方

【方药】石菖蒲 20 克。

【用法】水煎服，少量频服。10 日为 1 个疗程。

【功效】化痰开胃，治神经性呕吐，症见呕吐突然发生，一般无恶心感觉，呕吐不费力，呕吐量不多，不影响食欲和食量，常在呕吐后即可进食。患者多伴有夸张、做作、易受暗示等心理特征。

【来源】《民族医药报》

方名 橘皮粥

【方药】橘皮 3~5 克，粳米 50 克。

【用法】将橘皮晒干，碾炒细末，用粳米加水入砂锅内，作稀粥，入橘皮末稍煮片刻，待粥稠停火，每日早晚温热服食，5 天为 1 个疗程。

【功效】理气调中，降逆止呕。用于治疗呕吐。

【来源】民间验方

方名 红糖姜茶

【方药】生姜、醋、红糖各适量。

【用法】将生姜洗净切片，用醋浸腌 24 小时，同时取 3 片姜，加红糖适量以沸水冲泡片刻，待茶饮。

【功效】温中止呕，适用于小儿呕吐。

【来源】民间验方

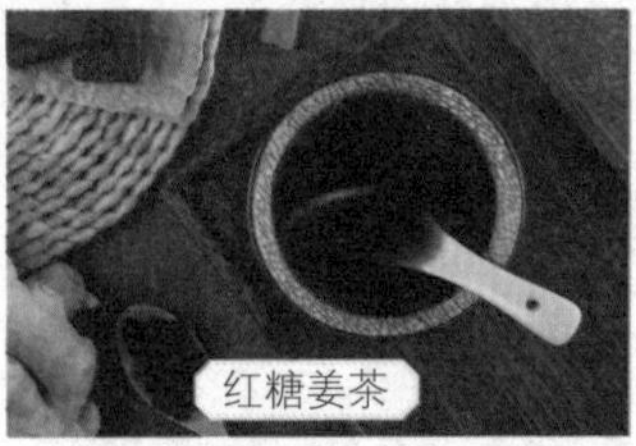

红糖姜茶

方名 连翘煎服方

【方药】连翘 6 克。

【用法】放入小锅（或杯）内，加水 150 毫升共煎煮，水沸后再煎 3 分钟。取药汁约 100 毫升，分 2~3 次服完，每日 1 剂。一般 1 剂即可见效。

【分析】小儿呕吐常与胃热、食积有关，连翘既能清胃热而利枢机，使脾升胃降，又擅长清食滞之热。故连翘治小儿常见胃热、食积等呕吐有奇效。

【功效】清热解毒、消痈散结。用于治疗小儿呕吐。

【来源】成都中医药大学副研究员 蒲昭和

方名 伤食呕吐治疗偏方

【方药】鲜白萝卜 500 克，蜂蜜 150 克。

【用法】萝卜洗净切丁，焯水后控干水分，晾晒半日，再放入锅内，加入蜂蜜，以小火煮沸，调匀，待冷，装瓶备用。一般饭后食用。

【功效】消食化气，清肺解毒。本方适用于伤食呕吐。

【来源】民间验方

方名 黄瓜粥

【方药】小米 100 克，鲜嫩黄瓜 300 克，生姜 10 克，精盐 2 克。

【用法】将黄瓜去皮去瓤，洗净切薄片，大米洗净，姜洗净拍破，砂锅加清水 1000 毫升，下大米，大火烧开，小火慢煮至米烂时下瓜片。再煮至汤稠，表面浮有粥油时入盐调味，佐餐食。

【功效】清热解毒，本方适用于暑热吐泻。

【来源】民间验方

方名 藿香安胃散

【方药】藿香 10 克，半夏 5 克，陈皮 6 克，厚朴 10 克，苍术10克，甘草5克，姜7片，枣两枚。

【用法】水煎200毫升，温服。

【功效】和胃止呕，适用于呕吐不止者。

【来源】民间验方

方名 土豆姜佛汁

【方药】鲜土豆 100 克，生姜 10 克，鲜橘汁 30 毫升，佛手 20 克。

【用法】将土豆、生姜、佛手榨汁，兑入鲜橘汁调匀，烫温服用，每日 1 次。

【功效】疏肝理气，和胃降逆。适用于肝气犯胃之呕吐。

【来源】民间验方

方名 胃热呕吐方

【方药】枇杷叶 10~15 克（鲜者 30~60 克），粳米 100 克，鲜芦根 60 克，冰糖少许。

【用法】先将枇杷叶用布包与鲜芦根（洗净切段）同煎汁，去渣，再与糯米煮粥，粥成后入冰糖，煮片刻即可。

【功效】清热化痰，解毒清肺。对胃热呕吐有效。

【来源】民间验方

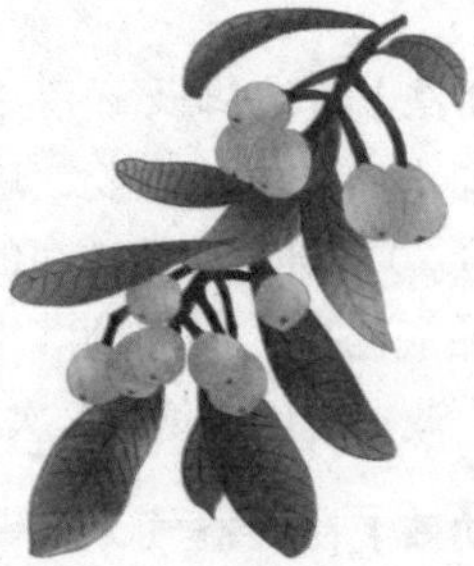

枇杷

4.9 增身高

方名 鸡肝蛋皮粥

【方药】新鲜鸡肝 50 克，新鲜鸡蛋 1 个，大米 100 克，香油、盐适量。

【用法】大米洗净放入砂锅内，加适量清水煮粥，至大米开花时为度；然后将鸡肝洗净、剁泥，用香油适量炒热，备用；鸡蛋去壳打匀，放锅内加少许香油制成蛋皮，切碎，与热鸡肝一起放进粥内，煮至粥稠，待温，加盐调味食用。

【分析】鸡肝富含蛋白质、钙、磷及维生素 A，鸡蛋则含有婴幼儿成长需要的卵蛋白和卵球蛋白，以及丰富的钙、磷等无机盐。

【功效】补肝益肾，对小儿增高有帮助。

【来源】民间验方

方名 黄芪五味子猪肝汤

【方药】黄芪 15 克，五味子 3 克，猪肝 50 克，猪腿骨（连骨髓）300 克，精盐适量。

【用法】先将黄芪、五味子、猪腿骨煲成汤，再将猪肝片与此汤一起煮至肝片熟，加盐调味，吃肝片喝汤，分两次服完。

【分析】中医认为“脾胃为后天之本”，在人体长高的过程中，四肢、骨骼与肌肉的生长发育，与脾胃功能的强弱有直接关系。脾胃虚弱，则食欲不振，消化功能差，营养吸收不良，新陈代谢不旺盛，形体虚弱，肌肉松软，个子矮小。

猪肝富含蛋白质、钙、磷以及多种维生素，猪腿骨也含有钙、磷、镁等多种无机元素，配以黄芪、五味子，有利于蛋白质、钙、磷等成分的吸收，对小儿长骨的发育甚为有利。

【功效】强健脾胃，可增身高。

【来源】民间验方

方名 茯苓糕

【方药】粳米70克，糯米30克，莲子肉、芡实、茯苓、山药各20~30克。

【用法】共研粉，加适量白糖拌匀，蒸成糕食用。

【功效】开胃健脾益气，强壮身体。适合6个月以上宝宝食用。

【来源】民间验方

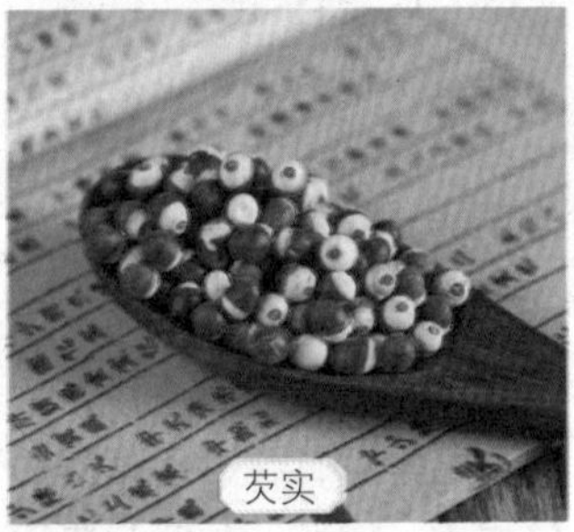

芡实

方名 胡萝卜黄豆方

【方药】炒熟的黄豆100克，胡萝卜3根。

【用法】每天随意吃掉以上的食物，两者搭配同时吃为宜。

【功效】强筋壮骨，对身高增长有很大的帮助，尤其适合18岁以下青少年食用。

【来源】民间验方

方名 鸡脚炖章鱼汤

【方药】章鱼80克，红枣5个（去核），鸡脚6对，生姜少许。

【用法】将鸡脚及章鱼用砂锅加水煮开，放生姜，用中火煮20分钟，再将洗净的红枣加入汤中，一起炖3小时后，调味食用，每周2次。

【功效】补血益气，可做增高的食疗方。

【来源】民间验方

方名 增高中药方

【方药】枸杞15克，牡蛎20克，山药20克，胡桃肉30克，虾皮15克，海藻15克，大枣30克。

【用法】共研成细末，或作散剂，每次取10克煮粥；或者混合麦片类食品吃，疗效显著。

【功效】滋补肝肾，强筋壮骨。用于增高，效果显著。

【来源】中医中药秘方网

方名 莲子猪肚

【方药】猪肚1个，莲子40粒，麻油、盐、葱、姜、蒜少许。

【用法】猪肚洗净，莲子去芯，放入猪肚，以线缝合后放碗内，隔水蒸熟。取出后切成丝，与莲子同放盘内，拌入调料即可食用。

【功效】养心安神、健脑益智。适合5周岁以上宝宝做增高食疗方。

【来源】民间验方

4.10 小儿发热

方名 玉竹冰糖

【方药】玉竹、冰糖各500克。

【用法】将玉竹洗净切片，水煎2次，合并煎液，加冰糖，再文火加热半小时，待药液呈流膏样，冷却装瓶放冰箱保存。每服20~30克，日服2~3次。

【功效】益气生津，滋阴补肺。适用于暑伤肺胃发生的小儿夏季热。

【来源】民间验方

方名 荷叶冬瓜汤

【方药】鲜荷叶1张，鲜冬瓜500克，食盐少许。

【用法】将荷叶洗净，剪碎，冬瓜洗净切片，加水1000毫升同煮汤。弃荷叶，加盐调味，日1剂，分2次吃瓜饮汤。

【功效】清热解暑，利尿除湿。适用于暑伤肺胃发生的小儿夏季热。

【来源】民间验方

方名 甘草薄荷茶

【方药】青蒿、薄荷叶、荷叶、藿香各100克，甘草30克。

【用法】将前4味切碎，文火微炒，甘草另打粗块，与上药混匀，分装，每袋10克，开水冲泡代茶饮。

【功效】清热解暑，清凉解毒。适用于暑湿伤脾之小儿夏季热。

【来源】赵文芳

方名 中药粥

【方药】扁豆、山药、木棉花各15克，赤小豆、薏苡仁各30克，鲜荷叶半张，灯心草少许。

【用法】慢火将各物煮粥，以豆熟透为度。

【功效】清热利湿，健脾益胃。适用于暑湿伤脾之小儿夏季热。

【来源】民间验方

方名 荷叶莲藕粥

【方药】鲜荷叶一大张，鲜莲藕1小节，粳米30克，白糖适量。

【用法】先将荷叶洗净煎汤500毫升左右，滤后取汁，再将莲藕洗净切成碎粒，与粳米一起加入荷叶汁中煮成稀粥，加白糖调味后食用，每日3次。

【功效】清热解暑，适用于小儿发热。

方名 益气清暑粥

【方药】西洋参1克，北沙参10克，石斛10克，知母5克，粳米30克。

【用法】先将北沙参、石斛、知母用布包加水煎30分钟，去渣留汁备用。再将西洋参研成粉末，与粳米加入药汁中煮成粥，加白糖调味，早晚服用。

【功效】滋阴降火，益气消暑。适用于发热持续不退、口渴、无汗或少汗的患儿。

【来源】民间验方

方名 蚕茧山豆粥

【方药】蚕茧10只，红枣10颗，山药30克，糯米30克，白糖适量。

【用法】先将蚕茧煎汤500毫升，滤液去渣，再将红枣去核，山药、粳米加入煮成稀粥，早晚各服1次。

【功效】健脾和胃，清热止渴。适用于低热、神疲乏力、胃纳减退、大便溏薄的患儿。

【来源】民间验方

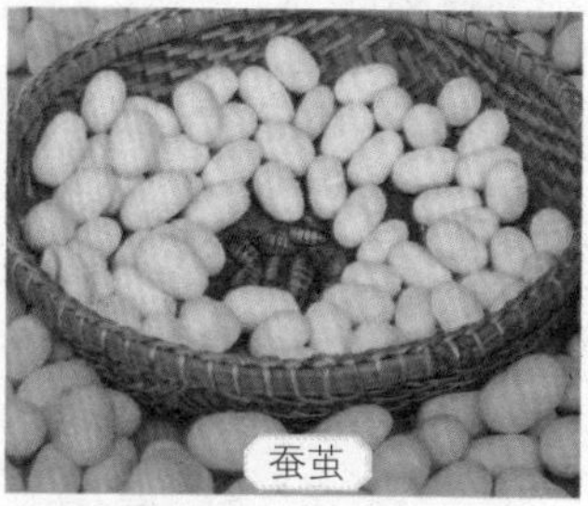
蚕茧

方名 冬瓜苡米饮

【方药】冬瓜150克，薏苡仁100克，冰糖适量。

【用法】冬瓜削皮去瓤，洗净切片；薏苡仁洗净，锅置火上，倒入清水、薏苡仁煮熟后加入冬瓜煮10分钟，调入冰糖溶化，即可食用。

【功效】清热解毒，利水消肿。适用于小儿发热。

【来源】民间验方

方名 寒青退热汤

【方药】青黛3克，藿香、寒水石、白茅根、白薇、地骨皮各10克。

【用法】水煎服。

【功效】主治四时外感时邪，症见发热憎寒，流涕，咽喉肿痛，干咳或不咳，烦躁，夜寐不宁，倦怠无力，纳食欠佳。

【来源】民间验方

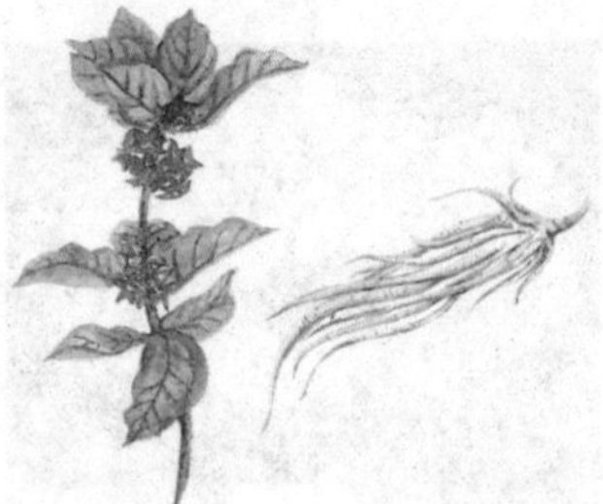

白薇

方名 消积化滞退热方

【方药】焦三楂15克，谷芽6克，鸡内金6克，白术5克，槟榔6克，半夏5克，砂仁3克，藿香6克，柴胡10克，黄芩6克，胡黄连6克，代赭石10克。

【用法】水煎服。

【分析】焦山楂可消积化瘀，鸡内金、槟榔、谷芽能消积醒脾，白术、半夏、藿香、砂仁芳香化浊，宣畅气机而降逆，代赭石降逆止呕。李时珍说："代赭石养血气而除五脏血脉中热。"柴胡升胃阳，恢复升降功能而除热。胡黄连、黄芩厚肠胃，消谷利小肠，导脾胃湿热下行，故积消湿化，则热去。

【功效】消积化滞，清热降逆。适用于小儿发热。

【来源】民间验方

方名 中药汤泡脚方

【方药】黄芪、白术、藿香、佩兰各15克。

【用法】将诸药浸泡15分钟后，置炉上旺火煮沸，转文火煮5分钟后，将药液倒入浴盆中，待温后行足浴，每次15~20分钟，每日2次，每日1剂，连续7~10天。

【功效】补脾益气，甘温除热。适用于小儿夏季热久病不愈，时或发热，气短，肢软乏力，纳呆，口渴，尿多而清长，大便溏薄者。

【来源】民间验方

方名 麻黄杏仁甘草石膏汤方加减

【方药】麻黄6克，杏仁8克，生石膏25克，鱼腥草25克，远志8克，天竺黄8克，大8克，金银花12克，连翘10克，桑白皮10克，黄芩8克，白果8克，炙甘草5克。

【用法】7剂。水煎服，每日1剂，分3次服。

【分析】麻黄杏仁甘草石膏汤方加桑白皮、黄芩、金银花、连翘增强清宣肺热之力；远志、天竺黄、贝母助杏仁化痰止咳；鱼腥草清热解毒，诸药合用，可使热退痰消于无形。

【功效】宣肺清热，化痰止咳。适用于小儿发热，辨为热邪犯肺，痰阻肺络所致。

【来源】湖北鄂州名医 陈剑平主任医师

方名 生山栀子贴穴

【方药】生山栀子10克。

【用法】将山栀子研碎，浸入少量白酒中30~60分钟，取浸泡液与适量面粉和匀，做成4个如5分钱币大小的面饼。临睡前贴压于患儿的涌泉穴（双侧）、内关穴（双侧），外敷纱布，再用胶布固定，次日清晨取下，以患儿局部皮肤呈青蓝色为佳。

【功效】清热利湿，凉血解毒。主治小儿发热。

【来源】民间验方

方名 芦根山药莲子粥

【方药】莲子15克，山药30克，太子参10克，芦根20克，粳米50克，白糖适量。

【用法】先将太子参、芦根淘洗干净后，加入1升水先煎20分钟，弃渣过滤后，放入洗净的莲子、山药、粳米。用文火慢慢煮成稀粥，再加入适量的白糖调至稀粥刚有甜味即可（注意不可过甜）。

【功效】益气养阴，健脾宣肺。适用于小儿暑热，症见发热，烦躁，口渴，不思饮食等。

【来源】民间验方

方名 石膏竹叶绿豆粥

【方药】石膏30~50克，鲜竹叶、芦根、绿豆各30克，粳米50克，白糖适量。

【用法】先将鲜竹叶、芦根洗净后与石膏共煎30分钟，过滤去渣取汁，再与绿豆、粳米共煮成稀粥，调入适量白糖即可。

【功效】祛暑泄热，益气生津。适用于暑热入阳明气分，症见发热，心烦，头痛，面红气粗，口渴多汗，苔黄，脉洪数等。

【来源】民间验方

方名 丝瓜花蜜饮

【方药】丝瓜花10克，蜂蜜20克。

【用法】丝瓜花用沸水冲泡5分钟，再调入蜂蜜即成。每日3次，趁热饮用。

【分析】《滇南木草》谓丝瓜花能“清肺热，消痰下气，止咳，止咽喉疼，消烦渴，泻相火”，再配以蜂蜜，可增强其润肺止咳之效。

【功效】清热泻火，止咳化痰。主治小儿肺热，痰热咳嗽，喘急气促等症。

【来源】民间验方

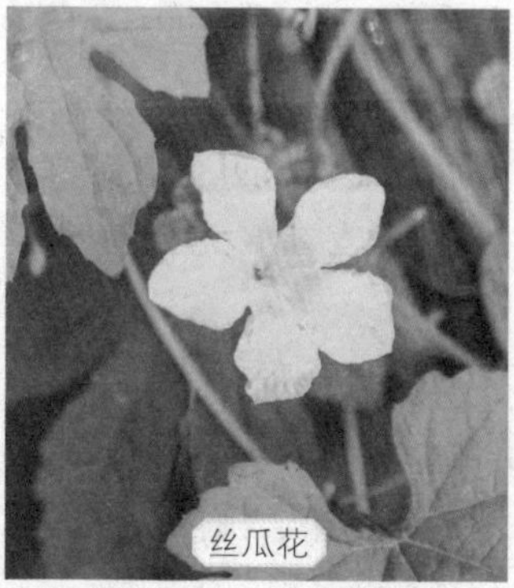

丝瓜花

方名 薏苡仁藿香扁豆粥

【方药】山药20克，薏苡仁30克，藿香10克，白扁豆30克，粳米50克。

【用法】先将薏苡仁、山药、粳米淘洗干净，加适量清水，用文火慢煮成稀粥，再将藿香、白扁豆（捣碎）单煎10分钟，过滤去渣取汁，调入稀粥共煮3~5分钟即成。

【功效】清暑利湿，适用于小儿暑热症，暑湿困阻中焦，症见发热烦渴，汗出溺短赤，身重如裹，胃脘痞满，脉濡数等。

【来源】民间验方

4.11 其他小儿疾病

方名 金黛方

【方药】麻黄1.5克，杏仁6克，生石膏18克，甘草6克，金银花9克，黛蛤散9克，连翘9克。

【用法】水煎服，每日1剂。每次口服30毫升，日服3次。

【分析】便干加大黄3克，喘重加苏子、葶苈子各6克；痰多加栝楼15~30克；无汗加薄荷5克，热重、苔黄加黄芩9克。肺部大片阴影或有融合病变者加红花、赤芍、丹参。

【功效】清热解毒，宣肺化痰。主治小儿腺病毒肺炎。

【来源】北京市儿童医院内科

方名 麻杏青黛汤

【方药】生石膏30克，甘草4.5克，炙麻黄3克，青黛3克，杏仁6克，黄芩6克，野荞麦根15克，鸭跖草15克，虎杖15克。

【用法】水煎服。2~18天为1个疗程。痰多气急加苏子、莱菔子、葶苈子、干地龙各9克。

【功效】宣肺止咳，清热化痰。主治各型小儿急性肺炎。

【来源】浙江医科大学附属妇女保健院 李美琴等

方名 沙参百部糖浆

【方药】沙参10克，百部（蒸）5克，天冬5克，枇杷叶（去毛，蜜炙）1.5克，制半夏4克，橘红1.5克，冬花（蜜炙）5克，冰糖末15克。

【用法】上药除冰糖外共煎，加水400毫升，煎至200毫升，过滤。再加水200毫升，煎至100毫升。两次滤液合并，再温热入冰糖溶化为浆即可。每次服5毫升左右，间隙时间不限。咳嗽频作者频服。3~5岁小儿，可频服1~2天，一般1剂即愈，病重者需两三剂。

【功效】润肺化痰止咳。主治小儿百日咳。

方名 射干合剂

【方药】射干9克，炙麻黄4.5克，桃仁9克，黄芩9克，板蓝根15克，炙紫草9克，蔓菜12克，开金锁15克，冬瓜子9克，生甘草4.5克。

【用法】水煎，每日1剂，分3次服。心力衰竭加党参15克、麦冬9克、五味子3克。

【分析】本方以射干、麻黄宣肺；加黄芩、板蓝根清热，紫菀、蔓菜、桃仁、冬瓜子祛痰；开金锁清热利咽。

【功效】宣肺化痰，清热解毒。主治小儿肺炎。

【来源】上海医科大学附属儿科医院 林慈等

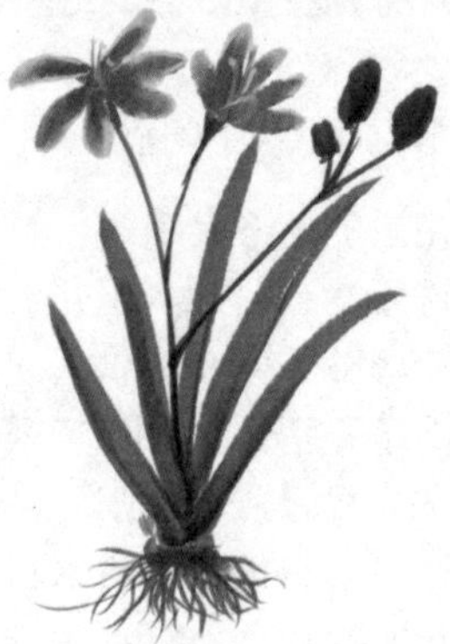

射干

方名 益心抑毒汤

【方药】黄芪12克，党参6克，麦冬9克，五味子3克，金银花12克，连翘6克，黄连3克，炙甘草6克。

【用法】水煎服。

【功效】益气养阴，清心解毒。适用于急性病毒性心肌炎。

【来源】《儿科疾病中西医诊疗技术》

05

第五章

五官科

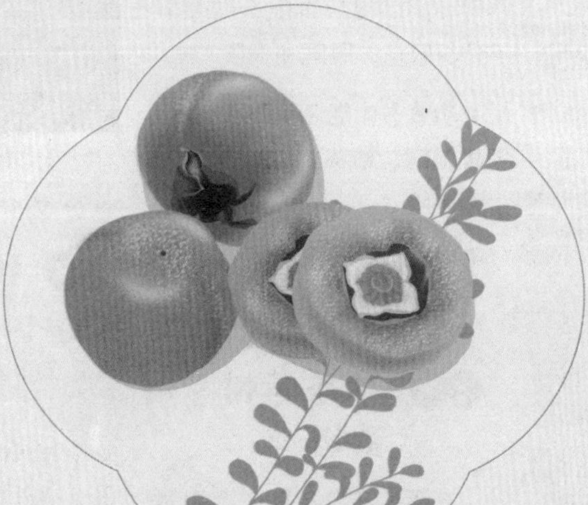

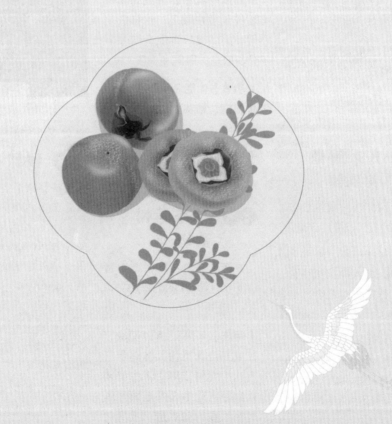

01 眼科

5.1.1 老花眼

方名 西红柿黄瓜汁

【方药】黄瓜、西红柿各150克，柠檬汁5毫升。

【用法】将黄瓜和西红柿切碎，一起放入榨汁机中榨成混合汁，再在此混合汁中加入柠檬汁，搅拌均匀即成。此饮料可早、晚各饮1次。

【功效】补肝明目，对改善老花眼有效。

【来源】民间验方

方名 芹菜鲜藕黄瓜汁

【方药】芹菜、鲜藕各150克，黄瓜100克，柠檬汁5毫升。

【用法】将芹菜、鲜藕和黄瓜切碎，放入榨汁机中榨成混合汁，再在此混合汁中加入柠檬汁，搅拌均匀即成。此饮料可早、晚各饮1次。

【功效】补肝益肾，明目养颜。用于老花眼的治疗。

【来源】民间验方

方名 热敷法

【用法】先将专用毛巾对折，泡在热水中，捞出拧干后，稍散热气，以不烫为准，放在双眼上。这时双眼睁开，让热气直接作用于眼球。毛巾温度降低后，再泡在水中后拧干敷在眼上，这样反复做3次。敷后再配合按摩眼角、眼球、眼眶和太阳穴。

【功效】让老年人感到双眼有湿润、清爽、视线清晰的感觉。

【来源】民间验方

方名 苹果芦柑蛋奶

【方药】苹果、芦柑、鸡蛋各1个，牛奶200毫升，蜂蜜10毫升。

【用法】苹果、芦柑切块，榨成混合汁待用。将鸡蛋打入碗中搅匀待用。将牛奶倒入锅中，用中火煮至快沸腾时加入搅匀的鸡蛋，煮沸后离火，然后趁热加入混合汁和蜂蜜，搅拌均匀即成。此饮料可早、晚各饮1次。

【功效】补肾护眼。用于老花眼的治疗。

【来源】民间验方

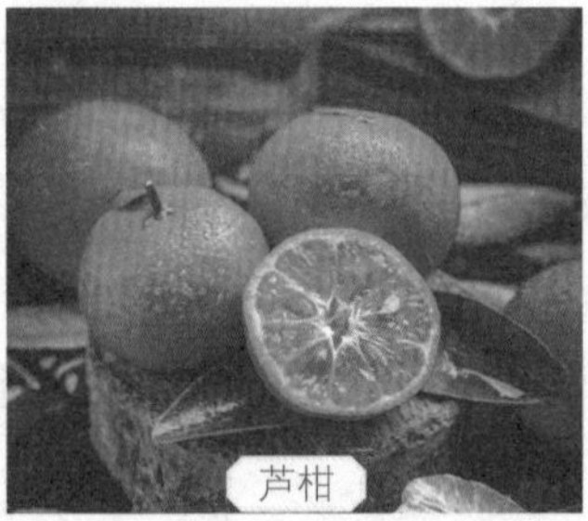

芦柑

方名 按揉小腿

【用法】取坐姿，先用手掌从膝盖至内踝向下揉小腿内侧10次，然后从外踝至膝盖向上揉小腿外侧面10次，重点揉外踝尖直上5寸的光明穴1分钟。按揉时以有热感为佳，点穴时最好点到有酸胀感。每天1次，每次10~15分钟，经常做可有效防治老花眼。

【分析】老花眼多由人年老后脏腑气血衰弱、不能滋养眼部所致，而“肝开窍于目”，加强肝经气血流通能有效防治老花眼。肝胆经脉循行经过小腿，其中胆经光明穴连通肝胆经络，是治疗老花眼的特效穴位，经常点揉小腿能促使气血流通，使眼部得到足够营养。

【功效】疏肝经，通气血。有效防治老花眼。

【来源】民间验方

方名 芝麻花生豆奶

【方药】黑芝麻 15 克，花生仁 25 克，豆粉 50 克。

【用法】先将黑芝麻、花生仁一起入锅炒熟，研成细末待用。将豆粉入锅加适量清水煮沸，再加入花生仁末和黑芝麻末，搅拌均匀即成。此豆奶可早、晚各饮 1 次。

【功效】补气养血，健脾益气。有效防治气血两虚型老花眼。

【来源】民间验方

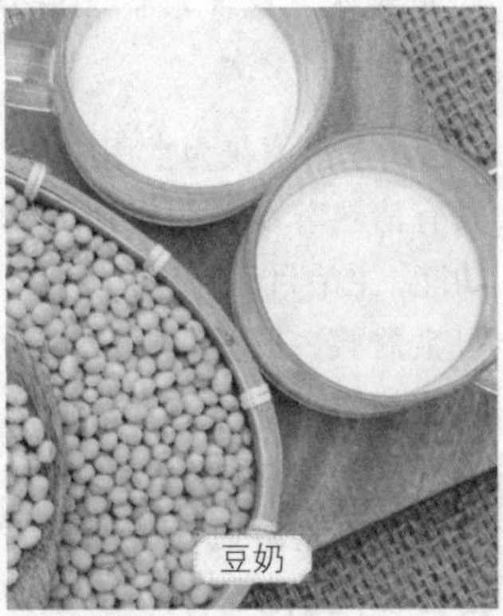
豆奶

方名 拍头部承光穴

【用法】以中指与鼻靠齐，四指并拢，往上插入头发中，中指根部顶住前发际时，小指尖、食指第一指节所对应的部位，就是两边的承光穴。先搓热两手，以两手心对准两侧承光穴，按一定节奏拍击，节奏以连续 2~3 次为宜，持续 1~2 分钟，15 天后眼睛会有舒适感，长期坚持可改善老花眼。

【分析】当承光穴受到刺激，会促使气血进入眼部，消除老花眼的不适。

【功效】有效缓解老花眼症状。

【来源】《医药养生保健报》

方名 黑豆粥

【方药】黑豆、粳米各 100 克，浮小麦 50 克。

【用法】将浮小麦用纱布包好与黑豆一起入锅加水煎煮，待黑豆煮开花后，取出装有浮小麦的纱布包，再加入粳米煮粥，煮熟即成。此粥可每日早、晚各食用 1 次。

【功效】益气活血，滋阴补肾。适用于各型老花眼，常吃此粥还有防治高血压、增强老年人体质的作用。

【来源】民间验方

方名 枸杞叶猪肝汤

【方药】枸杞叶 100 克，猪肝 200 克，调味品适量。

【用法】将枸杞叶洗净待用。将猪肝洗净切片，放入煮沸的汤锅中，再加入料酒、姜末、葱花等调料，煨煮 30 分钟，待猪肝煮熟后加入洗净的枸杞叶，再煮 10 分钟左右即成。此菜可天天佐餐食用。

【功效】滋肾，养肝，明目。适用于肝肾不足型老花眼。

【来源】民间验方

方名 胡萝卜粥

【方药】胡萝卜 250 克，粳米 150 克。

【用法】先将胡萝卜切成细丝，再与粳米一起加适量水煮成稀粥，每天早晚食用。

【功效】不但对老年人视物不清有改善作用，还可防治高血压，增强老年人体质。

【来源】民间验方

方名 女贞子粥

【方药】女贞子、枸杞子各 50 克，粳米 300 克，冰糖适量。

【用法】先将女贞子和枸杞加清水小火煮沸 30 分钟，然后去渣留汁，再将粳米一起加入上药汁中煎煮成粥，每天早晚食用。

【功效】滋补肝肾，益精明目。治疗眼花，尤其适用于肝肾阴虚所致的眼花。

【来源】民间验方

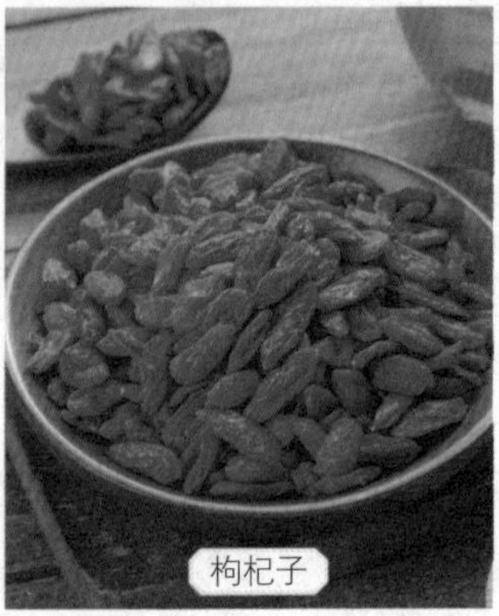

枸杞子

方名 运目活动法

【用法】利用一开一闭的眨眼来兴奋眼肌，并上下左右滚动眼球，顺时针和逆时针循环旋转，每组15次左右，同时用双手轻揉双眼，滋润眼球。

【功效】改善眼肌血液循环，振奋和增强眼肌动能，延缓衰老。有效预防老花眼。

【来源】民间验方

方名 枸杞桑葚汁

【方药】枸杞子、桑葚子、山药各10克，红枣10个。

【用法】将上述四种药物水煎2次（分头汁、二汁）。服用时，头汁、二汁要相隔3~4小时服用。

【功效】视力疲劳者如能坚持服用较长时间，既能消除眼疲劳症状，又能增强体质。

【来源】民间验方

方名 按五穴法

【用法】1. 分别用双手食指和中指点按双侧的攒竹穴（眉头凹陷中）和丝竹空穴（眉梢处的凹陷中），各48次。

2. 用双手食指点按双侧的睛明穴（内眼角旁0.1寸），各点按48次。

3. 用拇指和食指捏双侧耳垂正中的耳垂穴（耳垂正中心），各捏48次。

4. 用拇指点按光明穴（下肢外踝上5寸处，腓骨前缘），左右侧两穴各点按48次。

【功效】长期坚持按摩，可以有效地延缓中老年人眼花昏视。

【来源】《医药养生保健报》

方名 导引功

【用法】取平卧位，舌尖轻抵上腭，自然呼吸，全身放松，大脑入静。先俯卧在床上，深呼吸3次后，用两手抓起后颈项两旁大筋，抖动5次；再翻身仰卧，伸直两腿固定不动，尽力将头低下直至能贴到胸前，然后再抬起尽量后仰，如此抬头低头，一上一下，共行3次。不论在头低下或抬起的过程中，意念都要认为会被一股阻力所阻挡，为对抗该阻力必须缓缓进行。最后再用两手抓起后颈项两旁大筋，抖动5次。

【功效】养元明目，防治老年性视力下降。

【来源】《诸病源候论》

5.1.2 结膜炎

方名 密蒙花方

【方药】密蒙花30克。

【用法】水煎，趁热时以热气熏眼15分钟；温时，可用纱布蘸水，敷于眼睛10~20分钟，每日2次。

【分析】密蒙花为常用中药，具有清热养肝、明目退翳的功能，主治目赤肿痛，多泪，眼生翳膜，肝虚目暗，视物昏花等眼部疾病。现代研究发现，密蒙花对金黄色葡萄球菌、乙型溶血性链球菌等多种致病细菌均有抑制作用。

【功效】抑菌消炎，主治细菌性结膜炎。

【来源】民间验方

菊红汤

【方药】杭菊花 15 克，红花 30 克，乌梅 4 个，冰糖少许。

【用法】将上药放入杯中，开水冲泡半小时后即可饮用。每日早晚各饮 1 次，每次饮约 60 毫升。

【功效】此汤治疗突发不明原因的眼球结膜下出血（多为凝固血斑片状）。此症多为晨起后发现，且无其他不适，疗效显著。

【来源】民间验方

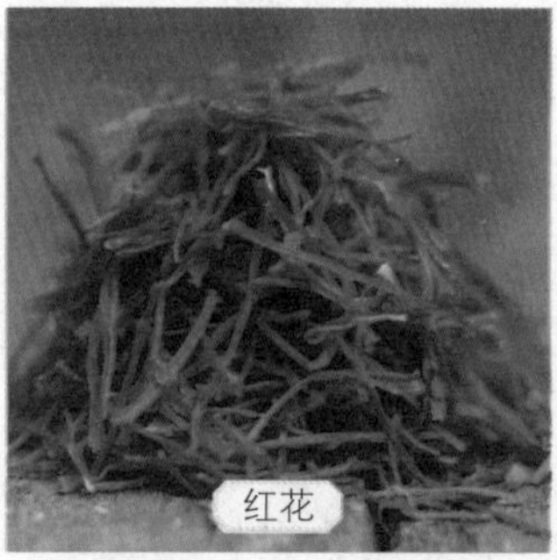

红花

秦皮汤

【方药】秦皮（去粗皮）50 克，桑根白皮 50 克，玄参 75 克，葳蕤 50 克，川大黄 25 克，竹叶 100 克，栀子仁 25 克，青盐 25 克（未成汤下）。

【用法】研成粗末，以水 2 大盏，煎至 1 盏半，入盐，滤去渣，微热淋洗，冷即再暖洗之。

【分析】秦皮，内服止痢疾，外洗消目赤肿痛。

【功效】清热解毒，治疗眼结膜炎。

【来源】《太平圣惠方》

夏枯草汤

【方药】夏枯草 30 克，黄芩 10 克，赤芍 12 克，荆芥 10 克，防风 10 克，陈皮 10 克，半夏 10 克，茯苓 10 克，枳壳 10 克，竹茹 10 克，乌梅 3 个，丹皮 10 克，甘草 3 克。

【用法】水煎服。

【功效】清热祛风，燥湿化痰。主治春季卡他性结膜炎。

【来源】蒋大岑

茵陈防己汤

【方药】茯苓皮 10 克，茵陈 12 克，防己 12 克，薏苡仁 30 克，防风 10 克，白芷 10 克，地肤子 30 克，金银花 12 克，连翘 12 克，鱼腥草 30 克，焦山栀 6 克，乌梢蛇 15 克，老鹳草 20 克。

【用法】水煎服，一日 1 剂。

【分析】茯苓皮、茵陈、防己、薏苡仁除湿利水；防风、老鹳草、乌梢蛇等疏风除湿；连翘、焦山栀、鱼腥草清热解毒；白芷清热止痒。

【功效】祛风除湿，清热解毒止痒。主治春季卡他性结膜炎及一切过敏性眼炎、眼睑湿疹等。

【来源】民间验方

5.1.3 白内障

桑寄生煮鸡蛋

【方药】桑寄生 15 克，鸡蛋 2 个，白糖适量。

【用法】将桑寄生洗净，鸡蛋煮熟去壳，放入锅内，加水适量，煮 25 分钟，加入白糖即成。每日 1 次。

【功效】退翳障，明眼目。适用于白内障患者食用。

【来源】民间验方

菊苗粥

【方药】甘菊新鲜嫩芽或幼苗 30 克，粳米 60 克，冰糖适量。

【用法】甘菊嫩芽洗净切细，同粳米、冰糖常法煮粥。

【功效】清肝明目。适用于肝阳偏亢型老年白内障。

【来源】民间验方

方名 鸡肝荠菜汤

【方药】鸡肝、荠菜各150克，鸡蛋1个，姜末、食盐各适量。

【用法】将鸡肝洗净切小块，荠菜洗净切碎，二者共放入锅内，加水适量煮沸后，把鸡蛋打碎入锅，煮3分钟，加入调料调味即可，佐餐食用。

【功效】平肝明目，主治白内障。

【来源】民间验方

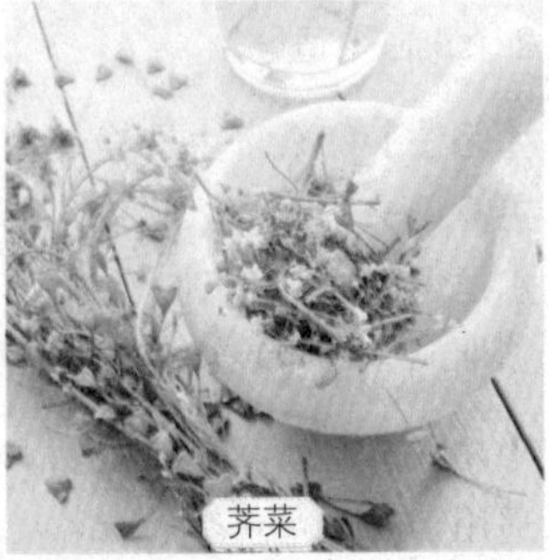
荠菜

方名 仙灵脾母鸡汤

【方药】母鸡肉250克，仙灵脾（即淫羊藿）30克，淡豆豉15克，调料适量。

【用法】将仙灵脾捣为末，放入纱布袋内，与鸡肉及调料同置于炒锅中。加适量清水以文火炖至八成熟，加入豆豉再炖至烂熟，去仙灵脾，分3次食用喝汤。

【功效】补肾益气，本方适用于肝肾亏损型老年白内障。

【来源】民间验方

方名 山药猪肝

【方药】猪肝100克，山药、胡萝卜、黄瓜各50克，葱、油、盐、酱油、芡粉适量。

【用法】将山药、胡萝卜、黄瓜洗净切片，葱切段，猪肝洗净切片浸在酱油中。先把猪肝在热油锅中过油，出锅待用。再将山药片、胡萝卜片、黄瓜片在热油锅中煸炒后加入猪肝及葱、盐略炒勾芡装盘食用。

【功效】健脾明目，本方适用于肝脾两虚型老年白内障。

【来源】民间验方

方名 揉睛明穴

【用法】早晨起床时用左手食指从左眼大眼角(睛明穴)用中等力度向外横揉至小眼角100次，再换右手食指用同法横揉右眼相同位置100次。揉后用双手食指尖重压两侧太阳穴36次。晚上睡觉前按上法重揉一遍。

【功效】缓解眼睛干涩疲劳，主治白内障。

【来源】民间验方

方名 桑麻糖

【方药】黑芝麻0.25千克，桑叶0.2千克，蜂蜜适量。

【用法】将桑叶干品研成粉备用。黑芝麻捣碎，与蜂蜜加水适量煎至浓稠，加入桑叶粉拌匀，做成糖块。每次嚼食10克，每日2次。

【功效】养肝、清热、明目。

【来源】民间验方

方名 清蒸桂圆枸杞

【方药】枸杞子30克，桂圆肉20克。

【用法】共放入碗内，加水适量蒸熟即可。每日分2~3次食用。

【功效】养血明目、补肝益肾。

【来源】民间验方

5.1.4 角膜炎

方名 养肺清肝汤

【方药】决明子、麦冬各15克，生地、沙参、白芍、白及、龙胆草各12克，菊花、黄芩各9克。

【用法】水煎3次，合并药液，分3次服用。

【功效】清肝明目，主治角膜炎。

【来源】民间验方

方名 黄芩鱼腥草方

【方药】鱼腥草、黄芩各50克。

【用法】冷水1000毫升浸半小时，置火上煎至水沸，改用文火续煎10分钟，滤出药液；再加水500毫升，煎至水沸后5分钟，过滤去渣。两药液混合，取2/3量分3次口服；另1/3药液分4次冲洗患眼。每日1剂，5日为1个疗程。

【功效】清热解毒，主治病毒性角膜炎。

【来源】民间验方

方名 去毒汤

【方药】银花、菊花、蒲公英、紫地丁、防风、荆芥、薄荷（后入）、生地、板蓝根、大青叶各15克。

【用法】每日1剂，煎3次，第1、2道汁内服，第3道汁趁热熏眼约20分钟，之后可加热熏眼，每日2~4次。7天为1个疗程。

【功效】祛风清热，退翳明目。主治病毒性角膜炎。

【来源】河南省罗山县人民医院眼科 李瑞成

方名 治角膜溃疡方

【方药】川黄连、胡黄连各5克。

【用法】加水100毫升，浸泡24小时，过滤、加白蜜50克，熬成膏。取少许点眼，早、晚各1次。

【功效】清热、解毒、燥湿，主治角膜溃疡。

【来源】民间验方

方名 板蓝根大青叶水煎

【方药】板蓝根、大青叶、金银花各15克，羌活、黄连、黄芩、黄柏、栀子、野菊花、决明子各10克，荆芥、防风、生甘草各6克。

【用法】水煎服，每日1剂。一般服药4~6剂。

【功效】清热解毒,抗菌消炎。主治病毒性角膜炎。

【来源】民间验方

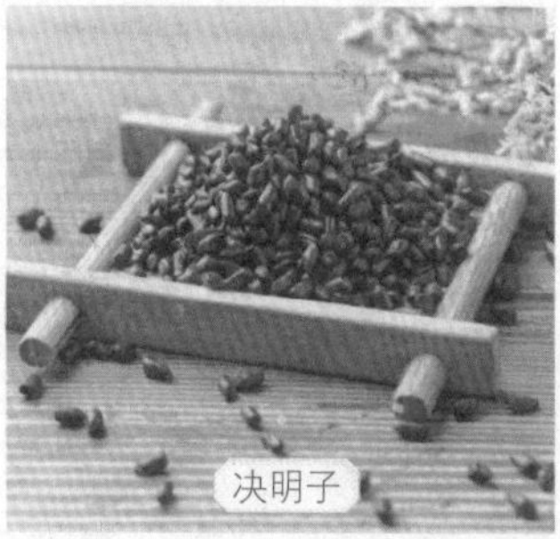

决明子

方名 泻肝龙胆汤

【方药】龙胆草6克，栀子10克，黄芩10克，柴胡10克，车前子30克，生地15克，当归12克，甘草6克，薄荷（后下）6克，蝉衣6克。

【用法】水煎服。

【功效】清肝泻火。主治单纯疱疹性角膜炎。

【来源】湖北省武汉市黄陂区中医医院 毛丽

方名 芩连双解汤

【方药】柴胡12克，蔓荆子12克，黄芩9克，黄连5克，赤芍9克，山桅9克，龙胆草9克，荆芥9克，防风9克，木通6克，生甘草6克。

【用法】水煎服。病情严重，每日2剂，药渣趁热熏眼。

畏光、流泪或头重，加羌活、白芷；炎症明显加银花20克；并发虹睫炎加生地15克，丹皮12克；角膜混浊加谷精草、密蒙花各9克。

【功效】祛风散热，清肝泻火，退赤止痛。主治病毒性角膜炎。

【来源】江苏省启东市人民医院 丁国章

方名 蠲翳汤

【方药】羌活10克，川芎6克，陈皮6克，半夏10克，茯苓15克，麻黄10克，白芷10克，黄芩10克，藁本10克，板蓝根30克，茺蔚子10克。

【用法】水煎服。

【分析】本方寒温同用，麻黄辛温，黄芩苦寒；养血活血同用，茺蔚子养血，川芎活血。此法独到，使邪去脉通，目得血养，药到病除。

【功效】散风清热，燥湿化痰。主治单疱病毒性角膜炎。

【宜忌】治疗期间，禁食肥甘厚味。

【来源】湖南省常宁县中医院 张琛

5.1.5 眼干燥症

方名 决明子茶

【方药】决明子10克，菊花5克，山楂15克。

【用法】决明子略捣碎后，加入菊花、山楂，以沸水冲洗，加盖焖约30分钟，即可饮用。

【分析】菊花性甘，味寒，具有散风热、平肝明目之功效。菊花茶能让人头脑清醒，双目明亮，特别对肝火旺、用眼过度导致的双眼干涩有较好的疗效。

【功效】清肝明目，主治头部晕眩，目昏干涩，视力减退。对眼干燥症有效。

【来源】民间验方

方名 菠菜护眼汤

【方药】猪肝60克，菠菜130克，食盐、香油各少许，清高汤1升。补骨脂、谷精、甘杞、川芎各15克。

【用法】将四味中药材洗净加水1升，煎煮约20分钟，滤渣留汤备用。猪肝去筋膜洗净后切薄片，菠菜洗净后切成小段备用。先用少量油爆香葱花，加入药汤、猪肝、菠菜，煮开后放入适量食盐，搅匀后起锅加入少许香油即可食用。

【功效】本汤具有补肝养血、明目润燥的作用。常食可改善视力，对小儿夜盲症、贫血症均有良好的补益作用。

【来源】民间验方

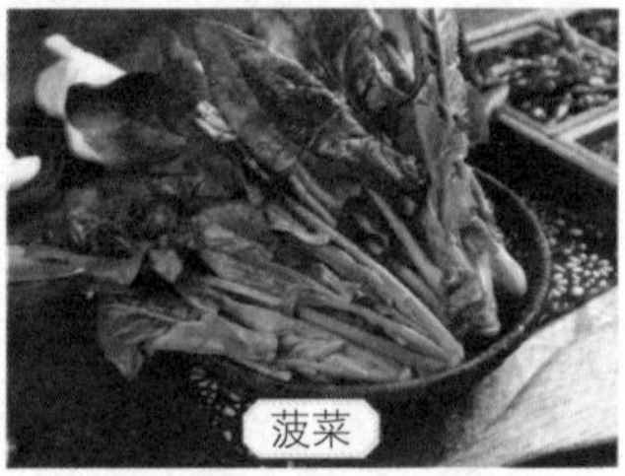

菠菜

方名 眼干燥症熏方

【方药】野菊花、秦皮、黄柏、薄荷、桑叶、红花各9克，薄荷5克。

【用法】水煎后趁热用厚纸筒一端罩住药罐，另一端对准患眼，熏蒸眼部。

【分析】要积极预防眼干燥症，养成适时眨眼习惯，多食蔬菜和水果，同时增加维生素A、维生素B1、维生素C、维生素E的摄入，适当补充角膜营养液。

【功效】清热润目，对眼干燥症有效。

【来源】民间验方

醒目猪肝汤

【方药】猪肝50克，枸杞5克，桂圆3个，谷精草10克，生姜3克，盐1克。

【用法】猪肝洗净，切成片，与枸杞、桂圆、谷精草、生姜加入沸水中煮13分钟左右，待猪肝变色稍硬时加入食盐，吃猪肝、桂圆肉，喝汤。

【功效】补肝明目，适用于眼干燥症。

【来源】民间验方

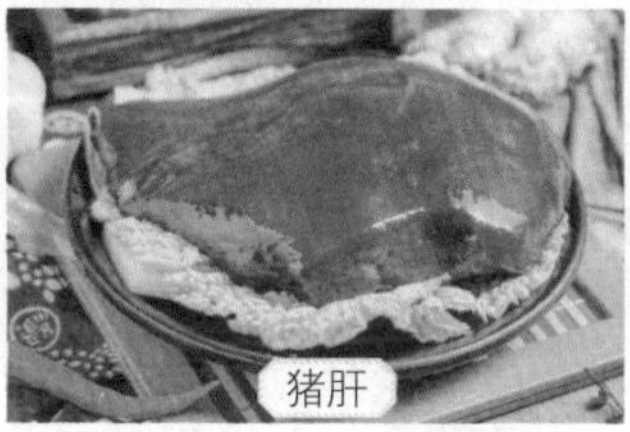

白醋鸭梨方

【方药】鸭梨1个，白醋少许。

【用法】鸭梨去皮切成片，每片鸭梨上滴上一滴白醋后直接吃，1天吃10片。

【分析】酸味入肝，酸甘可以滋养肝阴。在干燥的春季，这样的吃梨方法可以改善眼睛的酸涩和干燥，达到明目的作用。

【功效】保肝明目。适用于眼干燥症。

【来源】《健康时报》

霜桑叶敷眼

【方药】霜桑叶15~20克。

【用法】霜桑叶洗净，水煎去渣，放凉后用干毛巾浸药液敷眼，治疗目干昏暗较好，一般每日多次，2~3天见效，亦可以用霜桑叶煎水温洗，有润眼明目之功。

【功效】润眼明目，主治眼干燥症。

【来源】河南省中医院眼科主任医师 张凤梅

山楂乌梅饮

【方药】山楂9克，乌梅3枚，百合9克，冰糖适量。

【用法】将山楂、乌梅、百合放入锅中，加适量水开大火煮开后，转中小火约5分钟即关火，焖5分钟加入冰糖即可。热饮或冷饮皆可。

【功效】滋阴降火，清心安神。适用于眼干燥症。

【来源】民间验方

中药药袋热敷

【方药】枸杞子4克，菊花4克，木贼3克，女贞子5克，旱莲草5克，生地黄4克。

【用法】将以上中药放入药袋中，隔水蒸10分钟。待温度降至双眼可承受的程度时放置在双眼上，闭目约20分钟，每日1次，适合长期使用。

【功效】清热解毒，缓解眼干。主治眼干燥症。

【宜忌】注意的是防止烫伤局部皮肤，同时患有严重眼部疾患，或眼部皮肤破损者不宜使用。

【来源】民间验方

百合红枣粥

【方药】百合10克，山药15克，薏苡仁20克，红枣（去核）10个。

【用法】将诸药洗净后，共同煮粥食用。

【分析】百合滋阴降火；山药滋肾润肺；薏苡仁利湿健脾，清热排脓；红枣素有“天然维生素丸”之称，富含维生素C和大量的维生素A。

【功效】此粥不仅防治眼干燥症效果好，还用于明目。

【来源】民间验方

5.2.1 耳鸣

方名 柿枣饼

【方药】柿饼、红枣各30克，山萸肉10克，面粉100克。

【用法】制作成饼。每日2次，早晚服用。

【功效】健脾，滋阴，益肝。适用于脾虚导致的耳鸣。

【来源】民间验方

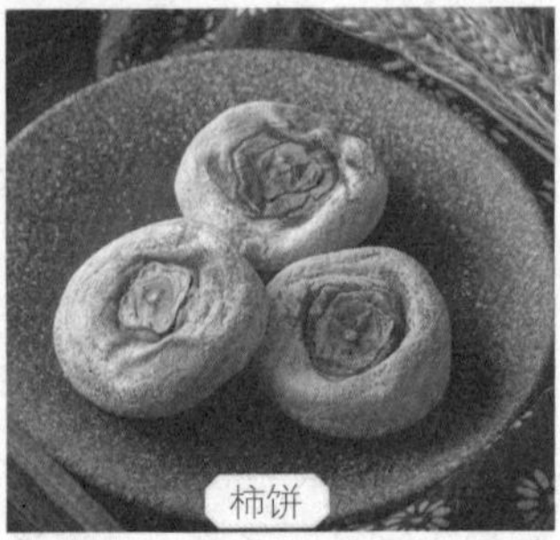

柿饼

方名 颤耳法

【用法】站立或端坐，两脚与肩同宽，两眼轻闭，舌抵上腭，全身放松，心平气和，面带微笑，自然呼吸。用两手食指分别按住左右耳屏，封闭耳道，其余手指自然弯曲，放松，切勿僵直用力。手腕带动小臂快速上下抖动，将力量传到指尖，使两耳受到轻柔的颤动，此时，耳内会有嗡嗡声，持续抖动一分钟。最好每天早晚坚持做2~3次，持续两三周。

【功效】疏通经络，促进局部血液循环。主治耳鸣。

【来源】民间验方

方名 莲子粥

【方药】莲子适量。

【用法】将莲子研为碎末，每次取莲子粉15克，加入糯米30克，煎煮服用；或取新鲜莲子，放入粥中服用。

【功效】补脾益肾，养心安神。适用于心脾两虚导致的耳鸣。

【来源】民间验方

方名 塞耳栓

【方药】细辛4克，磁石、冰片各3克。

【用法】共研细末，用75%的酒精调和备用。先用酒精清洁外耳道，将药粉用小纱布包成黄豆大小并用线扎好（留出线头2厘米，便于取出），缓缓地塞入患耳即可。每日换药1次，3日为1个疗程。

【功效】聪耳通窍，主治耳鸣。

【来源】《医药与保健》

方名 咽凉开水

【用法】让患者口含凉开水，另一人站在患者一侧，手拎患者耳尖使外耳道变直，然后对着患者外耳道轻吹一口气，患者同时将口中的水快速咽下，重复一两次，耳鸣可消。

【功效】祛风通络，主治神经性耳鸣。

【来源】民间验方

方名 丹栀逍遥散加减

【方药】柴胡5克，栀子9克，牡丹皮9克，当归18克，炒白芍12克，制首乌10克，薄荷5克，灵磁石9克，生龙骨30克，生牡蛎30克，甘草5克。

【用法】水煎服，分3次服用，每日1剂。

【功效】疏肝健脾，主治产后耳鸣。

【来源】民间验方

方名 黄连温胆汤加减

【方药】半夏、陈皮、黄芩、枳实、杏仁各10克，全栝楼、茯苓各15克，黄连、胆南星、甘草各6克。

【用法】每日1剂，水煎2次，分2~3次温服，10天为1个疗程。

【功效】清火化痰，降浊开窍。主治痰火郁结型耳鸣，症见耳如蝉鸣，听力下降，头昏沉重，胸闷脘痞，咳嗽痰多。

【来源】《医药星期三》

方名 龙胆泻肝汤加减

【方药】龙胆草、生大黄各6克，栀子、黄芩、柴胡、木通、车前子、泽泻、石菖蒲各10克。

【用法】每日1剂，水煎2次，分2~3次温服，10天为1个疗程。

【功效】清肝泄热，解郁通窍。主治肝火上扰型耳鸣，症见耳如雷鸣，生气加重，耳胀耳痛，头痛眩晕，目红面赤，口苦咽干。

【来源】《医药星期三》

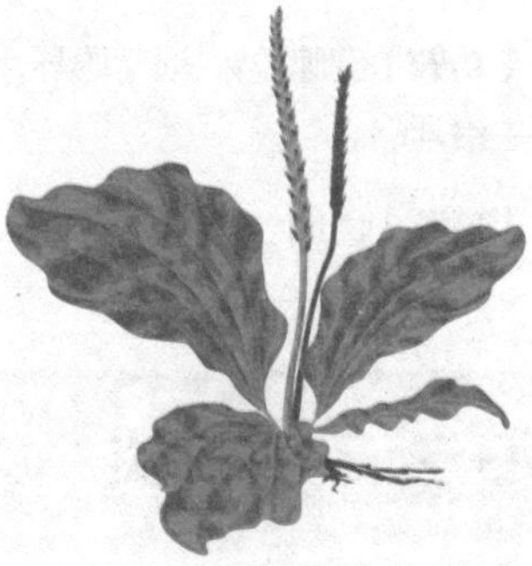

车前子

方名 益气聪明汤加减

【方药】党参、黄芪各20克，白术、葛根、蔓荆子、石菖蒲各10克，当归15克，陈皮、川芎、柴胡、升麻各6克。

【用法】每日1剂，水煎2次，分2~3次温服，10天为1个疗程。

【功效】主治脾胃虚弱型耳鸣，症见耳鸣劳累后加重，耳内空虚或发凉。

【来源】《医药星期三》

方名 刮痧法

【方药】找一边缘光滑的硬物，如调羹。

【用法】取站立位或坐位，用调羹置于耳前，从上往下缓慢用力地刮，同一方向刮20~30次；再置于耳后下方，从斜上往斜下，缓慢用力，同一方向刮20~30次；然后将调羹置于腰部，从靠近腰椎处向两边横刮20~30次；最后取坐位，抬起一只脚，置于另一膝盖上，把调羹放在膝盖内侧后缘，沿从膝到脚内踝的方向刮拭20~30次。

【分析】此法隔2天1次，7天为1个疗程。刮拭后要保持所拭部位的干燥、清洁。

【功效】刺激穴位，舒筋活络。对耳鸣治疗有良效。

【来源】《医药养生保健报》

方名 当归玉米酒

【方药】当归150克，杜仲、丹参各80克，枸杞子250克，黄芪250克，野菊花150克，玉米2000克，酒曲适量。

【用法】将上药水煎弃渣，取药汁；玉米研粗末，水浸6小时，沥干，蒸熟候冷，置于酒坛中，加入药汁、酒曲搅匀，密封2~3天，闻有酒香后，将酒坛埋入潮湿黄土中，经10日后开封，置阴凉干燥处保存饮用。每日两次，每次30~50毫升温服。

【功效】该药酒可滋阴平肝，

益血祛风，适用于高血压、眩晕、耳聋、耳鸣等。

【来源】民间验方

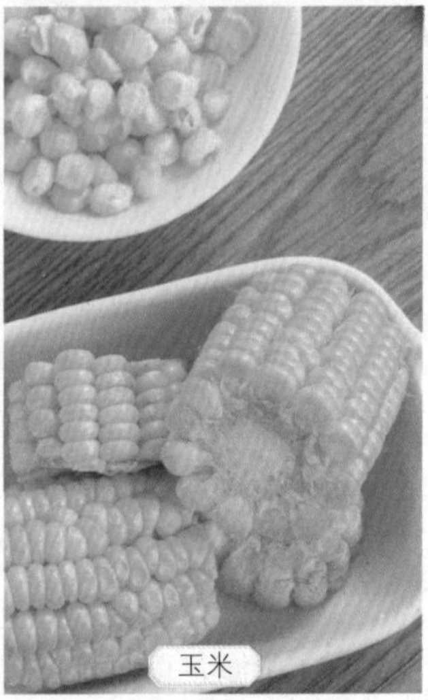

方名 磁石治疗法

【方药】磁石30克，路路通12克，焦神曲15克，泽兰12克，川芎6克，红花6克。

【用法】水煎服，分3次服用。头沉发憋者，加蔓荆子10克。

【分析】方中磁石益肾纳气，为治耳鸣之要药，肾开窍于耳，肾虚则耳不聪，《本草纲目》记载："磁石治肾虚诸病，耳通目明。"泽兰芳香，通乎肺也，肺之络会于耳，故用泽兰治其肺，使其气行则耳聪；神曲健脾和胃，脾胃和则九窍得通；路路通通行十二经脉而活血通窍；红花通利经脉，祛瘀通窍；川芎上行引诸药直达病所。药理研究表明，川芎、红花有扩张血管的作用，可改善颈部血液循环，增加耳部血流量，耳窍得到荣养，则耳鸣可愈。

【功效】健脾益肾，通窍聪耳，主治耳鸣。

【来源】民间验方

5.2.2 中耳炎

方名 冰片油

【方药】冰片1克，核桃油10毫升。

【用法】冰片研细末，放入核桃油10毫升，不断搅和，使其溶解，用时先洗净外耳道内的脓性分泌物，用棉球拭干后滴入药液2~3滴，再用棉球将外耳道堵住，以免药液外溢。

【功效】清热，去火，止痛。急性中耳炎一般5天（每日滴药1次）痊愈，慢性者8~10天痊愈。

【来源】民间验方

方名 鲜桑叶汁

【方药】鲜桑叶数片。

【用法】鲜桑叶洗净后，捣烂取汁，每次将1~2滴桑叶汁滴入耳道内，每日3次，一般连用2~3天即愈。

【功效】疏风解表，对中耳炎有效。

【来源】民间验方

方名 鲜蒲公英方

【方药】鲜蒲公英适量。

【用法】使用时，先用过氧化氢溶液洗净耳中脓液，擦干捣汁滴耳，每日3~4次。

【分析】据现代药理研究证明，蒲公英对金色葡萄球菌耐药菌株、溶血性链球菌有较强的杀菌作用。

【功效】清热解毒，抑菌消炎。对中耳炎有良效。

【来源】民间验方

方名 蚕蛹方

【方药】桑蚕蛹一只（焙干），银朱、冰片、生石膏（烧熟）各5克。

【用法】共研为粉末，密封备用。用时取少许麻油调入药内，再点入耳内，一般一次即愈。

【功效】抗菌消炎，适用于中耳炎。

【来源】民间验方

方名 黄连粉

【方药】黄连 10 克，冰片 1 克。

【用法】先研磨黄连，然后加冰片再研匀，装瓶。用时，先按常规消毒（用 3% 过氧化氢溶液，或生理盐水，或浓茶水清洗外耳道脓液和药痂，并用清洁药棉擦干）。然后用草管或小纸管将药末吹入耳内，每日 2~3 次，3~5 天见效。

【功效】清热解毒，抗炎止痛。治疗急、慢性化脓性中耳炎。

【来源】民间验方

方名 黄连木鳖子油

【方药】黄连 3 克，木鳖子 3 个，麻油 20 毫升。

【用法】取黄连及木鳖子，加入麻油 20 毫升，炸至色黑弃去，将油置入玻璃瓶中，用以滴耳，每次 3 滴，每 2~4 小时 1 次直至痊愈。耳中脓液多者，用 3% 过氧化氢溶液清洗后滴入。

【分析】中医称中耳炎为“耳脓”，多因风火湿热、染毒或肝肾虚火循经上冲耳窍、血凝毒滞而成。本方有清热解毒、收敛生肌、止痛之功效。临床未发现毒副反应，其优点是见效快，治疗时间短，不用服药物治疗，治愈后不易复发。

【功效】清热解毒，散结消肿。主治中耳炎。

【来源】民间验方

方名 黄柏蜂房粉

【方药】露蜂房 30 克，黄柏 15 克，枯矾 6 克，冰片 3 克。

【用法】前二味放瓦上焙黄，研末，再加后二味，共研细末，装瓶。用时，先按常规消毒，然后用草管或小纸管将药末吹入耳内，或用麻油调匀，每次滴入耳内 3~5 滴，每日 2 次，一般用药后 2~3 天可痊愈，慢性者 5~10 天治愈。

【功效】祛风除湿，消肿止痛。主治中耳炎。

【来源】民间验方

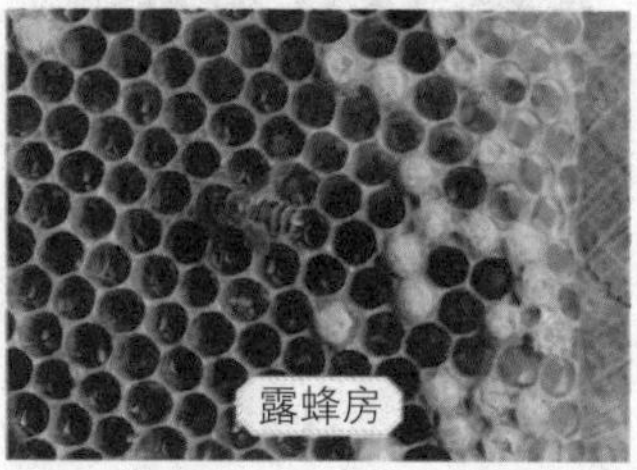
露蜂房

方名 耳炎灵方

【方药】大黄、黄芩、黄连、黄柏、苦参各 20 克，冰片 6 克，香油 500 毫升，液状石蜡 1000 毫升。

【用法】先将前 5 味药放入香油锅内浸泡 24 小时，然后加热，炸至药枯成黑黄色时，滤药渣，再加石蜡、冰片拌匀、过滤，分装于空眼药水瓶内备用。用棉签拭净耳内脓液，然后滴入 1~2 滴药，每日 1 次。

【分析】脓耳由于风热兼湿毒上蒸耳窍，以致热郁血络则现耳外肿痛，热灼鼓膜则穿孔，热腐肌膜则流脓。方中大黄、黄芩清热消肿；配伍黄连、黄柏、苦参燥湿解毒排脓；佐冰片祛腐生肌；另加香油、液状石蜡清热滑润，调和诸药。

【功效】清热解毒，消肿止痛，祛腐生肌，燥湿排脓。主治慢性化脓性中耳炎。

【来源】河南省中医学院 蔡福养

方名 双粉散

【方药】轻粉 0.5 克，红粉 0.1 克，冰片 0.2 克，滑石 0.2 克，人工合成麝香 0.1 克。

【用法】上药共碾为细末备用。先将外耳道用淡盐水洗净，取药粉少许，以纸卷轻轻吹入即可。1 日 2次。

【分析】方中轻粉、红粉托

毒排脓；麝香、冰片清热消肿止痛；滑石粉清湿热。五药相配，使脓清肿消，脓耳渐愈。

【功效】清热解毒，排脓消肿。主治慢性中耳炎。

【来源】吉林省长春市中医院 王宏琳

方名 通耳散

【方药】枯矾、五倍子、全虫、硼砂各10克，冰片25克，黄丹5克。

【用法】将上药共研极细粉末装瓶备用。常规消毒耳门、耳郭皮肤，用3%过氧化氢溶液清洗外耳道分泌物，将通耳散用硬纸筒吹入耳道，每日2次。

【功效】祛风湿，除痒痛，消肿胀，活血络，通耳窍。主治中耳炎。

【来源】民间验方

方名 苦参冰片油

【方药】苦参15克，冰片6克，香油30克。

【用法】将油烧沸，立即将苦参投入，待药焦黄后捞出，再将冰片放入搅匀，置凉备用。每日滴耳3次，每次2~3滴。

【功效】清热解毒，杀菌。主治化脓性中耳炎。

【来源】民间验方

方名 花椒油

【方药】花椒20~30粒，香油少许，明矾适量。

【用法】取一勺纯香油，放在火上加热，然后放入20~30粒花椒，待花椒在油中变成深黄后，放一小块明矾（大小同一小枣即可），然后关火，等油凉后，用卫生棉签蘸着涂抹患处，每日早晚各1次，3~4天即可痊愈。

【功效】温中散寒，燥湿止痒。适用于小儿中耳炎。

【来源】民间验方

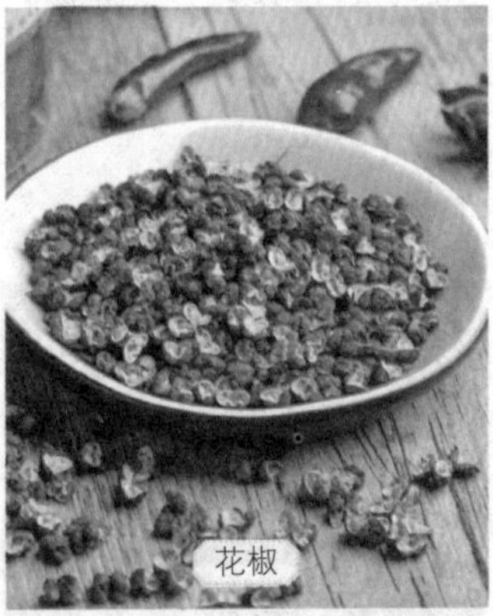
花椒

方名 风聋方

【方药】银花12克，连翘12克，黄芩12克，菊花9克，牛蒡12克，辛夷12克，泽泻15克，车前子9克，石菖蒲15克，柴胡12克。

【用法】水煎服。

【分析】方中以银花、连翘为主，疏散在表之邪，祛除病因，疏通经气；行气通窍以石菖蒲、辛夷等为主，石菖蒲、辛夷通利九窍，相互配伍，可使耳窍气行血流。

【功效】主治分泌性中耳炎。

【来源】上海中医药大学附属龙华医院 张青

5.2.3 耳聋

方名 黑胡椒番茄酱

【方药】番茄750克，洋葱末60克，大蒜末60克，高汤150毫升，黑胡椒粉3~4克，水淀粉50毫升。

【用法】番茄用热水泡后去皮，切碎；锅内放适量橄榄油烧热，炒香蒜末和洋葱末；倒入番茄炒出汤水，加高汤搅匀，烧开后转小火至汤汁收至一半；加入水淀粉后用铲子不断翻搅，让汤汁保持微沸冒泡的状态，直至浓稠，倒入黑胡椒粉搅匀即可。每周吃2~3次，可拌面条吃也可拌米饭吃。

【分析】耳内负责将声音转为神经信息的毛细胞，会在噪声衍生的氧自由基作用下发生自我毁灭，再加上老年人内耳血液循环变差，内耳小动脉血流量减少，因此老年人常会出现听力下降。

黑胡椒特有的胡椒素能提高毛细胞内天然抗氧化酶功能，保护毛细胞不受氧自由基损伤；番茄富含的维生素 A 可为内耳感觉细胞和中耳上皮细胞提供养分，而其富含的维生素 C 可促进脂质代谢，改善耳内血液循环。

【功效】养胃消滞，保护听力。有效缓解老年耳聋症状。

【来源】民间验方

方名 叩齿法

【用法】眼平视前方或微闭，舌尖轻顶上腭部，上下牙齿互相轻轻叩击 50~100 次。叩齿时思想集中，嘴唇轻闭，仔细聆听自己叩齿时发出的嗒嗒声。早晨起床后、午饭后、睡觉前各做一次，每次 3 分钟左右，站立、坐着均可。

【分析】现代医学认为，叩齿时，上下牙齿之间轻轻撞击，产生的震动通过牙根周围的组织，经过上下颌，传导至咽鼓管，这种轻微的震动可兴奋耳部的神经、血管和细胞，对大脑也有轻度的刺激作用。

【功效】提高老年人听力，对预防耳鸣、耳聋有一定作用。

【来源】民间验方

方名 核桃芝麻粉

【方药】核桃仁 250 克，黑芝麻 250 克。

【用法】各炒至微黄，碾碎，加冰糖适量，和匀为核桃芝麻粉。每次 1 汤匙，加水冲服或干吃皆可，每日 2 次。

【分析】核桃仁味甘，性温，有补肾固精作用；黑芝麻味甘，性平，有滋补肝肾功效。

【功效】此方常食可以延缓听力衰退，预防耳聋。

【来源】《医药养生保健报》

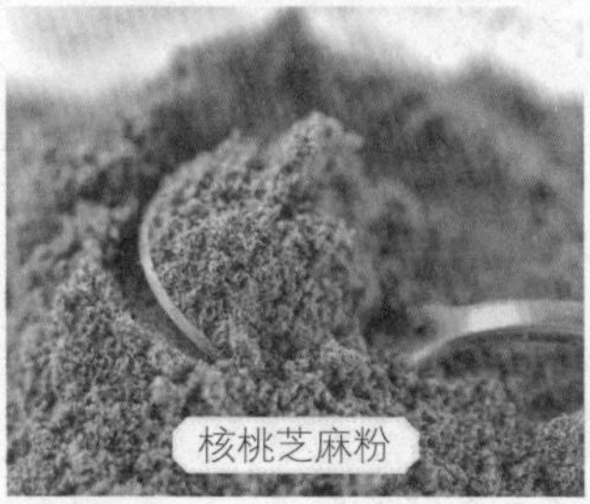

核桃芝麻粉

方名 化瘀复聪汤

【方药】丹参 30 克，赤芍 12 克，川芎 15 克，当归 12 克，三棱 12 克，香附 9 克，郁金 12 克，葛根 30 克，石菖蒲 15 克，地龙 9 克，路路通 9 克。

【用法】水煎服。20 天为 1 个疗程。

【分析】方中川芎、赤芍、当归、三棱专于活血化瘀；香附、郁金行气通脉；地龙、路路通疏经通络；葛根、石菖蒲宣通耳窍；再配以重剂丹参，诸药合用，既可行血分之瘀阻，又能解气机之郁滞。本方气血兼顾，重在化瘀，使耳脉得以灌注。

【功效】行气通窍，活血化瘀。主治突发性耳聋。

【来源】上海中医药大学附属龙华医院 张青等

方名 芍红方

【方药】赤芍 9 克，红花 9 克，桃仁 9 克，川芎 6 克，参三七 3 克，水蛭 6 克，没药 9 克，白芷 9 克，干姜 3 克，大枣 15 枚。

【用法】水煎，每日 1 剂，分 2 次服。2 周为 1 个疗程。

【分析】突发性耳聋发病机理为气血瘀结，治则当以活血化瘀。赤芍、桃仁、红花、参三七、没药活血祛瘀；水蛭功擅破血逐瘀，与上述药物合用以增强消散瘀结之力；川芎为血中之气药，具有通达气血的功能；干姜温通，以助化瘀；白芷芳香上达，能引诸药上行；配以大枣补益气血，使瘀血去而正气存。实验证明本方能使血栓时间明显延长，有“活血”作用，可增强纤维蛋白溶解活力，改善内耳微循环。

【功效】活血化瘀。主治突发性耳聋。

【宜忌】有脑血管疾患或出血倾向者不宜服本方。

【来源】上海医科大学眼耳鼻喉科医院 朱纪如等

方名 耳聋方

【方药】磁石60克，葛根45~60克，骨碎补30~60克，山药30克，白芍15克，川芎15克，石菖蒲9克，酒大黄15~18克，甘草12克，大枣15克。

【用法】水煎服。

【分析】叶天士《临床指南医案》指出，“肾开窍于耳，心亦寄窍于耳，胆络脉附于耳。制虚失聪，治在心肾；肝郁窍闭，治在肝胆。”本方中磁石能安神补肾潜阳；骨碎补益肾活血；大黄、川芎活血祛瘀；白芍、山药、大枣养血柔肝；葛根升发清阳，引药上行；石菖蒲开窍。综合全方以补肝肾、活血化瘀为主，且有清上镇下之力。

【功效】补益肝肾，活血祛瘀。主治突发性耳聋。

【来源】上海第二军医大学附属长海医院 孙爱华

方名 睡磁石枕

【方药】磁石100克，谷糠400克。

【用法】平铺于如枕头大小的密致棉布上，再覆盖一层同样大小的棉布，先缝合四个边，然后在中间进行纵横缝合，使药粉均匀分布。睡觉时将磁石枕放在薄枕头上使用，每周3次，隔日1次。

【分析】《本草纲目》记载，磁石通耳明目，具有聪耳的功效。磁石味辛、咸，性平，入肾、肝、肺经。具有平肝潜阳、安神镇惊、聪耳明目之功效。

【功效】主治老人阴虚阳亢所致的眩晕、耳聋、耳鸣、惊悸、失眠等。

【来源】民间验方

方名 桑葚膏

【方药】桑葚250克。

【用法】洗净加水适量，煎煮30分钟后取汁1次，加水再煎，共取煎液2次。合并2次煎液，再以小火慢熬浓缩至较黏稠，加入蜂蜜50~80毫升煮沸，起锅待冷装瓶。每次取1小匙(约6克)，温水冲服，早晚各1次。

【分析】桑葚味甘、酸，性微寒，入心、肝、肾经，为滋补强壮良药。

【功效】擅治阴血不足而致的头晕目眩，耳鸣耳聋，腰膝酸软，须发早白等症。

【来源】民间验方

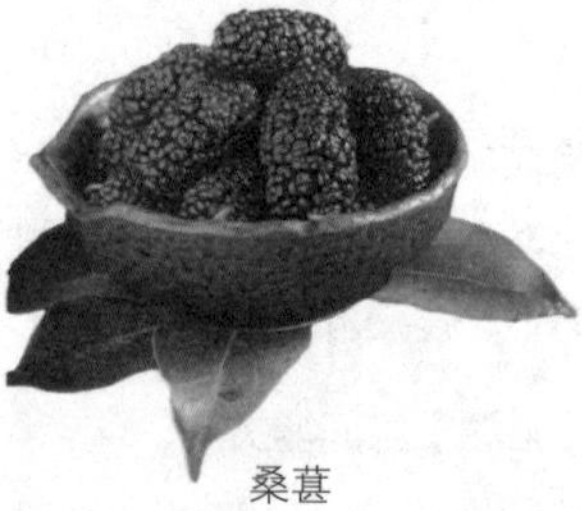

桑葚

方名 党参黄芪方

【方药】党参15克，黄芪15克，丹参12克，川芎9克，骨碎补12克，补骨脂12克，淫羊藿12克，五味子9克，灵磁石30克，黄精12克，首乌12克。

【用法】水煎服，每日1剂。

【功效】益气活血，补肾填精。适用于治神经性耳聋，老年性耳聋，药毒性耳聋。

【来源】民间验方

方名 葛根甘草汤

【方药】葛根20克，甘草10克。

【用法】水煎，每日1剂，分2次服。

【功效】改善脑血流，增加内耳供血。适用于突发性耳聋。

【来源】民间验方

5.2.4 慢性鼻炎

方名 中药熏治

【方药】细辛5克，苍耳子、白芷、防风、黄芩、辛夷各15克，薄荷、菊花、蒲公英各10克。

【用法】将上药研为药末，放入非铁制容器中煮沸后煎煮10分钟，使患者吸其热蒸气，每天早晚各1次，每剂药可连续熏蒸3天，9天为1个疗程，可连续熏蒸2个疗程。

【分析】现代实验研究表明，鼻黏膜下血管非常丰富，动脉、静脉、淋巴和毛细管交织成网状，且黏膜极薄，药物可迅速经鼻黏膜吸收后进入大循环，所以鼻腔给药起效快，而且能提高生物利用度。方中所用熏蒸药均为辛香走窜之品，其有效成分大多为挥发油，而鼻黏膜为脂质膜，脂溶性强的物质易于通过。方中细辛具有散风寒、通鼻窍之功；白芷为解表开腠、通脉行窍之良药；辛夷芳香走窜，善通鼻窍，为治疗鼻渊之要药；薄荷、菊花清香走窜，为辛凉解表之良品；黄芩、蒲公英具有清热解毒之功效；防风能辛温轻散，祛风解表。

【功效】宣肺通窍，化浊除涕，清热泻火，疏散风寒。主治慢性鼻炎。

【来源】《医药星期三》

方名 清洗鼻腔法

【用法】取清水一盆，屏住呼吸，将鼻孔浸没在清水中。用拇指和食指捏住鼻孔，一捏一松，以清水来洗涤鼻孔，可除去污垢，减少致病微生物危害健康的机会。每次鼻孔浸泡在水中的时间大约5秒，然后先做呼气动作，吹出鼻孔中的水，再做吸气动作。如此反复清洗，每次做10分钟，每天做2次。

【功效】清洁鼻腔，缓解鼻塞。对减轻慢性鼻炎有效。

【来源】民间验方

方名 辛夷花蛋方

【方药】辛夷花8克，鸡蛋1只。

【用法】共放药罐内，加清水1碗半煮至1碗，将鸡蛋取出去壳刺小孔数个，放入药罐再煮片刻，趁热饮汤吃蛋。每天1剂，连服1周。

【分析】辛夷花有散寒通窍止涕之功效，与鸡蛋同服则有扶正兼祛邪之妙用，协助调补脾胃，使鼻炎尽快治愈。

【功效】祛风散寒，通窍止痛。主治慢性鼻炎。

【来源】民间验方

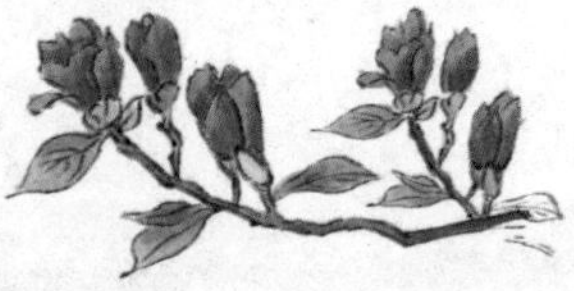

辛夷花

方名 鹅不食草方

【方药】鹅不食草适量。

【用法】晒干后研成细粉末，用纱布将药粉末包好成适合鼻前庭大小的圆形小球。用60%的医用酒精浸泡24小时后备用。把备用的药塞入患侧鼻孔内，每日1次，每次用2小时后取出，一周为1个疗程，双侧炎症者则交替使用。一般1~2个疗程可治愈。

【功效】散风寒，通鼻窍。主治慢性鼻炎。

【来源】民间验方

方名 石斛粥

【方药】鲜石斛 20 克，粳米 30 克，冰糖适量。

【用法】先将鲜石斛加水煎煮，去渣取汁；用药汁熬粳米成粥，加入冰糖，早晚服食。

【功效】益胃生津，养阴清热。主治慢性鼻炎。

【来源】民间验方

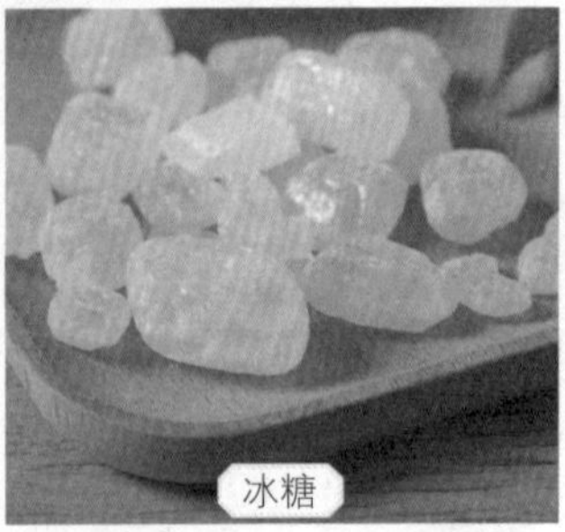
冰糖

方名 麻苍芩方

【方药】黄芩、苍耳子、鹅不食草、白芷、辛夷各 9 克，薄荷、麻黄各 4.5 克。

【用法】水煎，加糖适量，成 100 毫升，为 1 日量，分 3 次饭后服用。

【分析】本病由风邪外袭、肺气壅塞、鼻窍不利而致。方中麻黄、薄荷疏风宣肺；苍耳子、鹅不食草、辛夷、白芷散风通窍；黄芩清肺热。诸药合用，则肺气得宜，鼻窍得通。

【功效】疏风宣肺通窍。主治慢性鼻炎。

【来源】民间验方

方名 吹鼻法

【方药】甜瓜蔓适量。

【用法】烧炭存性，研末，取少许以管吹入鼻中，日 3 次。

【功效】通经络，宣鼻窍。主治慢性鼻炎。

【来源】民间验方

方名 葱汁塞鼻法

【方药】苍耳子 9 克，辛夷花 6 克，葱白 15 克。

【用法】先将苍耳子与辛夷加水 180 毫升煎取浓汁 60 毫升，候冷；再将葱白用冷开水洗净后捣汁冲入，用药棉蘸以上药汁塞入鼻中，如左鼻孔有病塞左边，右鼻孔有病塞右边，左、右鼻孔都有病则轮换塞之。1~2 小时换 1 次。用药棉蘸药汁塞入鼻孔时有一些刺激性，往往引起打喷嚏、流鼻涕，不必疑惧，能忍耐者多塞几分钟，不能忍耐者每次塞 5 分钟即可，但间隔的时间可短一些，塞得勤一些。

如有鼻出血现象，应暂停使用。药棉用过 1 次后不能再用，必须另换新药棉。可将药棉卷成 2.5 厘米长如笔杆状，这样在蘸药汁塞鼻时就比较方便。

葱汁要当天捣取，隔夜不新鲜的无用，故药汁必须每天制备。在制备药汁及卷药棉塞鼻时必须将手洗净，注意卫生。

【功效】通鼻窍，散瘀血。主治慢性鼻炎。

【来源】民间验方

方名 鼻渊合剂

【方药】桑叶 10 克，薄荷 10 克，夏枯草 10 克，白芷 6 克，辛夷 6 克，苍耳子 10 克，芦根 30 克。

【用法】水煎服，一日 1 剂，一日 3 次。

【分析】桑叶、薄荷、夏枯草疏风散热；白芷、辛夷、苍耳子祛风通窍；芦根清肺热之力较佳，兼有排脓作用。全方配伍，具有疏散风热、清火解毒、宣通鼻窍、排浊升清之功效。本方对急性鼻炎、鼻窦炎也有较好的疗效。

【功效】疏风清热，宣通鼻窍。主治慢性鼻炎。

【来源】南京化学工业公司医院 潘嘉珑等

5.2.5 鼻出血

方名 双根汤

【方药】白茅根30克，芦根15克。

【用法】放入砂锅中，加入清水1500~1800毫升，浸泡40分钟，然后开火煎煮30分钟，滤取药汁即成。代茶饮用，早晚2次空腹服用。

【功效】清热生津，此方适用于治疗肺热火盛之流鼻血。

【来源】民间验方

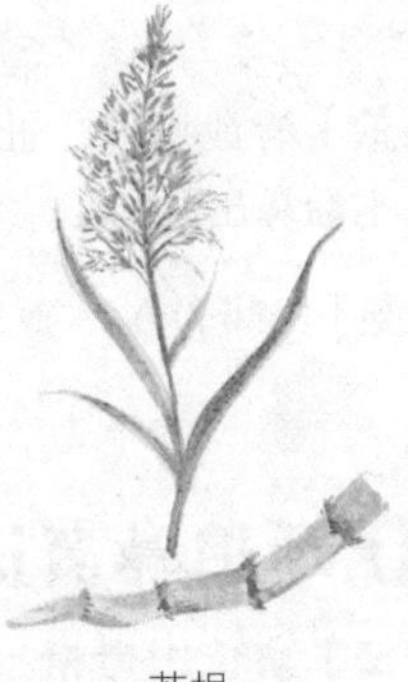

芦根

方名 三鲜汤

【方药】鲜生地、鲜麦冬、鲜藕节各适量。

【用法】共捣烂绞汁，温服2盅。

【功效】清热生津，凉血止血。主治鼻出血。

【来源】民间验方

方名 猪皮冻

【方药】猪皮适量。

【用法】将猪皮上的毛拔掉，切成小长块，放入锅中用水煮，直到将猪皮煮成烂熟，和锅里的水融为一体时，再将食盐、酱油、花椒、味精等作料放入锅中，搅拌均匀，然后将肉皮汤搁到一边，让其冷却自然凝固，或直接放入冰箱中让其冷冻。待肉皮冻凝固后再取出切成小长条，加入醋、辣椒油、少量食盐及其他调料搅拌后，便成了可口的肉皮冻，酸辣清凉。

【分析】优质新鲜的猪皮含有丰富的胶原蛋白和弹性蛋白，素有美容食品之誉。两千多年前的汉代，名医张仲景的《伤寒论》中就记载猪肤有和血脉、润肌肤的作用。

【功效】养血益气，对鼻出血有治疗作用。

【来源】民间验方

方名 杏仁川贝百合粥

【方药】杏仁30克，川贝母15克，百合30克，粳米50克。

【用法】将杏仁、川贝母、百合洗净，装入纱布袋内，先煮1小时，捞去布袋放入粳米，再煮20~30分钟，即可食用。

【功效】清热润肺，主治因肺失调导致的鼻出血。

【来源】民间验方

方名 小罗汉丸

【方药】莱菔子适量。

【用法】莱菔子研成面，然后加点面粉与茶叶水调成药丸子，一日3次，每次1丸。

【功效】宽中下气，化滞消痰。主治大补之后的鼻出血。

【来源】民间验方

方名 治疗验方

【方药】明矾15克，青黛、生大黄各9克，紫草、硼砂各6克。

【用法】上药共研成粉末，取菜籽油适量煮沸，冷却后与药粉调匀，浸泡3~5日备用。急性出血时用消毒棉球蘸本品填塞鼻腔；缓解后以本品滴鼻，每例1~2滴，早晚各1次。15日为1个疗程。

【功效】清热解毒,抗菌消炎。主治小儿鼻出血。

【来源】民间验方

方名 石榴汁

【方药】鲜石榴若干。

【用法】洗净后去皮，捣烂绞取其汁液即成。直接饮用，1次100毫升。鼻血止后，可以再连续喝2~3次，有利于巩固疗效。

【功效】生津止渴，收敛止血。对因燥热伤肺引起的鼻出血有效。

【来源】《医药养生保健报》

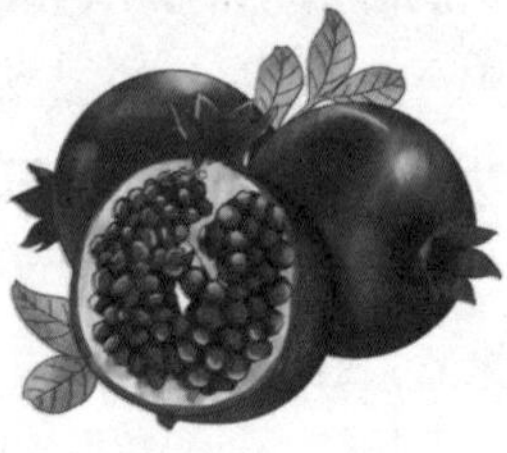

石榴

方名 四鲜饮

【方药】鲜莲藕250克，鲜鸭梨、鲜荸荠（去皮）、鲜百合（超市有真空包装产品出售）各125克。

【用法】一同榨出汁液，每日分2次饮用，空腹饮用。

【功效】凉血，滋阴，清热，可有效预防鼻出血。

【来源】民间验方

方名 大蓟根蛋方

【方药】鲜大蓟根60克，鸡蛋3枚。

【用法】加水同煮至蛋熟即可。每日1次，连服1周。

【功效】润肺解毒、育阴止血。主治由肺经伏火引起的鼻窦炎、鼻出血等。

【来源】民间验方

方名 白茅根水

【方药】桑叶9克，菊花6克，白茅根15克，白糖适量。

【用法】水煎服，每天1剂，连服数天。

【功效】清热泻火，适用于肺热明显的鼻出血。

【来源】民间验方

方名 桑白皮

【方药】桑白皮50~100克。

【用法】水煎服。有效时，继续服2~3剂以巩固疗效。

【分析】因鼻中出血而使营血耗伤，故出血多者，每见血虚之象，如面色苍白、心悸、神疲、脉细等，除按以上辨证用药外，可配合和营养血之法，适当加入黄精、首乌、桑葚子、生地等养血之品。若因阴血耗伤，涉及阳气，以致阳气衰微者，应用补气摄血之法，救逆扶危，选用独参汤或参附汤。

【功效】泻肺降气，降压止血，主治中老年鼻出血，症见经常复发，出血量大，有顽固性出血的倾向。

【来源】民间验方

方名 糖藕汤

【方药】莲藕50克，白糖120克，头发灰少许。

【用法】莲藕洗净切片，与白糖、头发灰（布包）煎水服；吃葱咽汤；每天1剂，连服3~4天。

【功效】清泄肺热，止血安络。主治鼻出血。

【来源】民间验方

方名 压迫鼻翼法

【用法】家长用拇指、食指紧捏孩子两侧鼻翼约10~15分钟（也可以直接压迫出血的鼻孔）。很多家长首先想到用纸巾堵塞，其实纸巾压力通常不够，不能达到止血的效果，而且纸巾未经消毒，容易诱发感染。在压迫鼻翼的同时，取坐位，头稍向前下倾，以便把嘴里的血吐出来。让孩子抬起头是错误的做法。因为当孩子抬高头时，血液会被不由地咽下去，刺激胃肠，引起恶心、呕吐等，特别是出血量大时，还有发生误吸的可能。

【功效】对鼻出血有效。

【来源】民间验方

方名 藕炖瘦肉

【方药】雪梨2个，藕节15克，猪瘦肉100克。

【用法】加水煮熟后服食，吃肉喝汤；每天1剂，连服4~5天。

【功效】此方对肾阴不足、鼻出血反复发作者有效。

【来源】民间验方

5.2.6 过敏性鼻炎

方名 鹅不食草方

【方药】鹅不食草10克，医用白凡士林90克。

【用法】将鹅不食草研成细末，与凡士林调匀，制成软膏，贮净瓶备用。治疗时将此软膏均匀涂在棉布片上，填入双侧鼻腔，半小时后取出，每日1次，15次为1个疗程。一般用药1~2个疗程可获显效。

【功效】祛风散寒，通鼻塞。适用于急性鼻炎、慢性鼻炎（包括单纯性鼻炎、肥厚性鼻炎）、过敏性鼻炎等各种鼻炎。

【来源】民间验方

方名 神仙粥

【方药】生姜6克，连须葱白6根，糯米60克，米醋10毫升。

【用法】先将糯米洗后与生姜同煮，粥将熟时放入葱白，最后入米醋，稍煮即可食用。每日1次。

【功效】祛风散寒，适用于过敏性鼻炎属风寒型者。

【来源】民间验方

方名 抗敏粥

【方药】乌梅、五味子、白芍、银柴胡、防风、苍耳子各9克，粳米100克，大枣8枚。

【用法】先将乌梅、五味子、白芍、银柴胡、防风、苍耳子洗净并浸泡半小时，大火煮沸后改小火煮15分钟，去渣取汁；将粳米、大枣洗净，加入药汁中，再酌加清水共煮至米烂即成。每日1剂，分早晚2次服食。

【功效】通鼻窍，抗过敏。适用于过敏性鼻炎发作期。

【来源】民间验方

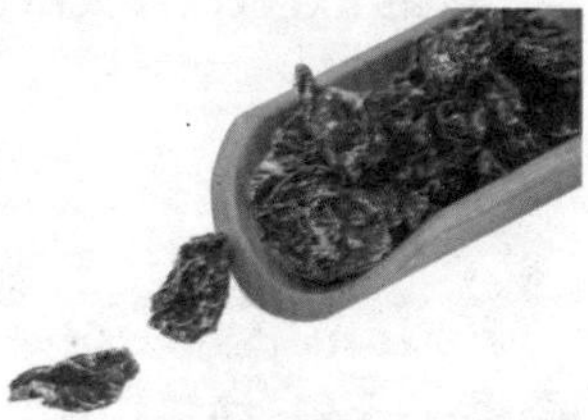

乌梅干

方名 屏风粥

【方药】黄芪30克，防风9克，大枣8枚，粳米100克。

【用法】将黄芪、防风洗净，水煎去渣取汁备用；将大枣、粳米洗净，同置锅中，加入药汁及适量水，共煮至米烂粥成。每日1剂，分早晚2次服食。

【功效】益气，固表。素有过敏性鼻炎病史、体质为肺气不足者可于缓解期服用。

【来源】民间验方

方名 黄芩炖猪肚

【方药】黄芩15克，猪肚250克，葱段、生姜片、酱油、食盐、味精各适量。

【用法】将猪肚洗净、切丝；黄芩洗净并包纱布，与葱段、生姜片、酱油共放入砂锅中，加适量水，炖至猪肚烂熟，去药包，调入食盐、味精即成。佐餐食用，每周2次。

【功效】健脾和胃，清热燥湿。适用于过敏性鼻炎而有肺火征象者。

【来源】民间验方

方名 过敏煎

【方药】防风、银柴胡、乌梅、五味子、甘草各10克。

【用法】水煎，每日1剂，早晚服。

【分析】银柴胡味甘性凉，清热凉血；防风味辛甘性温，祛风胜湿；乌梅味酸性平，收敛生津；五味子味酸性温，敛肺生津，滋肾涩精；甘草味甘性平，清热解毒，调和诸药。五药配合，寒热共济，有收有散，收者顾其本，散者祛其邪，故对过敏性疾患有良效。

【功效】解表和里，主治过敏性鼻炎、荨麻疹。

【来源】祝谌予

方名 皂荚方

【方药】皂荚适量。

【用法】皂荚研末，取少许吹入鼻中，同时，将其与食醋调成膏，取豆粒大小敷于双侧鼻旁迎香穴，早晚各1次。7日为1个疗程，2个疗程左右即可见效。

【分析】皂荚，又名皂角，为豆科植物皂荚的果实。其味辛、咸，性温，有小毒。归肺、大肠经，具有祛风痰、除湿毒、开窍、杀虫之功效。

【功效】用以治疗过敏性鼻炎，有较好的疗效。

【来源】郭旭光

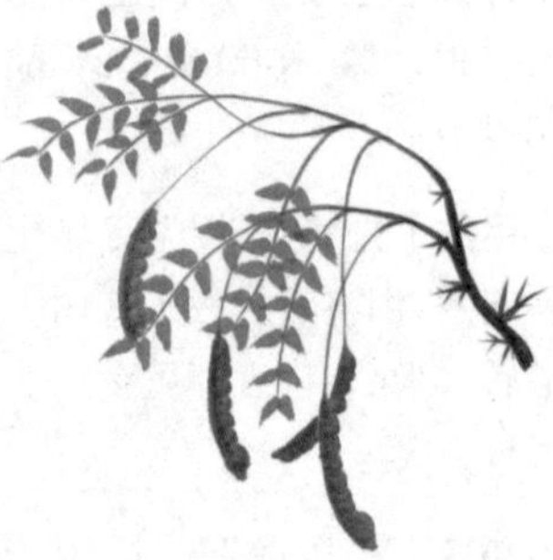

皂荚

方名 花椒半夏汤

【方药】半夏和当年的新鲜花椒各适量。

【用法】将这两种药物按2:1的比例（重量）一起入锅加适量的清水，先用大火煮沸，再用小火煎煮至药汁呈浓稠状（如取花椒50克，半夏100克，用水煎得30毫升的浓汁）时，取出药汁放入消过毒的瓷瓶内备用。过敏性鼻炎患者在进行治疗时，可用消毒棉签蘸取适量的此药汁（以药汁不向下流淌为度），均匀地涂抹在鼻腔内。可每天早中晚各涂药1次，连续用药20天为1个疗程。一般来说，此病患者在连续用药3~5天后即可见效，连续用药16天即可痊愈。如果用药1个疗程病情未能痊愈或愈后病情复发，再次使用此疗法仍然有效。

【分析】半夏具有行水湿、降逆气、祛痰饮的功效。花椒具有补肺固表、祛风散寒、补肾纳气的功效。用花椒和半夏煎取的浓汁具有很强的局部麻醉作用，可降低鼻黏膜对致病菌的敏感性，提高鼻腔的免疫能力。

【功效】治疗过敏性鼻炎。

【来源】蒋健

方名 灵芝红枣鹌鹑蛋汤

【方药】灵芝15克，红枣10枚，鹌鹑蛋5个，冰糖适量。

【用法】将鹌鹑蛋煮熟去皮；灵芝洗净切碎；红枣去核，同放入锅中加水，烧开后加入冰糖，小火炖30分钟即成。每日1剂，晨起或睡前服。

【功效】适合素有过敏性鼻

炎病史，体质为气血两虚型者于缓解期服用。

【来源】民间验方

方名 辛夷花煲鸡蛋

【方药】大枣4个，熟鸡蛋2个（去壳），辛夷花10朵。

【用法】大枣和熟鸡蛋放入开水中煮约30分钟，放入辛夷花，再煲10~15分钟即可。喝汤吃鸡蛋，每周2~3次。

【分析】辛夷花可通鼻窍，升清阳，可拮抗过敏介质（过敏性慢反应物质、组胺、血小板活化因子），阻止肥大细胞脱颗粒及减少过敏物质释放，有很好的抗过敏、抗炎作用。

【功效】补脾胃，通鼻窍。对过敏性鼻炎有很好的疗效。

【来源】民间验方

方名 麻黄汤加减

【方药】麻黄10克（先煎），桂枝10克，葛根20克，杏仁10克，炙甘草6克。

【用法】水煎服。服后温覆取汗，暂避风寒。

【分析】方中麻黄发汗宣肺开毛窍；桂枝治上冲之逆气，同时助麻黄发散风寒；杏仁利肺气；甘草缓急迫，和中护正。诸药合用，毛窍开启，营卫调和，逆气下达，邪气外出，痼疾可愈。

【功效】辛温解表，祛风散寒。主治过敏性鼻炎。

【来源】民间验方

方名 葛根白芷鲤鱼汤

【方药】葛根、白芷各15克，鲤鱼1条（约250克），葱、生姜、食盐、料酒各适量。

【用法】把葛根、白芷洗净切片，鲤鱼去鳃，剖腹去内脏，洗净。把葛根、白芷和鱼放入锅中，加入姜、葱、食盐和料酒，加清水800克，先用猛火煮沸，再用小火煮熟即可，食鱼喝汤。

【功效】祛风通窍，补虚活血。适用于秋季过敏性鼻炎患者，以及平素体虚、易感冒并见于气短、心悸者。

【宜忌】阴虚有热者忌服。

【来源】民间验方

方名 黑糯米鸡蛋

【方药】黑糯米约70克，大枣12枚，鸡蛋2个。

【用法】先把黑糯米与大枣洗净加水适量煮沸后，再把鸡蛋洗净放进粥中煮熟，捞起剥去壳再放进粥中煮10余分钟，然后添加适量油盐等调味品，即可服食。每日1次，服用一段时间，必有疗效。

【功效】增强鼻部抵抗力，改善过敏症状。对过敏性鼻炎有效。

【来源】江西省彭泽县中医院 刘国应

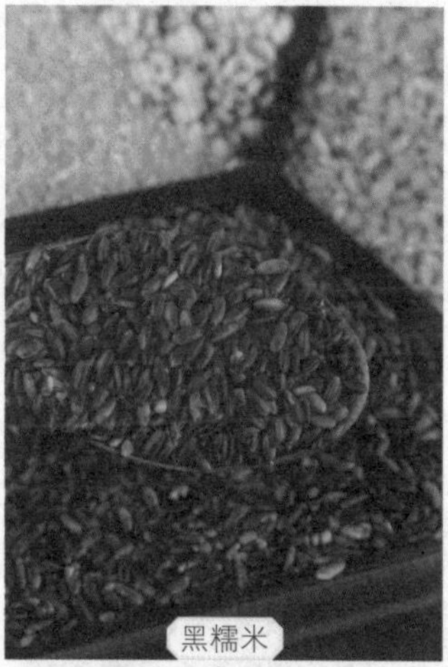

黑糯米

5.2.7 鼻窦炎

方名 清鼻丸

【方药】鱼腥草2000克，葛根、酒黄芩、贝母、天花粉、苍耳子各1500克，龙胆草1000克，薄荷750克。

【用法】共为细面，制成蜜丸，每丸10克重。1日3次，每次服1丸。小儿酌量。

【分析】鼻渊多由风寒湿热之邪入侵，内传于肺，循经上扰，熏灼鼻窦肌膜所致。方中鱼腥草、黄芩、龙胆草清热解毒除湿；贝母宣肺化痰；天花粉清热润肺，消肿排脓；苍耳子、薄荷疏风通窍；葛根活血通窍，且引诸药上行。

【功效】清热解毒消湿。主治慢性鼻窦炎。

【来源】黑龙江省中医学院附属医院 王圣云

方名 五味消毒饮

【方药】金银花30克，野菊花、蒲公英、紫花地丁各20克，天葵子15克。

【用法】水煎取汁，一半温热敷前额或鼻梁，早晚各1次。另一半分2次早晚服用，日1剂。急性者1周为1个疗程，用1~2个疗程。慢性者2周为1个疗程，用2~4个疗程。

【分析】方中五味药物，现代药理研究都具有抗菌、抗病毒作用。其中金银花，《本草通玄》云其“消痈解毒，补虚疗风”。野菊花，《浙江中药手册》载其“排脓解毒，消肿止痛”。蒲公英，《滇南本草》云其“敷诸疮肿毒”。紫花地丁，《本草纲目》和《本经逢原》都载其“治无名肿毒”。天葵子，《本草通玄》载其“达诸窍”。诸药合用既符合鼻渊病因病机，也符合鼻渊病位特点，是鼻渊良方。

【功效】清热解毒、消散疔疮。主治急性副鼻窦炎、慢性副鼻窦炎等属于中医“鼻渊”范畴的疾病。

【来源】《医宗金鉴》

方名 土茯苓方

【方药】土茯苓30克，金银花15克。

【用法】水煎服，每日1剂，分2次服完。其药渣再复煎，药液外洗鼻部，一般连用4剂，诸症可消。

【功效】清热除湿，解毒消炎。主治鼻窦炎。

【来源】民间验方

方名 参苓粥

【方药】党参20克，白茯苓20克（捣碎），生姜10克，白芷6克，粳米100克。

【用法】先将党参、茯苓、生姜、白芷浸泡30分钟后，水煎取汁，用药汁煮粳米，粥熟时服用。

【功效】主治肺气虚寒型鼻窦炎，症见鼻塞，多黏脓性涕，嗅觉减退，稍遇风寒等刺激便鼻塞及流涕加重。

【来源】民间验方

方名 白术苏叶猪肚粥

【方药】白术30克，苏叶10克，猪肚100克（切片），生姜2片，粳米100克。

【用法】先将白术、苏叶煎熬取汁，同猪肚、粳米煮粥，最后加入生姜等配料服用。

【功效】主治脾气虚弱型鼻窦炎，症见鼻塞，多黏脓性涕，嗅觉减退，少气乏力，食少腹胀。

【来源】民间验方

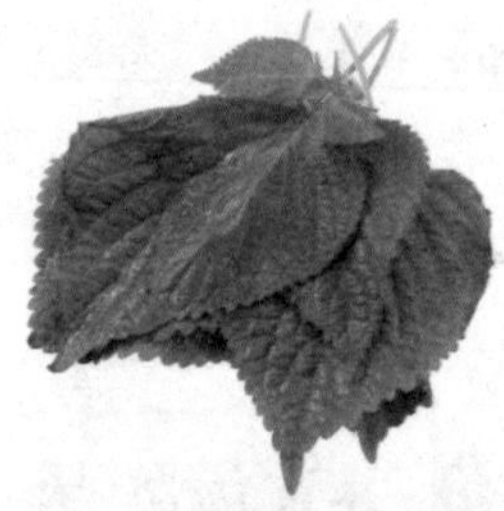

苏叶

5.2.8 鼻咽癌

方名 猪肉蜜膏

【方药】瘦猪肉1000克，蜂蜜500克。

【用法】将猪肉洗净，切成小块，加水适量，煮至猪肉熟烂，去渣后加入蜂蜜煮沸停火，待凉时装瓶备用。每次含咽10克，每日3次。

【功效】滋阴生津；利咽润燥。适用于鼻咽癌患者放疗后所致的口腔黏膜溃疡，吞咽困难，咽干舌燥，声音嘶哑等症。

【来源】民间验方

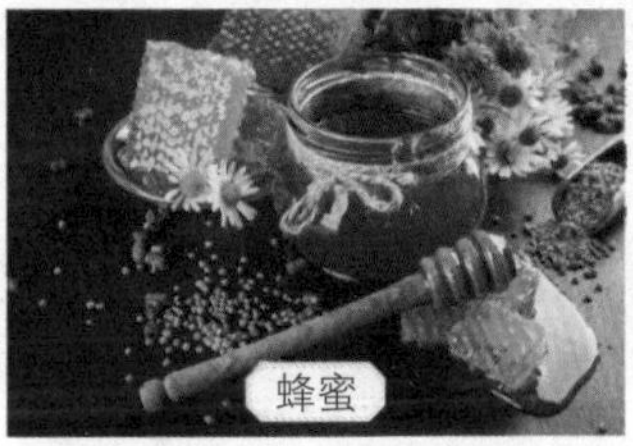

方名 玄参麦冬山豆根茶

【方药】玄参、金银花各15克，麦冬、山豆根各10克，生甘草3克。

【用法】将以上五味洗净，入锅，加水适量，反复煎煮2次，每次半小时，去渣取汁，代茶频频饮用，每日1剂。

【功效】养阴润燥，利咽止渴。适用于鼻咽癌患者放疗后所致的口干舌燥，咽喉肿痛，吞咽困难，不思饮食，大便干结等症。

【来源】民间验方

方名 开金锁汤

【方药】马勃9克（包煎），射干15克，开金锁、七叶一枝花各30克。

【用法】水煎服，每日1剂。

【功效】解毒利咽抗癌，适用于鼻咽癌。

【来源】《实用药物抗癌手册》

方名 白花蛇汤

【方药】白花蛇舌草60克，半枝莲30克，金果榄9~12克。

【用法】水煎服，每日1剂。

【功效】解毒抑癌，适用于鼻咽癌肺转移。

【来源】《中草药单方验方选编》

方名 山苦瓜滴鼻

【方药】山苦瓜10克，甘油20克，75%乙醇25克。

【用法】先将山苦瓜切碎，浸泡于乙醇中，添蒸馏水50毫升，搅匀后用纱布滤除药渣，加入甘油制成滴鼻剂，每日滴鼻3~6次。

【功效】解毒开窍，适用于鼻咽癌。

【来源】《抗癌中草药制剂》

5.2.9 慢性咽炎

方名 蜂蜜藕汁

【方药】鲜藕、蜂蜜各适量。

【用法】将鲜藕绞汁100毫升，加蜂蜜调匀饮服，每日1次，连服数日。

【分析】藕，味甘，性凉，主补中焦，养神，益气力。能清热生津，凉血止血，散瘀血。熟用微温，能补益脾胃，止泻，益血，生肌。莲藕富含淀粉、蛋白质、维生素B、维生素C、脂肪、碳水化合物及钙、磷、铁等多种矿物质，肉质肥嫩，白净滚圆，口感甜脆。

【功效】养阴清热，润燥止咳，清心安神。

【来源】民间验方

方名 雪梨罗汉果方

【方药】雪梨1个，罗汉果半个。

【用法】将雪梨洗净，连皮、核切碎，罗汉果洗净，然后放入砂锅，加适量清水共煎，煮沸30分钟，去渣饮汤。每日2次，连服3日可见效。

【分析】雪梨，味甘，性寒，归肺、胃经。含苹果酸、柠檬酸、维生素B1、维生素B2、维生素C、胡萝卜素等，具有生津润燥、清热化痰之功效，特别适合秋天食用。现代医学研究证明，梨确有润肺清燥、止咳化痰、养血生肌的作用。因此对急性气管炎和上呼吸道感染的患者出现的咽喉干、痒、痛、音哑、痰稠、便秘、尿赤、咳痰均有良效。

【功效】润肺消痰，清热利咽。

【来源】民间验方

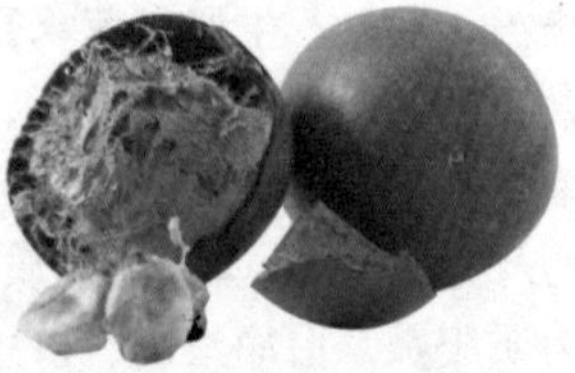

罗汉果

方名 核桃方

【方药】核桃10枚。

【用法】取核桃10枚，去硬壳，不去衣，分早晚两次服。15天为1个疗程。

【分析】核桃，味甘，性温，入肾、肺、大肠经。明代李时珍著《本草纲目》记述，核桃仁有“补气养血，润燥化痰，益命门，处三焦，温肺润肠，治虚寒喘咳，腰脚重疼，心腹疝痛，血痢肠风”等功效，是一种不可多得的药材。

【功效】消炎、润肺、化痰、止咳。

【宜忌】多食会引起腹泻。

【来源】民间验方

方名 丝瓜茶

【方药】鲜嫩丝瓜若干。

【用法】鲜嫩丝瓜切片放入大碗，捣烂取汁，一次一杯，顿饮。

【功效】清热解毒，消肿止痛。

【来源】民间验方

方名 百部水

【方药】百部20克。

【用法】将百部水煎100毫升。反复漱口，约10分钟，然后吞服，一日1次，1次50毫升。

【分析】百部，是直立百部、蔓生百部或对叶百部的干燥块根，性味甘、苦，微温。归肺经。

【功效】降低呼吸中枢的兴奋性，抑制咳嗽反射而具镇咳之效。

【来源】民间验方

方名 绿茶冰糖方

【方药】绿茶、冰糖适量。

【用法】先泡一杯绿茶（注意不要太浓），等到其水温变温热时，再滤去茶渣，然后加入适量冰糖（根据自己的口味决定），建议少量频饮。

【用法】绿茶性凉，具有生津止渴、清热解毒的作用；冰糖性平偏凉，具有补中益气、养阴润肺、止咳化痰的功效。

【功效】减缓咽喉疼痛，养阴润肺，生津，改善咽喉局部的干燥、不适感。

【来源】民间验方

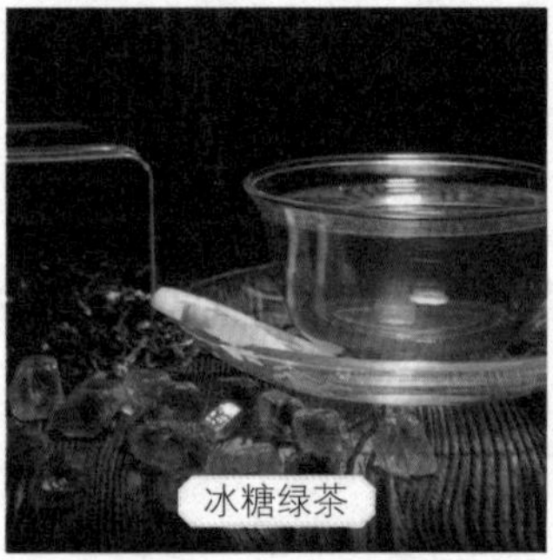

冰糖绿茶

方名 海蜇荸荠汤

【方药】海蜇半斤，荸荠半斤。

【用法】将海蜇漂淡，荸荠洗净，加水煎汤，吃荸荠喝汤。

【功效】润肺化痰利咽。

【来源】民间验方

方名 鸡蛋茶

【方药】 鲜鸡蛋1个。

【用法】 将鸡蛋磕到碗里打成鸡蛋液，取一些滚烫的开水，浇到蛋液里，把鸡蛋冲成蛋花，加少许白糖和香油，趁热喝下。

【功效】 润肺化痰利咽。

【来源】 民间验方

方名 鸭蛋葱花汤

【方药】 鲜鸭蛋2个，青葱5棵，饴糖少许。

【用法】 将鸭蛋去壳，青葱切碎，加适量水同煮，饴糖调味，吃蛋喝汤，每日1次。

【功效】 滋阴清热，止咳化痰。

【来源】 民间验方

方名 橄榄茶

【方药】 橄榄2枚，绿茶1克。

【用法】 将橄榄连核切成两半，与绿茶同放入杯中，加开水。加盖焖5分钟后饮用。

【分析】 橄榄，性味甘、酸、平，归肺、胃、脾肝经。橄榄中含蛋白质、脂肪、糖类、多量维生素C、钙、磷、铁等成分。用于咽喉肿痛，心烦口渴，饮酒过度，以及食河豚、鱼、鳖引起的轻微中毒或肠胃不适。此外，对癫痫亦有不错的疗效。

【功效】 润肺化痰利咽。

【来源】 民间验方

方名 爽咽汤

【方药】 橄榄12枚，白萝卜200克。

【用法】 首先把白萝卜切成丝，将橄榄洗净后，用刀劈开，这样会更好地发挥橄榄的药性。砂锅里放入适量清水，倒进切好的白萝卜丝和橄榄。用文火煮20分钟左右。

【功效】 对急慢性咽炎都有很好的治疗作用，可以缓解咽痛、咽干等症状。

【来源】 民间验方

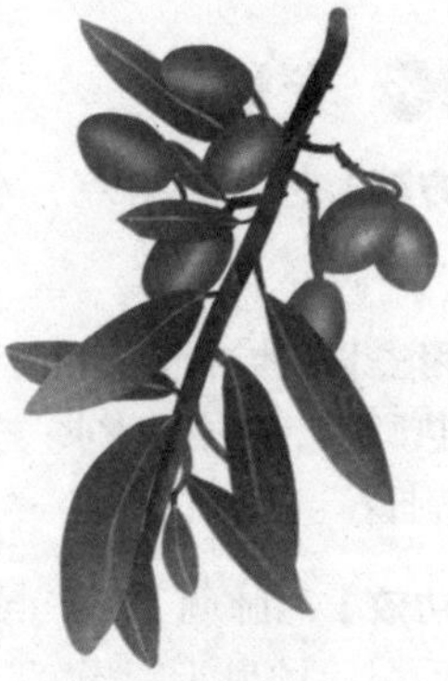

橄榄

方名 猪肤汤

【方药】 新鲜猪皮500克，蜂蜜20毫升，白面粉50克。

【用法】 猪皮加水1000毫升，用大火煮开后，小火熬至剩一半水。然后去猪皮，加入蜂蜜和白面粉（提前用凉水调成糊），搅匀后小火熬10分钟。取汁温饮，每日1次，连续服用7日。

【功效】 滋阴清热，适用于慢性咽炎。

【来源】 张仲景《伤寒论》

5.2.10 扁桃体炎

方名 柴葛蓝草汤

【方药】 板蓝根10~30克，葛根10~30克，白花蛇舌草10~20克，柴胡6~10克，连翘6~15克，浙贝3~12克，射干3~10克，荆芥3~10克。

【用法】 水煎服，每日1剂，日服2次。

【功效】 清热解毒，利咽消肿。

【来源】《中医杂志》

方名 萝卜橄榄茶

【方药】 鲜白萝卜1个，青果（又称橄榄）10个。

【用法】 加冰糖少许，煎水代茶饮，日服2次。

【功效】清热消肿，主治扁桃体红肿发炎。

【来源】民间验方

方名 咽喉消肿汤

【方药】金银花 15~30 克，山豆根 9 克，硼砂（冲服）1.5 克，生甘草 9 克。

【用法】水煎服，每日 1 剂，日服 2 次。

【分析】山豆根，性味苦、寒，有毒，归心肺、大肠三经有清热解毒、利咽消肿之功效，为治咽要药，多用于治疗咽喉肿痛、病毒性肝炎以及某些肿瘤等疾病，临床应用较为广泛。注意其有严重的毒副作用。常用剂量为 3~9 克。

【功效】清热解毒，消肿止痛。

【来源】《湖北中医杂志》

方名 天门冬粳米粥

【方药】天门冬 15~20 克，粳米 50~100 克，冰糖少许。

【用法】天门冬水煎取浓汁，入粳米煮成粥，加入冰糖适量即可。

【功效】适用于肾阴不足、阴虚内热之慢性扁桃体炎。

【来源】民间验方

5.2.11 声音嘶哑

方名 罗汉果茶

【方药】罗汉果 15~30 克。

【用法】切碎后用沸水冲泡，温热饮服。

【功效】对防治慢性咽喉炎、声音嘶哑，具有良好效果。如有咳嗽、痰黏者，也可常服。

【来源】民间验方

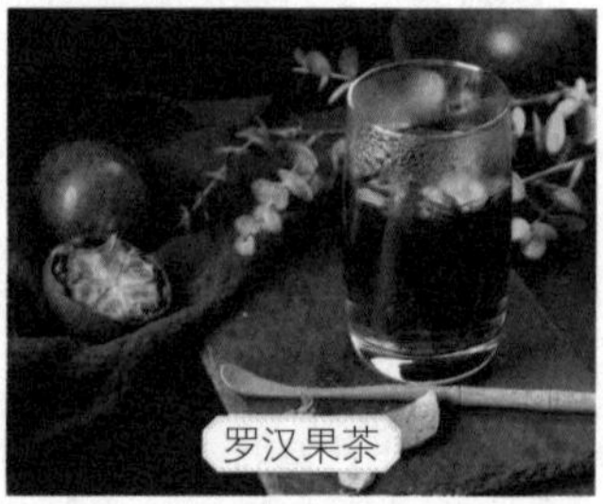
罗汉果茶

方名 麦蝶茶

【方药】麦门冬 20 克，木蝴蝶 6 克。

【用法】沸水冲泡 5 分钟后，温热饮服，每天 1 剂，连服 3~5 日。

【功效】凡肺阴不足，或热病后引起的口干咽燥、咽痒不适，偶有无痰干咳者，均可饮用。

【来源】民间验方

方名 桔梗银花茶

【方药】桔梗 12 克，甘草 6 克，金银花 15 克，薄荷 3 克。

【用法】每日 1 剂，煎水代茶饮，连服 35 日。

【功效】利咽、止痛。适用于急、慢性咽炎引起的咽喉红肿疼痛。

【来源】民间验方

方名 润喉汤

【方药】沙参、葛根、元参、百合各 20 克，石斛、玉竹、麦冬、花粉、黄芩、五味子、桔梗各 15 克，生地黄、鱼腥草各 30 克，甘草 6 克。

【用法】水煎服。

【功效】滋阴润喉，利咽散结。主治慢性声音嘶哑，症见咽喉疼痛，如有痰吐之不出，咽之不下，咽喉干燥。严重时会出现声带结节或声带息肉。

【来源】民间验方

方名 橄榄竹叶茶

【方药】橄榄 30 克，淡竹叶 15 克。

【用法】加水 500 毫升，煮沸 5 分钟即可。每天 1 剂，分 3 次饮完。

【功效】此茶对口干咽燥、咽痒者，有清利咽喉、生津止渴之效。

【来源】民间验方

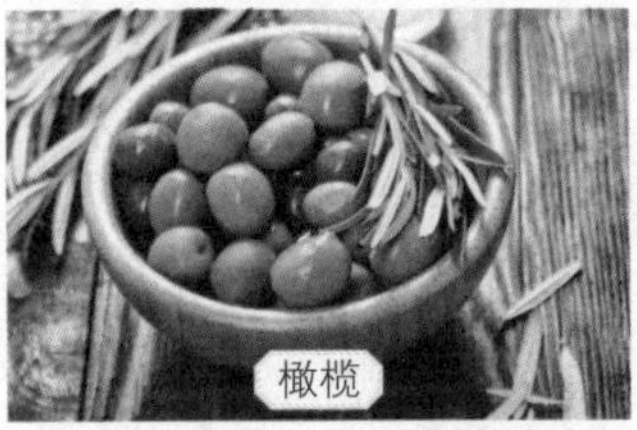

方名 黄花菜汤

【方药】黄花菜50克，蜂蜜适量。

【用法】将黄花菜加水一碗煮熟，调入蜂蜜，含在口中浸漱咽喉片刻，徐徐咽下，每日分3次服。

【功效】清热利咽，主治声带劳累引起的声音嘶哑。

【来源】民间验方

方名 银花地丁茶

【方药】金银花、紫花地丁各15克。

【用法】沸水冲泡代茶饮，每日1剂。

【功效】清热利咽、解毒，适用于急、慢性咽喉炎引起的咽红肿痛、口腔黏膜溃疡等症。

【来源】民间验方

方名 蝉蜕茶

【方药】蝉蜕18克，冰糖少许。

【用法】将蝉蜕拣净，与冰糖加开水冲泡代茶饮，每日1剂。

【功效】此方治疗因外感、情志郁怒等所致猝然失声或声音嘶哑，一般连用2~3天即可见效。

【来源】民间验方

方名 半夏鸡蛋方

【方药】半夏15克，食醋70毫升。

【用法】加水400毫升，煎开20分钟后去渣，加食醋，待药液稍凉时，加入2个鸡蛋清拌匀，每日1剂，徐徐咽下。

【功效】燥湿化痰，清咽利喉。主治慢性咽炎所致的声音嘶哑。

【来源】民间验方

方名 鲜姜萝卜汁

【方药】白萝卜100克，生姜50克。

【用法】洗净打碎取汁，混合后含咽；同时，将榨汁后的白萝卜、生姜渣用开水冲泡，代茶饮。

【分析】白萝卜有去热、止咳的作用，鲜姜可以理气止呕、化痰驱寒，两者同用，可起到化痰止咳的作用。鲜的汁液还能润燥。

【功效】滋养肺阴，清除燥邪。适用于急慢性咽喉疼痛、失声等症状。

【来源】民间验方

方名 利咽汤

【方药】射干、金果榄、木蝴蝶、桔梗、黄芩、牛蒡子、薄荷各15克，蒲公英、紫花地丁、芦根、金银花、连翘各30克，马勃12克，甘草6克。

【用法】水煎服。

【功效】清热解毒，疏风利咽。主治急性声音嘶哑。

【来源】民间验方

03 口腔科

5.3.1 口腔溃疡

方名 苦瓜饮

【方药】鲜苦瓜160克（干品80克）。

【用法】开水冲泡苦瓜，代茶饮。每日1剂。一般连用3~5日可显效。

【分析】苦瓜，味苦、无毒，性寒，入心、肝、脾、肺经。药用部分为葫芦科植物苦瓜的果实。具有清热祛暑、明目解毒、降压降糖、利尿凉血、解劳清心、益气解乏、益肾利尿等作用。苦瓜中含有多种维生素、矿物质，含有清脂、减肥的特效成分，可以加速排毒。

【功效】清热解毒，适用于口腔溃疡。

【来源】民间验方

方名 西瓜汁

【方药】西瓜半个。

【用法】挖出西瓜瓤，挤取汁液，瓜汁含于口中，约2~3分钟后咽下。再含新瓜汁，重复数次。西瓜中最具清热功效的是西瓜翠衣，就是红瓤和绿皮之间的部分，用此疗法时，要多吃一些翠衣。

【分析】西瓜是天然的中药“白虎汤”，具有清热解暑的良效。

【功效】解暑生津，利尿消肿。适用于口腔溃疡。

【来源】民间验方

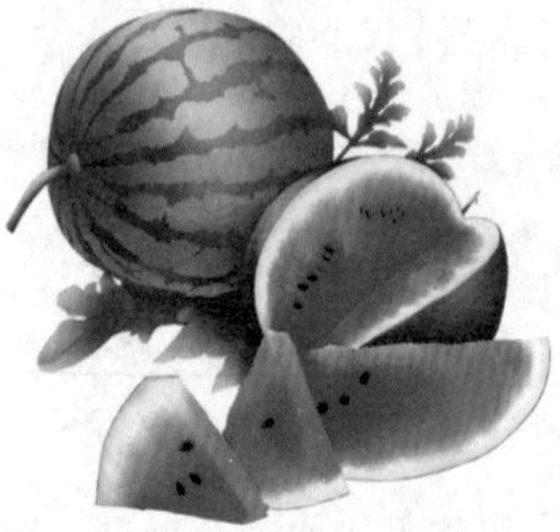

西瓜

方名 萝卜藕汁

【方药】生萝卜2只，鲜藕1段。

【用法】将生萝卜、鲜藕洗净捣烂绞汁去渣，用汁含漱，每日3次，连用4天即可见效。

【分析】萝卜，味辛、甘，性凉；熟者甘平。能清热生津，凉血止血，化痰止咳，利小便，解毒；熟者偏于益脾和胃，消食下气。

【功效】防燥祛火，用于治疗口腔溃疡。

【宜忌】脾胃虚寒者不宜生食。

【来源】民间验方

方名 蜂蜜方

【方药】蜂蜜100毫升。

【用法】每日晚饭后用温开水漱净口腔，取一勺蜂蜜，原汁的最好，敷在溃疡表面，含1~2分钟，然后咽下，重复2~3次，连续治疗2~3天可痊愈。

【分析】蜂蜜内服具有清热解毒的功效，外敷可以敛疮止痛，促进细胞再生。

【功效】抗菌消炎，缓急止痛。

【来源】民间验方

方名 双耳山楂汤

【方药】白木耳、黑木耳、山楂各10克。

【用法】洗净所有材料，水煎，喝汤吃木耳，每天2次，坚持几天后就可以治愈口腔溃疡。

【功效】补肾活血，消食健脾。适用于口腔溃疡的治疗。

【来源】民间验方

方名 生地青梅饮

【方药】生地15克，石斛10克，甘草2克，青梅30克。

【用法】将生地、石斛、甘草、青梅加水适量，同煮20分钟，去渣取汁。每日1剂，分2~3次饮服，可连用数日。

【功效】养阴清热，生津止渴。适用于口腔溃疡的治疗。

【来源】民间验方

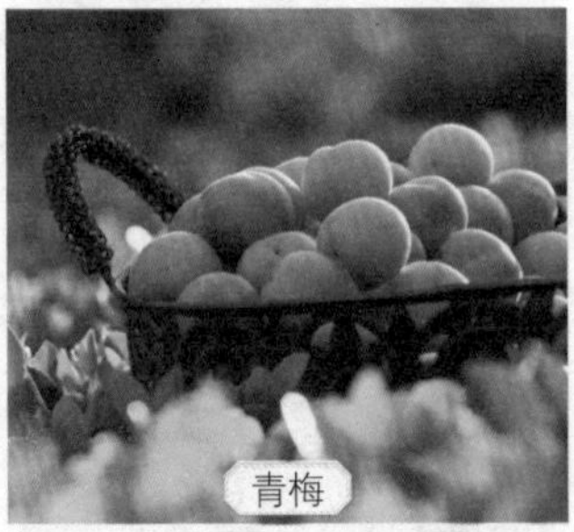
青梅

方名 莲心栀子甘草茶

【方药】莲子心3克，栀子9克，甘草6克。

【用法】将莲子心、栀子、甘草加入开水浸泡。每天1剂，代茶频饮，可连用3剂。

【分析】莲子心，性苦寒，味苦，药用部分为莲子中间青绿色的胚芽，是一味良药，中医认为它有清热、固精、安神、强心、止血、涩精之效。

【功效】治疗口腔溃疡。

【来源】民间验方

方名 菜籽疗法

【方药】白萝卜籽30克，芥菜籽30克，葱白15克。

【用法】取白萝卜籽、芥菜籽、葱白，放在一起捣烂，贴于足心，每日1次。

【功效】通经活络，治疗口腔溃疡。

【来源】民间验方

方名 苹果疗法

【方药】苹果1个。

【用法】将苹果（梨也可以）削成片放至容器内，加入冷水（没过要煮的苹果或梨）加热至沸，待其稍凉后同酒一起含在口中片刻再食用，连用几天即可见效。

【功效】适用于口腔溃疡的治疗。

【来源】民间验方

5.3.2 口臭

方名 芦根防风汤

【方药】鲜芦根40克，防风10克。

【用法】取鲜芦根、防风加适量冰糖，煎汤饮服，每日3次，连服数日。

【功效】清热生津，祛风解表。去除口臭。

【来源】民间验方

方名 橘皮甘草汤

【方药】橘皮、甘草、白糖各10克。

【用法】将橘皮、甘草、白糖用开水冲服，常服。

【功效】行气健脾，化痰解渴。去除口臭。

【来源】民间验方

方名 蜂蜜葵花子

【方药】葵花子50克，蜂蜜适量。

【用法】将葵花子捣烂与蜂蜜调成丸，含在口中。

【功效】清热解毒，润肠通便。去除口臭。

【来源】民间验方

方名 食鲜菜叶汁

【方药】新鲜的青菜叶（或萝卜叶、莴笋叶）100克。

【用法】青菜叶用水冲洗干净，凉开水冲一遍，晾干，然后用刀切碎，用榨汁机取汁。也可放在容器内捣烂，绞汁，再用干净纱布过滤。服用时可加入少许凉开水，每天早晚各饮1杯，坚持两周，便可见效。

【功效】润肠通便，去除口臭。

【来源】民间验方

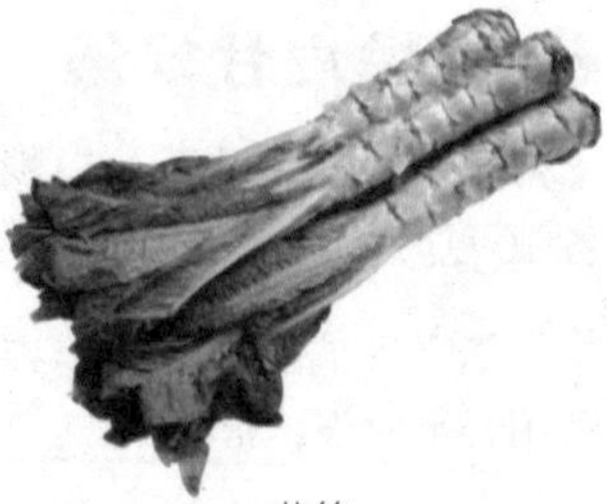

莴笋

方名 藿香除气液

【方药】藿香（鲜品尤佳）15克，苍术10克，冰片1克。

【用法】藿香、苍术加水煎取药液500毫升后，再放入冰片溶化。每天含漱3~4次。

【功效】适用于因消化不良、胃内腐败物增多、胃火过旺引起的口臭。

【来源】民间验方

方名 大黄擦牙粉

【方药】大黄、香薷、藿香、益智仁、砂仁、草果、山姜、高良姜、山柰、甘松、香附、桂皮各10克。

【用法】将上药共研细末，每日早晚各擦牙1次。

【功效】适用于因消化不良、胃内腐败物增多、胃火过旺引起的口臭。

【来源】民间验方

方名 芦苇汤

【方药】芦苇根（鲜、干均可）50克。

【用法】用芦苇根煎汤一碗，加冰糖适量内服。早晨空腹服下，连服一星期。

【功效】清火解毒，消胃火。适用于因消化不良、胃内腐败物增多、胃火过旺引起的口臭。

【来源】民间验方

方名 叩齿

【用法】闭唇，轻轻叩齿100~300次，其间可有唾液增多现象，小口缓缓咽下，每日做2~3次。

【功效】不但治疗口臭，对口腔疾病也有不错的疗效。

方名 甘草煮苹果

【方药】甘草30片，苹果1个切成块，香菜20棵。

【用法】上药一起下锅（砂锅），放两碗半水煎成一碗左右。弃渣取其汁，稍凉后加入适量蜂蜜即可饮用。一天1次，连服5天。

【功效】清新口腔，去除口臭。

【来源】民间验方

方名 咸鱼头豆腐汤

【方药】咸鱼头1个，豆腐数块，生姜1片。

【用法】洗净所有材料，咸鱼头斩件稍煎后与生姜同放入煲内，加入适量清水用猛火滚约半小时，放入豆腐再滚20分钟便可。

【功效】清热解毒，适用于于口腔溃烂、牙龈肿痛、口臭及便秘等病症。

【来源】民间验方

方名 生芦根粥

【方药】芦根30克，大米50克。

【用法】芦根洗净后放入煲内，加入适量清水，大火煮

15分钟，滤渣留汁，加入米煮成粥，每日1剂，宜每早空腹服用，约5剂见效。

【功效】清热生津，专治因舌干或牙龈肿烂造成的口臭。

【来源】民间验方

方名 麻子仁丸加枇杷叶清肺汤饮

【方药】火麻仁30克，枇杷叶、桑白皮、黄柏、枳实、厚朴、白芍、北杏、知母、麦冬各9克，大黄（后下）6克，黄连、甘草各4.5克。

【用法】上药用清水六碗煎取一碗温服。便秘甚者，可酌加番泻叶4.5克，以加强通便作用。

【功效】润肠，清肺，泄热。适用于胃肠燥热、腹部胀满而引起的口臭。

【来源】民间验方

方名 麦门冬粥

【方药】麦门冬（麦冬）20~30克，粳米50~100克。

【用法】将麦门冬洗净，入锅加水煎熬，弃渣取药汁待用。粳米淘净放入铝锅内，加水适量，再将麦门冬汁和冰糖适量同入锅内，置武火上烧沸，用文火煮熟即成。早、晚当正餐服用。

【分析】麦门冬，性甘，微苦，微寒。归心、肺、胃经。具有养阴生津、润肺清心的功效。常用于治疗肺燥干咳、阴虚痨嗽、喉痹咽痛、津伤口渴、内热消渴、心烦失眠、肠燥便秘。

【功效】缓解肠燥便秘引起的口臭症状。

【来源】民间验方

方名 薄荷粥

【方药】鲜薄荷叶30克（干品15克），粳米50克。

【用法】鲜薄荷叶洗净，入锅内加适量水熬，弃渣取汁待用。将粳米淘净，加适量水煮至米熟，再加入薄荷叶汁，煮沸即可食用。

【功效】疏风散热，清利咽喉。去除口臭。

【来源】民间验方

方名 藿香粥

【方药】藿香15克（鲜品30克），粳米50克。

【用法】将藿香洗净，放入铝锅内（一定要用铝锅），加水煎5分钟，弃渣取汁待用。再将粳米淘洗净，入锅内加水适量，置武火上烧沸，再用文火熬煮，待粥熟时，加入藿香汁，再煮沸即可食用。

【分析】藿香，味辛、性微温，归脾、胃、肺经。具有祛暑解表、化湿运脾、理气和胃的功效。

【功效】化湿浊，健脾胃。主治湿阻中焦所致的口臭。

【来源】民间验方

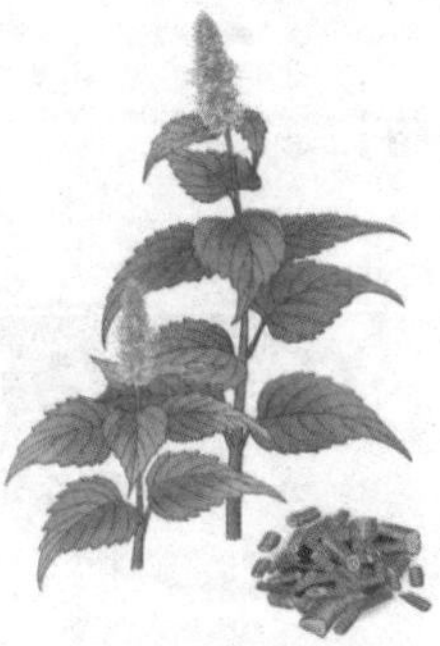

藿香

方名 藿香佩兰液

【方药】藿香、佩兰各10克。

【用法】藿香、佩兰煎汤去渣。口臭较重者可含漱1分钟左右再缓缓咽下。

【功效】芳香化浊，适用因胃热引起的口臭、口苦、苔腻等症。

【来源】民间验方

5.3.3 磨牙

方名 猪尾巴菜

【方药】猪尾巴2根，大白菜适量。

【用法】用猪尾巴加水炖熟，加入白菜翻炒，熟即可餐。

【功效】补肾阴、益精髓、强筋健骨。可有效缓解磨牙症。

【方药】民间验方

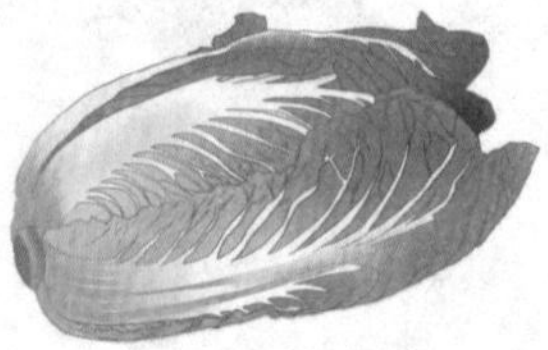

大白菜

方名 猪胰枸杞汤

【方药】鲜枸杞菜250克，黄花菜20条，蜜枣2~3个，猪胰腺1条。

【用法】将带梗鲜枸杞菜先放到锅里煲，后加入去蒂黄花菜、蜜枣、猪胰腺，用文火煲汤。熟即可，食菜喝汤。

【分析】猪胰味甘性平，入肺、脾经，具有益肺、补脾、润燥功效。可用于治疗肺损咳嗽、咯血，肺胀喘急，脾虚下痢，乳汁不通，肌肤干燥皲裂等症。

【功效】清热、利尿、健骨。可缓解磨牙症。

【来源】民间验方

方名 生橘皮

【方药】生橘皮若干。

【用法】将橘皮洗净，放入白糖水中浸泡5天，每晚睡前吃1个橘子皮，连续3~4天即可见效。

【分析】橘子皮性温，辛、苦，归脾、肺经。橘子皮中含有大量的维生素C和香精油，具有理气化痰、健胃除湿、降血压等功能，主要用来治疗脾胃气滞之脘腹胀满或疼痛、消化不良，湿浊阻中之胸闷腹胀、纳呆便溏，痰湿壅肺之咳嗽气喘等。是一种很好的中药材。

【功效】理气健脾，清热解毒。主治小儿及成人睡觉磨牙。

【来源】民间验方

方名 清胃散

【方药】石膏30克，山栀子10克，升麻、丹皮、黄连各9克，当归、生地各6克，莲子心3克。

【用法】水煎服，一日一剂。

【功效】清泄心胃之火。适用于心胃炽热型磨牙。

【来源】民间验方

方名 保和丸

【方药】山楂、神曲、茯苓、麦芽各15克，连翘12克，白术9克，半夏、陈皮、莱菔子各6克。

【用法】水煎服，一日一剂。

【功效】消食导滞和中。适用于饮食积滞型磨牙。

【来源】民间验方

方名 乌梅丸

【方药】乌梅20克，附子片15克，党参12克，干姜、当归各10克，川椒、桂枝、黄连、黄柏各3克。

【用法】水煎服，一日一剂。

【功效】驱虫健脾化湿。适用于蛔虫骚扰型磨牙。

【方药】民间验方

方名 磨牙蜜丸

【方药】黑丑（炒）12克，陈皮2克，槟榔6克，甘草2克。

【用法】上药一同研磨成细

末状，炼成蜜丸，使用时取2克用温开水送服，每天服用2次。

【分析】黑丑，性寒，味苦，有毒。为旋花科植物圆叶牵牛花的种子。主治水肿胀满，二便不通，痰饮积聚，气逆喘咳，虫积腹痛等病症。

【功效】泄水通便，消痰涤饮，杀虫攻积。适用于蛔虫骚扰型磨牙。

【来源】民间验方

5.3.4 牙周病

方名 粟米鸡蛋粥

【方药】粟米100克，鸡蛋1枚。

【用法】粟米洗净，文火煮粥，加入鸡蛋1枚，每日食1小碗。

【分析】粟米，味甘、咸，性凉。药用部分为禾本科草本植物粟的种子，去壳即小米。能益脾胃，养肾气，除烦热，利小便。主治脾胃虚热，反胃呕吐或脾虚腹泻；烦热消渴，口干；热结膀胱，小便不利等。

【功效】治疗脾胃虚热型牙周病。

【来源】民间验方

方名 燕麦鹌鹑蛋粥

【方药】燕麦饼100克，鹌鹑蛋4只。

【用法】燕麦饼加水用文火煮粥，加入鹌鹑蛋，每日食2小碗。

【功效】益脾和胃，主治脾肾两虚型牙周病。

【来源】民间验方

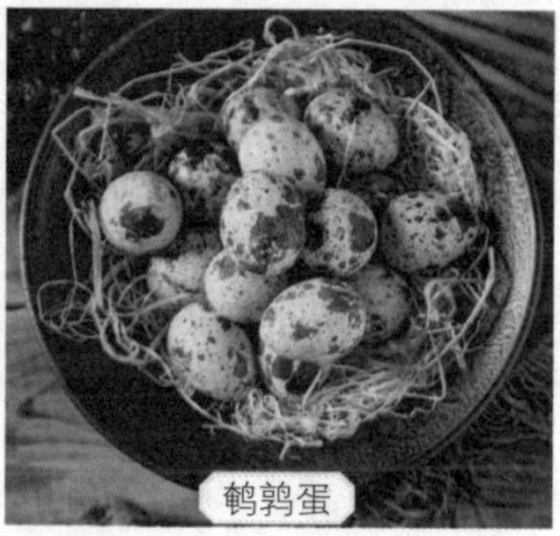

鹌鹑蛋

方名 青鱼木耳汤

【方药】青鱼1段（250克），黑木耳15克。

【用法】将青鱼油煎后放水煮汤，并入黑木耳。食鱼喝汤。

【分析】青鱼肉性味甘、平，无毒，有益气化湿、和中、截疟、养肝明目、养胃的功效；主治脚气湿痹、烦闷、疟疾、血淋等症。

【功效】主治脾肾两虚型牙周病。

【来源】民间验方

方名 马兰头煮鸡蛋

【方药】马兰头30克，鸡蛋2只。

【用法】马兰头与熟鸡蛋同煮，加食盐少许，煮30分钟后喝汤食蛋。

【分析】马兰头，味辛，性凉。归肺、肝、胃、大肠经。马兰头富含蛋白质、脂肪、维生素C、有机酸。具有凉血止血、清热利湿、解毒消肿的功效。主治吐血鼻衄，急性肝炎，咽喉、扁桃体炎，腮腺炎及乳腺炎等化脓性炎症。

【功效】抗炎镇痛，清热解毒。适用于胃中积热型牙周病。

【宜忌】孕妇慎服。

【来源】民间验方

方名 竹叶薄荷茶

【方药】鲜嫩竹叶、薄荷叶各5克。

【用法】鲜嫩竹叶加薄荷叶用沸水冲泡，待凉后，频频含漱。

【功效】疏风散热，适用于风火上攻型牙周病。

【来源】民间验方

方名 菠菜乌鸡骨汤

【方药】乌鸡骨1副，枸杞子30克，淮山30克，玉竹20克，菠菜100克。

【用法】上药同煮汤，饮汤吃菜，每日2次。

【功效】适用于肾阴亏损型牙周病。症见牙齿疏松摇动，牙龈溃烂萎缩，牙根显露，溃烂边缘微红肿，或有头晕耳鸣，手足心热，腰疼，舌质微红，少苔，脉细数等。

【来源】民间验方

方名 枸杞枣肉粥

【方药】枸杞20克，枣肉30克，粳米60克，白糖适量。

【用法】先将枸杞、枣肉和米煮熟，最后加入白糖调味，即可食之。

【功效】补肾滋阴，适用于肾阴亏损型牙周病。

【来源】民间验方

方名 核桃方

【方药】核桃若干。

【用法】核桃仁可生嚼，或稍加温后用患牙反复咀嚼，每天3~4次。

【分析】核桃仁中含有丰富的脂肪油和酸性物质，能渗透到牙本质小管内，发挥隔离作用。

【功效】增强釉质抵抗力，辅助治疗和预防牙周病。

【来源】民间验方

方名 党参枸杞鸡肉汤

【方药】党参30克，枸杞子30克，鸡肉150克。

【用法】上药同放入砂锅内煎汤，熟时加入少量酒、盐调味服食。每天1~2次。

【功效】适用于气血不足型牙周病。症见牙龈色淡白萎缩，牙根宣露，齿松动，牙龈经常渗血，刷牙及吮吸易出血，口发酸、面色苍白、头眩、失眠多梦，舌质淡，苔薄白，脉沉细等。

【来源】民间验方

方名 苁蓉菟丝子炖猪腰

【方药】猪腰2个，肉苁蓉60克，菟丝子30克，红枣10枚（去核）。

【用法】先将猪腰切开，去白脂膜，切片，然后和诸药放入炖盅内，加水适量，隔水炖2~3小时，调味服用。

【功效】补肾强腰，适用于肾阴亏损型牙周病。

【来源】民间验方

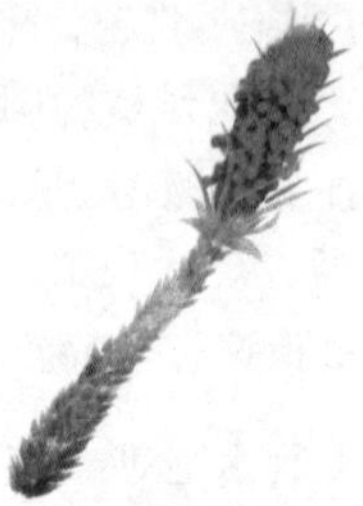

肉苁蓉

方名 枸杞子方

【方药】枸杞子若干。

【用法】可内服枸杞子，每日30克，嚼碎后用温开水送服。

【分析】中医认为：“肾衰则齿脱，肾固则齿坚”。枸杞子有补益肝肾之功，久服坚筋骨，故可补肾固齿。

【功效】防治老年性牙周炎。

【来源】民间验方

方名 芥菜秆

【方药】芥菜秆若干。

【用法】芥菜秆烧焦存性，研为细末。涂抹患处。

【分析】芥菜，性味辛，温。入肺、胃，兼入肾。具有利肺豁痰、消肿散结的功效。主治寒饮咳嗽，痰滞气逆，胸膈满闷，砂淋，石淋，牙龈肿烂，乳痈，痔肿，冻疮，漆疮。

【功效】清热消肿，止痛。主治牙龈发炎，红肿疼痛。

【来源】民间验方

方名 参芪猪脊骨汤

【方药】党参 30 克，北芪 50 克，猪脊骨 200 克。

【用法】同放入砂锅内用文火煎煮 3 小时，饮汤食肉。

【功效】补益气血，辅助治疗牙周病。

【来源】民间验方

方名 芪枣枸杞黄鳝汤

【方药】黄鳝 300 克，黄芪、枸杞各 30 克，大枣 6 枚（去核），生姜 3 片。

【用法】先将黄鳝洗净，用盐腌去黏液，并用沸水去血腥，切片备用。起油锅，将生姜爆香，加入少许米酒，片刻取出。然后将黄芪、枸杞、大枣、鳝肉等一齐放入砂锅中，加清水适量，武火煮沸后，改文火煮 1 小时，调味食用。

【功效】补益气血，预防牙周病。

方名 黄芪龙眼山茱萸牛肉汤

【方药】牛肉 250 克，龙眼肉 10 克，黄芪 15 克，山茱萸 10 克，绿豆苗少许。

【用法】先将牛肉切片，用水煮成清汤，去除泡沫和浮油，再放入黄芪、山茱萸、龙眼肉，煮至水减半即可。最后入酒、盐调味，再配入豆苗煮熟供食。

【功效】补血益气，主治气血不足型牙周病。

【来源】民间验方

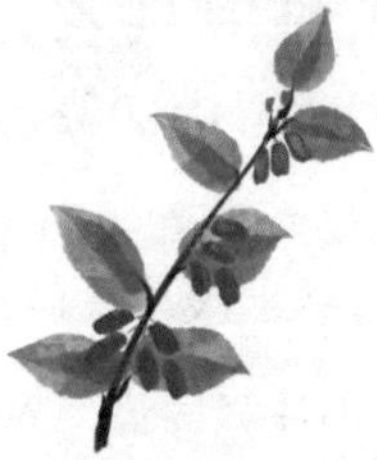

山茱萸

5.3.5 牙痛

方名 狗肝菜豆腐汤

【方药】狗肝菜、豆腐各 250 克。

【用法】二味用水洗净，加适量水煮熟，去狗肝菜，加调味料，饮汤吃豆腐。

【功效】清热解毒，适用于肝火风热、龋齿红肿热痛者。

【宜忌】虚火者忌用。

【来源】民间验方

方名 贻贝苁蓉黑豆汤

【方药】贻贝（淡菜，为海产品）、肉苁蓉各 30 克，黑豆 150 克。

【用法】洗去贻贝砂泥，黑豆洗净，肉苁蓉切片，共放锅里加清水适量熬煮 1 小时以上，然后取汁，一次服完。每日 1 剂，连服数天，牙痛痊愈为止。

【分析】贻贝入肾经，滋阴降火；黑豆补肾，除胸中热痹，散五脏积热。

【功效】滋阴补肾，适用于龋齿痛及虚火上炎的牙龈肿痛者。

【来源】民间验方

方名 咸蛋蚝豉粥

【方药】咸鸭蛋 2 个，蚝豉（干牡蛎肉）100 克，大米适量。

【用法】将上三味适量煲粥，连吃 2~3 天。

【功效】补肝肾，养心神。适用于虚火牙痛者。

【来源】民间验方

方名 绿豆鸡蛋糖水

【方药】绿豆100克，鸡蛋1个，冰糖适量。

【用法】将绿豆捣碎，用水洗净，放锅里加水适量，煮至烂熟，把鸡蛋打入绿豆汤里，搅匀，稍凉后一次服完，连服2~3天。

【功效】清热解毒，消肿止痛。适用于风热牙痛、口腔红肿热痛的风热牙痛者。

【来源】民间验方

方名 鲜芦荟方

【方药】鲜芦荟叶1小段。

【用法】取鲜芦荟叶1小段，洗净后放入口腔中牙疼的部位，反复咀嚼成糊状后在疼痛处停留20分钟即可服下，1日2次。一般用此方治疗3天，症状可明显改善。

【功效】灭菌、消炎，治疗牙痛。

【来源】民间验方

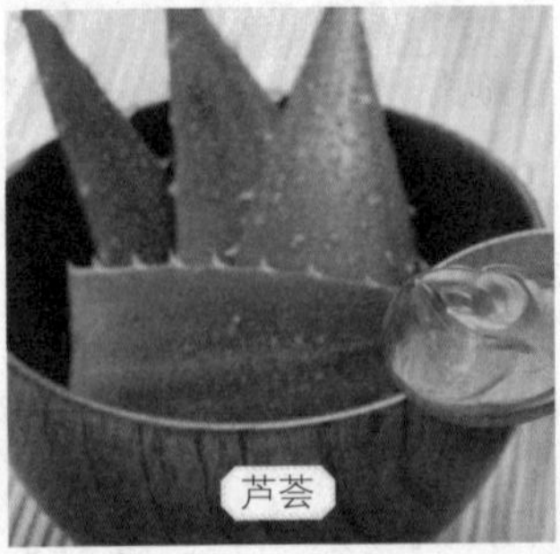

方名 绿豆荔枝

【方药】绿豆一把，干荔枝7颗。

【用法】将绿豆和去壳的干荔枝加水煮熟，连荔枝、绿豆一并吃了(将荔枝核吐掉)。

【功效】清火止痛，主治风火牙痛。

【来源】民间验方

5.3.6 牙龈炎

方名 补骨脂方

【方药】补骨脂30克，牛膝5克。

【用法】水煎服，日1~2剂。

【功效】补肾固齿，养血止血，主治牙龈出血，症见局部淡白。夜间出血尤甚，色暗黑，伴头晕神差、纳呆无力、脉沉无力等。

【来源】民间验方

方名 五色消疳散

【方药】青黛2份，冰片1份，五倍子1.5份，黄柏3.5份，胆矾2份。

【用法】上药共为细末，用液状石蜡或食用植物油调和为糊状备用。局部清洁处理后，用镊子或棉球蘸药涂布于患者溃疡面上，勿令漱口。1日3次。

【分析】方用青黛、五倍子清热解毒，凉血止血；以黄柏、胆矾清热燥湿，除腐止血；冰片清热止痛，祛腐生肌。合而用之，故效灵验。

【功效】清热解毒，抑菌消炎。主治溃疡性牙龈炎。

【来源】内蒙古集宁铁路医院口腔科 王植三

方名 槐花蛤壳粉冲剂

【方药】槐花15克，蛤壳粉30克。

【用法】将槐花炒焦研末，与蛤壳粉调匀。每次取3克，每日3次，温开水冲服，连服数剂。

【功效】清热泻火，主治牙龈炎。

【来源】民间验方

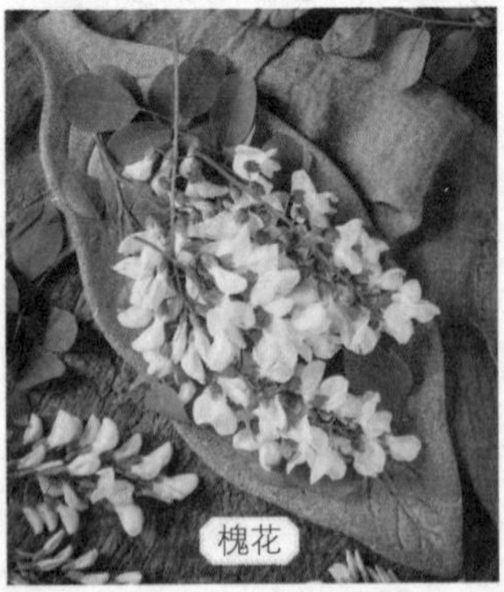

方名 当归失笑散

【方药】生蒲黄12克，五灵脂10克，丹参18克，鸡血藤18克，当归12克，生黄芪20克，山楂12克，白茅根20克。

【用法】水煎服。

血虚加熟地12克、白芍15克；气阴两虚加麦冬12克、太子参15克、生地15克、枸杞12克；阳虚加炮姜10克、肉桂6克。

【分析】方中生蒲黄、五灵脂、丹参、鸡血藤皆能活血化瘀，宣通经脉气血，考虑到本病的病程较长，而活血化瘀药易耗气伤血，故合用当归等补气生血，以图祛邪而不伤正，扶正而不碍祛邪，又佐入了凉血止血的白茅根加强止血之功。

【功效】活血化瘀止血。主治牙龈炎，顽固性牙龈出血。

【来源】解放军空军衡阳医院 奚彩莲

方名 鲜藕荸荠水

【方药】梨2个，鲜藕250克，生荸荠125克，生地15克，白糖适量。

【用法】梨、鲜藕、生荸荠、生地、白糖适量，共同煎水，每日1剂，连服4~5剂。

【功效】清热凉血，主治牙龈炎。

【来源】民间验方

5.3.7 腮腺炎

方名 茱萸贝母糊

【方药】吴茱萸12克，浙贝母、大黄各9克，胆南星3克。

【用法】上药共研成极细末，用米醋调成糊状，敷于足心涌泉穴。患左侧敷右足，患右侧则敷左足，如系患双侧，则敷双足。每天换药1次，2~3日即可奏效。

【功效】平息肝风，消肿散结。主治腮腺炎。

【来源】民间验方

方名 普济消毒饮

【方药】黄芩、黄连各15克，陈皮、甘草、玄参、柴胡、桔梗各6克，连翘、板蓝根、马勃、牛蒡子、薄荷各3克，僵蚕、升麻各2克。

【用法】水煎服。

【分析】方中重用黄连、黄芩清热泻火、祛上焦头面热毒为君。以牛蒡子、连翘、薄荷、僵蚕辛凉疏散头面风热为臣。玄参、马勃、板蓝根有加强清热解毒之功；配甘草、桔梗以清利咽喉；陈皮理气疏壅，以散邪热郁结，共为佐药。升麻、柴胡疏散风热，并引诸药上达头面，且寓“火郁发之”之意，功兼佐使之用。

【功效】清热解毒，疏风散邪。

【来源】《东垣试效方》

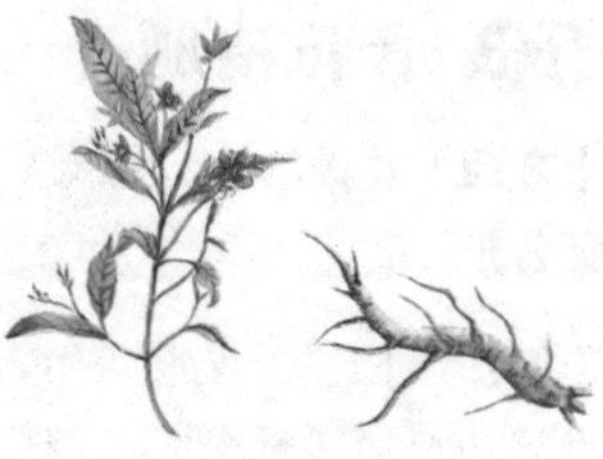

板蓝根

方名 青黛膏

【方药】青黛、大黄、白芷、天花粉、陈皮各10克，生甘草5克。

【用法】上药共研细末，将药末倒入杯内，用醋调成浓糊状，敷患处，每日3~4次。

【功效】清热燥湿，消肿止痛。主治腮腺炎。

【来源】民间验方

方名 蚯白冰黛散

【方药】活蚯蚓一条，白糖、冰片、青黛适量。

【用法】将活蚯蚓与等量白糖、冰片、青黛搅拌调为糊状，再加入两倍剂量的凡士林，加热成软膏。外敷，每4小时一次。

【功效】清热消炎，适用于急性腮腺炎。

【来源】民间验方

方名 青花消腮膏

【方药】大青叶、金银花、野菊花等量。

【用法】研细末，装瓶备用。再将药粉加适量米醋，调成药饼，外敷患处，纱布覆盖固定，每日2次。

【功效】清热解毒，主治腮腺炎。

【来源】民间验方

方名 升降散合银翘散加减

【方药】金银花、板蓝根各15克，连翘、牛蒡子、蝉蜕、僵蚕、橘核、荔核、川楝子、甘草10克，山豆根6克，鱼腥草、土茯苓各30克。

【用法】水煎服，每日1剂。

【分析】此病为毒窜睾腹型痄腮的变证。因其有发热寒战表证，故治疗上以升降散合银翘散加减以疏散风热，清热解毒，软坚散结。方中金银花、蝉蜕疏散风热；板蓝根、鱼腥草、连翘、牛蒡子、山豆根清热解毒，利咽消肿；土茯苓解毒除湿；荔核、橘核、川楝子疏肝泄热，行气散结止痛；僵蚕化痰散结；甘草调和诸药。

【功效】清热解毒，软坚散结。

【宜忌】服药期间，禁食辛辣发物。

【来源】民间验方

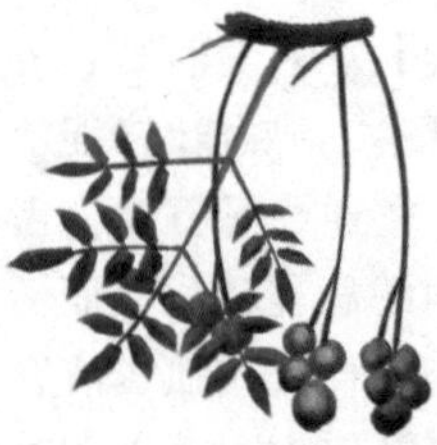

川楝